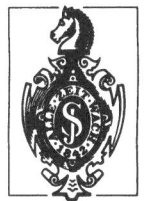

Monographien aus dem
Gesamtgebiete der Psychiatrie

44

Herausgegeben von
H. Hippius, München · W. Janzarik, Heidelberg
C. Müller, Prilly-Lausanne

Henning Saß

Psychopathie Soziopathie Dissozialität

Zur Differentialtypologie der Persönlichkeitsstörungen

Mit 5 Abbildungen

Springer-Verlag
Berlin Heidelberg New York
London Paris Tokyo

Dr. med. habil. Henning Saß
Klinikum der Universität Heidelberg
Psychiatrische Klinik
Voßstraße 4
D-6900 Heidelberg

ISBN 978-3-642-52270-3   ISBN 978-3-642-52269-7 (eBook)
DOI 10.1007/978-3-642-52269-7

CIP-Kurztitelaufnahme der Deutschen Bibliothek.
Saß, Henning:
Psychopathie – Soziopathie – Dissozialität :
zur Differentialtypologie d.
Persönlichkeitsstörungen / Henning Saß. –
Berlin ; Heidelberg ; New York ; London ;
Paris ; Tokyo : Springer, 1987.
   (Monographien aus dem Gesamtgebiete der
   Psychiatrie ; Bd. 44)

NE: GT

Satz: Fotosatz & Design, 8240 Berchtesgaden
2125/3130-543210

Vorwort

Jede Auseinandersetzung mit dem Gebiet der abnormen, jedoch nicht
eindeutig krankhaften Persönlichkeitsverfassungen rührt an wissen-
schaftliche Streitfragen wie an gesellschaftliche Konfliktzonen. Ein
Versuch zur Ordnung vorhandenen Wissens und zur Klärung kontro-
verser Sehweisen in diesem Bereich erfordert zunächst grundsätzliche
Vorüberlegungen. Deshalb beansprucht in der vorliegenden Untersuchung die Erörterung historischer und theoretischer Grundlagen der
Psychopathie-Lehren, aus denen die gegenwärtigen Auseinandersetzungen über Charakterneurosen und Persönlichkeitsstörungen hervorgegangen sind, einen wichtigen Raum. Ein Hindernis im diagnostischen, therapeutischen und administrativen Umgang mit den Problemen persönlichkeitsgestörter Menschen war bisher die Vermischung
unterschiedlicher konzeptioneller Ansätze. Dieser Schwierigkeit soll mit
der Differenzierung der psychopathologischen und der soziologischen
Betrachtungsebene vorgebeugt werden. Die aus theoretischen Überlegungen, Forschungsstand und empirischer Analyse entwickelte Differentialtypologie gliedert das Feld abnormer Persönlichkeiten in Psychopathie, Soziopathie und Dissozialität. Damit kann auch für die
verschiedenen rechtlichen Fragestellungen ein Orientierungsrahmen
geschaffen werden.

Die Arbeit steht in der psychopathologischen und forensischen
Tradition der Heidelberger Psychiatrischen Universitätsklinik. Mein
Dank gilt Kollegen und Freunden für die Diskussion, insbesondere
Herrn Prof. Janzarik für Anregung und Kritik; Herrn Dr. med. Scheur-
len und Herrn Dipl.-Math. Bruckner aus dem Institut für Medizinische
Dokumentation und Statistik sowie Herrn Dipl.-Psych. Erbacher für
die Unterstützung bei der statistischen Auswertung; Frau Hartmann
und Frau Sonnek für ihre Schreibarbeiten.

Henning Saß

Inhaltsverzeichnis

1 Einleitung

Persönlichkeiten und ihre Eigenschaften sind in erster Linie ein Thema der allgemeinen Menschenkunde, aber auch der literarischen Darstellung. Unterschiedliche Temperamente werden seit der Antike beschrieben, etwa als Sanguiniker, Choleriker, Phlegmatiker und Melancholiker. Weit differenzierter war bereits die von Theophrastus von Eresos um 400 v. Chr. verfaßte typologische Charakterologie, in der viele menschliche Züge auch aus heutiger Sicht gut getroffen sind. Außergewöhnliche Persönlichkeiten können als amüsante, eigenwillige, kreative oder temperamentvolle Menschen ein belebendes Ingrediens im Einerlei des Alltags darstellen. In ihren pathischen Zuspitzungen dagegen erzeugen sie als abnorme Persönlichkeiten vielfältige gesellschaftliche Konflikte und erfordern eine erhöhte Toleranz ihrer Umgebung. Schließlich gibt es jene Grenzfälle auffälliger Persönlichkeiten, die stärker leiden oder stören und seit je auch unter die Kompetenz der Ärzte, später der Nervenärzte fielen.

Die Psychiatrie allerdings hat in den letzten Jahren den häufig unter dem Begriff der Psychopathie gefaßten Bereich der abnormen Persönlichkeiten mehr und mehr zum Stiefkind werden lassen (Binder 1967). Ein solches Vorgehen steht im Gegensatz zur sozialen Bedeutung des Problems. Die Psychopathie stellt mit ihrer Untergruppe der Soziopathie die kostspieligste und destruktivste von allen Formen abweichenden Verhaltens dar (Cleckley 1976). Menschen mit antisozialen Persönlichkeitsstörungen erzeugen, gemessen an ihrer Häufigkeit, die höchsten Quoten von allgemeiner Delinquenz und von schweren Gewalttaten in der Gesamtbevölkerung (Hare u. McPershon 1984). Unter Straftätern schwankt der Anteil der Psychopathiediagnose zwischen 14,5 % und 99 % (von Keyserlingk 1951). Doch auch in der Allgemeinpopulation stellen die Persönlichkeitsanomalien die größte Gruppe der psychiatrischen Diagnosen (Dilling et al. 1984), und in Feldstudien an psychiatrischen Patienten machen Persönlichkeitsstörungen fast 50 % des Untersuchungsgutes aus (Spitzer et al. 1979 a).

Führen wir uns den weiten Rahmen des Themas der Persönlichkeiten und ihrer gesellschaftlichen Beziehungen vor Augen, so wird die sorgfältige Differenzierung der verschiedenen Betrachtungsebenen zum obersten Gebot. Nirgends zeigen sich zwischen auffälligen Menschen und dem weiten Bereich der Normalität feste Grenzen. Es ist unmöglich, alle Aspekte des schillernden Problemkreises von Persönlichkeiten und ihren Störungen, über den ein kaum beherrschbares Schrifttum vorliegt, erschöpfend zu behandeln.

Statt einer Vielzahl feinster Verästelungen sollen vor allem die konzeptionellen Grundprobleme im Bereich abnormer Persönlichkeiten und ihrer gesellschaftlichen Einordnung dargestellt werden. Dabei heben sich zwei Perspektiven hervor, eine psychopathologisch orientierte Untersuchung des Individuums und eine soziologisch orientierte Analyse der Verhaltensweisen. Beide Ansätze werden benutzt, doch sei schon jetzt darauf hingewiesen, daß der wichtigste Orientierungsrahmen aus dem klinisch-psychopathologischen Erfahrungshintergrund gewonnen wird. Das bedeutet allerdings keine Beschränkung auf pathologische psychische Phänomene, sondern die Psychopathologie gründet im hier gemeinten Verständnis ebenso auf der Kenntnis des mit den pathologischen und normvarianten seelischen Phänomenen kontrastierenden gesunden Seelenlebens.

Die Terminologie ist am Beginn möglichst offen zu halten. Die wichtigsten Begriffe dieses Feldes – Persönlichkeit, Charakter, Temperament – werden unterschiedlich gebraucht. Allein der Ausdruck „Persönlichkeit", einer der abstraktesten Begriffe unserer Sprache, besitzt über 50 konkurrierende Definitionen (Allport 1937). *Persönlichkeit* soll im folgenden mit Peters (1984) umfassend verstanden werden als die Summe aller psychischen Eigenschaften und Verhaltensbereitschaften, die dem einzelnen seine eigentümliche, unverwechselbare Individualität verleiht. Zwischen den Begriffen „Persönlichkeit" und „Charakter" gibt es keine scharfe Trennungslinie, doch folgen wir der Tendenz (Akiskal et al. 1983), von Persönlichkeit mehr im Sinne eines wertneutralen Oberbegriffes zu sprechen. Der Begriff des *Charakters* umfaßt dagegen die sittlichen Eigenschaften der Persönlichkeit, ihre Werthaltungen und damit verbunden ihre sozialen Verhaltenstendenzen. Schließlich ist noch der verwandte Begriff des *Temperamentes* abzugrenzen, der die vitale Antriebsseite mit den stärker biologisch und konstitutionell determinierten Eigenarten im Gefühls-, Willens- und Triebleben meint. Für besondere, in psychischer, charakterlicher oder temperamentsmäßiger Hinsicht auffällige, von einer gedachten Durchschnittsnorm deutlich abweichende Menschen gelten zunächst die Bezeichnungen der „abnormen Persönlichkeiten" oder „*Persönlichkeitsstörungen*" als Sammelbegriffe in einem Gebiet, das es im Laufe der Untersuchung zu gliedern gilt.

Die vorliegende Arbeit verfolgt zwei gleichrangige Ziele, davon ist eines theoretisch-konzeptioneller und eines empirischer Natur. Am Beginn steht in Kap. 2 die ideengeschichtliche Entwicklung der wichtigsten Konzepte zur Erfassung abnormer Persönlichkeiten. In Kap. 3 folgt eine Diskussion der verwirrenden Sprachgebräuche um Begriffe wie „Psychopathie", „Neurose", „Soziopathie" und andere, die je nach theoretischen Vorentscheidungen von den einen der Region des gesunden Seelenlebens, von den anderen den Krankheiten zugerechnet werden. Darüber hinaus wird, da seit den letzten großen Psychopathieübersichten im deutschen Sprachraum fast 2 Jahrzehnte vergangen sind, der Anschluß an den inzwischen erarbeiteten Wissensstand im internationalen und besonders im angloamerikanischen Schrifttum über Persönlichkeitsstörungen hergestellt. Dabei werden hier im Unterschied zum gerade erschienenen Beitrag Tölles (1986) die Aspekte der gesellschaftlichen Einordnung psychopathischer Persönlichkeiten, der Devianz und der forensischen Beurteilung stärker berücksichtigt.

Die eigene Untersuchung, deren Aufgabenstellung in Kap. 4 entwickelt wird, zielt auf die problematische Durchmischung psycho(patho)logischer und soziologischer Aspekte, mit der die Lehren von den abnormen Persönlichkeiten seit ihren ersten Anfängen belastet waren. Meist wurden Auffälligkeiten des seelischen Erlebens, der charakterlichen Eigenschaften und des sozialen Verhaltens unreflektiert nebeneinander registriert. Die Bereiche psychischer und sozialer Auffälligkeit gehen bei der Beschäftigung mit den Persönlichkeitsstörungen ohne gedankliche Klärung ineinander über. Den vielfältigen medizinischen, sozialen und forensischen Implikationen einer mangelhaften Differenzierung zwischen psycho(patho)logischen und soziologischen

Aspekten abweichenden Verhaltens und Befindens bei abnormen Persönlichkeiten gilt das theoretische und praktische Interesse dieser Untersuchung in erster Linie. Gerade der Bereich der Dissozialität wird in den heute gültigen Konzeptionen von Persönlichkeitsstörungen nur am Rande behandelt (K. Schneider 1950; Petrilowitsch 1966; Tölle 1966). In dieser Arbeit sollen dagegen die Beziehungen von Psychopathie und Dissozialität ganz im Mittelpunkt des Interesses stehen (s. Kap. 5).

Die Ergebnisse eingehender Untersuchungen an 144 Personen mit psychopathologischen Auffälligkeiten und Dissozialität sind in Kap. 6 dargestellt. Davon ausgehend werden in Kap. 7 die Befunde der Studie unter strukturpsychologischen und pathocharakterologischen Gesichtspunkten interpretiert. Dabei geht es nicht so sehr um ein Nachzeichnen äußerer Erscheinungsformen; deskriptive Psychopathentypologien gibt es in großer Zahl, und den Beschreibungen Kurt Schneiders wären lediglich manche zeitgebundenen phänotypischen Veränderungen hinzuzufügen, etwa die Färbung psychopathischer Lebensstile durch neuere soziale und ideologische Entwicklungen in Drogenszenen und politkriminellen Subkulturen. Hier steht die Differentialtypologie im Dienste der Aufgabe, eine Trennung der soziologischen von der psychopathologischen Perspektive bei der Erfassung auffälliger Persönlichkeiten vorzunehmen, so eng auch beide Erscheinungsbereiche aufeinander rückwirken.

Das Kap. 8 befaßt sich mit den Schlußfolgerungen für die forensische Psychiatrie, also den schwierigen Problemen der kategorialen Einordnung von Persönlichkeitsstörungen in die „schwere andere seelische Abartigkeit" und der Beurteilung der Schuldfähigkeit bei diesen Personen. Für diese Aufgabe wird auf die Konzeption eines *psychopathologischen Referenzsystemes* (Saß 1985c) zurückgegriffen. Aus der ideengeschichtlich orientierten Analyse der bisherigen Psychopathielehren und des gegenwärtigen Kenntnisstandes entwickelt sich ein empirisch unterbauter Versuch zur Differenzierung zwischen den Aspekten psychischer Krankheit, abnormer Persönlichkeit und sozialer Devianz.

2 Zur Ideengeschichte der Psychopathiekonzepte

2.1 Vorbemerkung

In das gegenwärtige Denken über abnorme Persönlichkeiten fließen die Konzeptionen dreier großer psychiatrischer Traditionen ein, der französischen, der deutschsprachigen und der angelsächsischen, zu der einige skandinavische Autoren hinzutreten. Nur aus der historischen Distanz gelingt es, die darin enthaltenen Auffassungen auf wenige Grundmuster zu verdichten, dagegen stellt sich das Feld bei Annäherung an die Gegenwart in zunehmender Vielfalt dar.

Auf eine enzyklopädische Erfassung der vielen geschichtlichen Details wird verzichtet, da auf große Referate des früheren Schrifttums verwiesen werden kann, so in Frankreich durch Delmas (1943), Pichot (1978) und Debray (1981); in England und den USA durch Partridge (1930), Henderson (1939), McCord u. McCord (1964), Robins (1966), Walker (1968), Werlinder (1978); in den deutschsprachigen Ländern durch K. Schneider (1950), Kranz (1959), Binder (1960, 1967), Petrilowitsch u. Baer (1967), Kallwass (1969) und Petrilowitsch (1972). Hier sollen die drei wesentlichen historischen Entwicklungslinien herausgestellt werden, aus denen sich die heute gültigen Fragestellungen bestimmen.

2.2 Manie sans délire – Dégénérés supérieurs – Déséquilibration mentale

Pinels Beschreibung einer „manie sans délire" in seinem "Traité médico-philosophique sur l'aliénation mentale" (1809) steht am Beginn der wissenschaftlichen Beschäftigung mit den abnormen Persönlichkeiten. Erstmals in der neuzeitlichen Psychiatrie wurde ein Bereich gestörter Persönlichkeit als eine nosologische Einheit konzipiert. Das entscheidende Merkmal lag in einer Beeinträchtigung der affektiven Funktionen bei ungestörten Verstandeskräften. In ätiologischer Hinsicht erwog Pinel entweder eine mangelhafte Erziehung oder eine perverse, zügellose Veranlagung. Damit war die bis heute aktuelle Streitfrage einer biographisch entstandenen oder einer endogenen Verursachung zumindest im Ansatz formuliert.

Analysiert man die Fallbeispiele Pinels für die „manie sans délire", so entspricht eigentlich nur einer der Patienten den späteren Vorstellungen über abnorme Persönlichkeiten, vor allem durch deutliche emotionale Instabilität und dissoziale Tendenzen, während es sich bei den anderen Fällen nach heutigen diagnostischen Gepflogenheiten um Epilepsie bzw. um eine paranoide Psychose handelt. Wegweisend für spätere Konzeptionen war also nicht der spezielle symptomatologische Gehalt des sich erst allmählich konturierenden Bereiches abnormer Persönlichkeiten, sondern ein allen Fällen gemeinsames Syndrom von Auffälligkeiten der Emotionen und des Verhaltens bei intakter Verstandesleistung.

Die Auffassungen Pinels kehrten wieder in Esquirols Lehre von den Monomanien (1838). Erneut waren es vor allem Veränderungen des Willens und der Gefühle bei unbeeinträchtigter Intelligenz, die z. B. unter der Bezeichnung einer „monomanie affective" oder einer „monomanie instinctive" beschrieben wurden. Daraus entwickelten sich Konzeptionen zirkumskripter Monomanien für einzelne Verhaltensweisen und Delikttypen, z. B. Kleptomanie, Pyromanie, Erotomanie oder auch „Mordmonomanie", die bereits im vorigen Jahrhundert in Frankreich wie in Deutschland aus psychopathologischen Überlegungen und wegen der forensischen Konsequenzen heftige Kritik erfuhren, etwa durch Griesinger (1871). Dennoch erwiesen sich diese Bilder als gedanklich attraktiv und einflußreich. Aus den instinktiven Monomanien wurde das „Impulsive Irresein" der deutschen Psychiatrie, aus den affektiven Monomanien und der „folie morale" die „moral insanity" des englischen Sprachraums. Letzte Spuren lassen sich bis in die gegenwärtigen Klassifikationssysteme nachweisen, so bei den „Störungen der Impulskontrolle", dem „pathologischen Spielen" oder der „Kleptomanie" des DSM-III (APA 1980).

Wichtige neue Aspekte für die Konzeptionen abnormer Persönlichkeiten brachte die Einführung der Degenerationslehren in die Psychiatrie durch Morels „Traité des dégénéréscences physiques, intellectuelles et morales de l'espèce humaine" (1857). Die degenerativen Veränderungen wiesen nach Morel 3 Charakteristika auf: Sie waren krankhafte Abweichungen vom normalen Bild des Menschen, sie entstanden durch schädliche Umgebungseinflüsse, sie wurden durch Vererbung weitergegeben. Dabei sollte der Schweregrad der Störung von Generation zu Generation bis zum Aussterben zunehmen.

Ideen der Entartungslehre und der aufkommenden Evolutionstheorie Darwins verband der italienische Psychiater Lombroso (1876) zu der lange Zeit populären Vorstellung vom „geborenen Kriminellen" (delinquente nato), einer Form von menschlichem Atavismus. Dieses bei den Sozialdarwinisten fortgeführte Gedankengut blieb in Europa und Amerika lange Zeit unterschwellig wirksam und dürfte wesentlich zu den negativen Vorurteilen gegen psychische Krankheiten und Persönlichkeitsstörungen beigetragen haben.

In Frankreich nahm Magnan (1895) die Degenerationslehre Morels auf und entwickelte daraus die Auffassung einer gesetzmäßigen Abfolge bestimmter Krankheitsbilder. Von ihnen sind für den Zusammenhang der abnormen Persönlichkeiten vor allem die „dégénérés supérieurs" von Bedeutung. Wie bei den Vorgängerkonzepten der „manie sans délire", „monomanie instinctive" und „folie morale" waren auch sie durch affektive Störungen bei unauffälliger Intelligenz gekennzeichnet. Neue Gesichtspunkte enthielt eine ätiopathogenetische Spekulation, mit der Magnan dem Degenerationsgedanken eine neurophysiologische Basis gab. Er postulierte ein Ungleichgewicht der zerebrospinalen Zentren, wodurch das psychische Equilibrium der Degenerierten gestört und eine besondere Fragilität verursacht werde.

Magnans Vorstellung einer im Nervensystem fundierten Dysbalance und Fragilität tauchte von nun an im Denken über abnorme Persönlichkeiten immer wieder auf. Ähnliche Konzepte bestimmen in methodologisch verfeinerter Form einen wichtigen Teil der empirischen Psychopathieforschung im angelsächsischen Sprachraum und lassen sich bis in gegenwärtig aktuelle Arousaltheorien nachweisen (vgl. Kap. 3). In Frankreich wurde daraus die Lehre von der „déséquilibration mentale", die mit den Elementen der von England ausstrahlenden Lehre von der „moral insanity" Prichards (1835) verquickt wurde, welche wiederum aus der „manie sans délire" Pinels hervorgegangen war. Die klassische Beschreibung des „déséquilibré mentale" von Dupré (1925) hält sich symptomatologisch im Rahmen der früheren Darstellungen. In ätiologischer Hinsicht ersetzte er die inzwischen obsolet gewordene Degenerationslehre durch seine „doctrine des constitutions", die unter dem Einfluß deutscher Auffassungen über eine hereditär verankerte psychopathische Konstitution (Ziehen 1905f) stand. Zusätzlich hat später Delmas (1943) verschiedene typologische Aspekte der deutschen Psychopathielehren assimiliert.

Somit findet sich in der französischen Psychiatrie, von der die entscheidenden Anstöße für alle späteren Psychopathiekonzeptionen ausgingen, eine Synthese aus den Lehren Pinels, Esquirols, Morels und Magnans. Ein wichtiges Folgekonzept der „manie sans délire" wurde die „moral insanity" Prichards, eine gleichermaßen aus Frankreich inspirierte wie dorthin rückwirkende Konzeption. Nach weiteren Modifikationen durch die deutschsprachige, ebenfalls lebhaft mit der französischen korrespondierende Psychiatrie führt die Entwicklungslinie über die „dégénérés supérieurs" und die „déséquilibrés/dégénérés" schließlich zu den konstitutionellen „déséquilibrés". Die verbindenden Hauptelemente der französischen Psychopathielehren liegen syndromatologisch in Störungen der Emotionalität und des sozialen Verhaltens bei intakten Verstandeskräften, ätiopathogenetisch in der Vorstellung einer anfälligen Konstitution mit psychischem Desequilibrium und Fragilität.

2.3 Moral Insanity – Anethopathy – Sociopathy – Psychopathy

In der angloamerikanischen Psychiatrie hatte bereits vor dem Engländer Prichard (1835), der meist als erster der Autoren zur Frage der abnormen Persönlichkeiten genannt wird, der Amerikaner Benjamin Rush (1812) die Auffassungen Pinels von der „manie sans délire" aufgegriffen. Er beschrieb Individuen, die bei ungestörten Kräften der Vernunft und des Intellekts frühzeitig Verantwortungslosigkeit, Aggressivität und mangelnde Rücksicht auf die Interessen anderer zeigten, und sprach in diesem Zusammenhang von einer „perversion of the moral faculties" und einer „moral alienation of mind". Mit diesen Wendungen wurde schon früh der Grund gelegt für die besondere Akzentuierung des dissozialen und amoralischen Aspektes in den angelsächsischen Psychopathielehren.

Hier ist allerdings hinzuweisen auf sprachliche Besonderheiten um den Begriff „moral", dessen unterschiedliche Bedeutungen in den verschiedenen Sprachräumen wiederholt zu inhaltlichen Verkürzungen und Mißverständnissen geführt haben. Zum einen meinte „moral" eine Behandlungsmethode, die etwa im Sinne des „moral treatment" mit psychologischen Maßnahmen und Umgebungseinflüssen arbeitete. Daneben besaß der Begriff die auch heute noch übliche Bedeutung von moralisch oder sittlich im Sinne eines ethisch richtigen Verhaltens. Als dritte und ursprünglich wichtigste Bedeutung aber umfaßte „moral" die Kräfte des Gefühls und Willens im Unterschied zu denen des Intellekts. Bei den frühen Autoren wie Pinel, Rush, Prichard und Esquirol ist „moral" meist noch im umfassenden Sinne gemeint und wäre als „gemüthaft" oder „emotional-affektiv" zu übersetzen, während das heutige Verständnis von „moralisch-sittlich" nur einen Teil des Wortsinnes trifft. Diese früh aufgetretene und trotz häufiger Klärungsversuche hartnäckig durchgehaltene Bedeutungsverschiebung begünstigte eine Tendenz zur Einengung der abnormen Persönlichkeit auf einen Typus gewohnheitsmäßiger sozialer Devianz und Delinquenz.

Die weit über den englischen Sprachraum hinaus einflußreich gewordene Arbeit von Prichard (1835) über „moral insanity" fußte auf den Schriften Pinels und Esquirols. Alle späteren angloamerikanischen Konzepte von „psychopathy" wurden geprägt durch seine Definition der „moral insanity": „. . . madness, consisting in a morbid perversion of the natural feelings, affections, inclinations, temper, habits, moral dispositions, and natural impulses, without any remarkable disorder or defect of the interest or knowing and reasoning faculties, and particularly without any insane illusion or hallucinations."

Die Diskussionen um die „moral insanity" gerieten in der Folge in England und Amerika in ein charakteristisches gesellschaftliches Spannungsfeld. Mit zunehmender Konzentration auf Individuen, die durch amoralische, gesellschaftsschädigende Verhaltensweisen auffielen, stellte sich immer dringlicher die Frage nach der Verantwortlichkeit dieser Personen. Ähnlich wie bei den Auseinandersetzungen in Deutschland, die sich an den Monomanielehren Esquirols entzündeten, kollidierte auch in den angelsächsischen Ländern das Bemühen der Ärzte, die „moral insanity" in die psychiatrische Nosologie zu integrieren, mit rechtlichen Ordnungsvorstellungen. Maudsley (1874) in England bezeichnete die „moral insanity" als eine Form der „mental alienation", die so stark mit der Kriminalität und menschlichen Lastern verbunden sei, daß ihre medizinische Verankerung in Frage gestellt werde. Dennoch plädierte er für die Zuerkennung einer verminderten Schuldfähigkeit in diesem großen Bereich.

In unserem Jahrhundert wurden die Auffassungen der englischen Psychiatrie über abnorme Persönlichkeiten lange Zeit von Henderson (1939) beeinflußt. Er unterschied drei Formen: Die überwiegend unangepaßten, die überwiegend aggressiven und die kreativen Psychopathen. Während der letztere Begriff wenig allgemeine Verwendung fand, sind die inadäquaten und aggressiven Psychopathen in die angelsächsischen Konzepte einer vorwiegend durch antisoziale Züge bestimmten Persönlichkeitsstörung eingegangen. Gegenwärtig verwendet das „mental health act" in Großbritannien den Begriff der „psychopathischen Störung" ganz im Sinne eines abnorm aggressiven und verantwortungslosen Verhaltens, doch erfährt diese Definition zunehmend Kritik (Wootton 1959; Walker u. McCabe 1973; Lewis 1974). Die Diagnose wird bei diesem Sprachgebrauch doppeldeutig, denn zum einen dient „psychopathy" noch als Oberbegriff für verschiedene Persönlichkeitsanomalien aus dem neurotischen und psychopathischen Bereich, zum anderen jedoch als spezifische Bezeichnung für einen aggressiven, antisozialen Typus rezidivierender Delinquenten. Von Craft (1966) stammt eine der ersten operationalisierten Definitionen mit Inklusions- und Exklusionskriterien für die englische Psychopathiediagnose im Sinne einer antisozialen Störung. Danach gelten Mängel im mitmenschlichen Fühlen und eine Neigung zu impulsivem Handeln als primäre Merkmale; als sekundäre Erscheinungen dagegen Aggressivität, Mangel an Schuldgefühl und Mitleid, Strafunempfindlichkeit und die Unfähigkeit, aus Erfahrung zu lernen. Als Ausschlußmerkmale nennt Craft Psychose, schwere geistige Behinderung und normal geplantes kriminelles Verhalten.

In den USA hatte Adolf Meyer (1903) die Unterscheidung zwischen neurotischen und psychopathischen Persönlichkeitsauffälligkeiten vorbereitet. Damit begann der Einfluß der psychoanalytischen Charakterkunde auf die Konzepte im Bereich abnormer Persönlichkeiten. Nach der Schrift Freuds über „Charakter und Analerotik" (1908) sprach Reich (1925) von Charakterneurosen und entwickelte eine eigene Form der Charakteranalyse, in der die Auffassung bestimmter Persönlichkeitszüge als Abwehrmechanismen eine besondere Rolle spielte. Wegweisend wurden sodann Alexanders Publikationen über den „neurotischen Charakter" (1928), der von den Symptomneurosen unterschieden wurde. Das von Alexander hervorgehobene „acting-out"-Verhalten gilt seither vielfach als typisch für die sozial auffällige Psychopathie. In der Folge hat sich vor allem in den USA eine Unterscheidung eingebürgert in Ich-syntone Psychopathen, die vorwiegend ihre Umgebung stören, und in Ich-dystone Neurotiker, die selbst unter ihren Symptomen leiden. Mit den Psychopathen im dissozialen Sinne haben sich zunehmend die forensischen Psychiater, Psychologen und Soziologen beschäftigt, während die psychoanalytischen Autoren sich bevorzugt den weniger störenden und für die Therapie attraktiveren Formen der Symptomneurosen und der Charakterpathologie zuwandten, etwa den selbstunsicheren, depressiven oder narzißtischen Störungen und dem inzwischen diffus aufgeblähten Borderline-Bereich (vgl. Saß u. Koehler 1983 b).

Nachdem die Konzeptionen der „psychopathic personality" zunehmend eine Einengung auf gesellschaftlich negative Formen erfuhren, erscheint es konsequent, daß Partridge (1930) für die Hauptgruppe psychopathischer Persönlichkeiten die Bezeichnung „sociopathy" vorschlug. Sie war definiert als andauernde Fehlanpassung, die durch die bekannten Methoden der Erziehung und Bestrafung nicht korrigiert und in normale Verhaltensweisen überführt werden könne. Im Vergleich zu früheren Konzeptionen wird die Hinwendung zu einer soziologischen, auf das Verhalten und seine Störungen gerichteten Perspektive deutlich. Dagegen treten ätiologische Überlegungen, etwa hinsichtlich Degeneration oder Konstitution, ebenso zurück wie Annahmen über Psychodynamik und Struktur der Persönlichkeit oder Beschreibungen einer psychopathologischen Symptomatik.

Die Reduktion der „psychopathy" auf die gesellschaftsfeindliche „sociopathy" hat sich im angelsächsischen Raum weitgehend durchgesetzt, so daß beide Bezeichnungen heute synonym sind und gleichbedeutend mit dem neueren Begriff der „antisocial personality disorder" des DSM-III verwandt werden.

Partridge schlug weiter vor, eine Klasse essentieller Soziopathen von solchen zu unterscheiden, deren soziale Fehlanpassung Folge anderer Störungen sei. Eine Differenzierung in primäre und sekundäre Psychopathie erfolgte auch bei Karpman (1941), der die idiopathischen oder essentiellen Psychopathen als „Anethopathen" bezeichnete, bei denen im Unterschied zu den sog. symptomatischen Psychopathen keinerlei Ableitbarkeit ihres Verhaltens aus neurotischen Persönlichkeitsstrukturen und Abwehrmechanismen erkennbar wäre. Die auf A. Meyer zurückgehenden Unterscheidungen einer echten, essentiellen, primären oder idiopathischen Psychopathie von einer sekundären, symptomatischen oder neurotischen Form spielen in den gegenwärtig diskutierten empirischen Untersuchungen und Erklärungsmodellen für abnorme Persönlichkeiten eine wichtige Rolle (vgl. Kap. 3).

Großen Einfluß auf die amerikanische Psychopathiekonzeption gewann Cleckleys zwischen 1941 und 1976 in 5 Auflagen erschienene Monographie „The Mask of

Sanity". Seine klinisch-intuitiv gewonnenen Beschreibungen wurden zur wichtigsten Ausgangsbasis für die empirische Forschung über Psychopathie in Nordamerika (Hare u. Cox 1980). Der Psychopath Cleckleys ist durch antisoziale Verhaltensweisen definiert, die keine adäquate Motivation erkennen lassen und nicht durch eine Psychose, Neurose oder geistige Behinderung bedingt sind. Zu einem Katalog von 16 Merkmalen gehören u. a. oberflächlicher Charme und gute Intelligenz; Unzuverlässigkeit; Unwahrhaftigkeit und fehlende Ernsthaftigkeit; Mangel an Schuldgefühl oder Scham; Kritikschwäche und eingeschränkte Fähigkeit, aus Erfahrungen zu lernen; pathologische Egozentrizität und Unfähigkeit zur Liebe; allgemeiner Mangel an affektiven Regungen; unpersönliche, schlecht integrierte sexuelle Beziehungen; Unfähigkeit, einem Lebensplan zu folgen. Cleckley meinte, daß die Störung den Rang einer Psychose habe, die aber nicht manifest werde, sondern maskiert sei und in tieferen Schichten der Persönlichkeit liege. Er prägte als ätiologische Spekulation den Begriff einer „semantischen Demenz". Damit war die grundlegende Unfähigkeit des Psychopathen gemeint, zentrale menschliche Erfahrungen emotional gefüllt zu erleben, trotz ungestörten intellektuellen Verstehens. Gunn (1983) kritisiert allerdings die moralisierende Sehweise Cleckleys, auch seien einige der Merkmale wie oberflächlicher Charme, Mangel an Mitleid oder Fehlen von Nervosität keine sehr zuverlässigen Kriterien.

Die großen Langzeitstudien der Soziologen McCord u. McCord (1964) sind ebenfalls vor allem auf die sozial schädlichen Eigenschaften der Psychopathie und die Verknüpfung mit Delinquenz gerichtet. Zusammenfassend charakterisieren sie den Psychopathen als einen asozialen, aggressiven, höchst impulsiven Menschen, dem die hemmenden Einflüsse von Angst und Schuldgefühl fehlen und der keine dauerhaften Gefühlsbeziehungen zu anderen Menschen herstellt. Derartige Psychopathen werden unterschieden von den üblichen Neurotikern, den ausagierenden Neurotikern und den durchschnittlichen Kriminellen. Ähnlich umfangreiche, vor allem den soziologischen Aspekt erfassende Studien der Eheleute E. und S. Glueck (1957, 1959, 1963) gelten dem Verlauf jugendlicher Verwahrlosung und Delinquenz sowie der Gewinnung prognostischer Prädiktoren.

Die wichtigsten empirischen Grundlagen des gegenwärtigen Konzeptes der antisozialen Persönlichkeitsstörung in Nordamerika wurden durch die Studien von Robins (1966, 1978) gewonnen. Die große Monographie „Deviant Children Grown up" berichtet über 524 Probanden, die wegen kindlicher Auffälligkeiten klinisch untersucht und 30 Jahre später nachuntersucht wurden. Beim Vergleich mit einer Kontrollgruppe war die Frage, ob Problemkinder auch zu Problemerwachsenen werden, eindeutig zu bejahen. In einer Synopsis über 29 große Studien zu Verlauf und Prognose antisozialer Persönlichkeitsstörungen beurteilt Robins (1979) als besten kindlichen Prädiktor für die „sociopathic personality" das Ausmaß des antisozialen und vor allem des aggressiven Verhaltens in Kindheit und Jugend, ein Ergebnis, das für die Konstanz einmal aufgetretener Persönlichkeitszüge spricht. Während Robins formuliert, die Soziopathie beginne nie nach dem 15. Lebensjahr, fand Nylander (1979), daß kindliche Prädiktoren für spätere antisoziale Verhaltensweisen sogar schon im Alter von 9 Jahren vorliegen.

Resümiert man die angelsächsische Entwicklung auf dem Gebiet der abnormen Persönlichkeiten, so folgen dem früh verengten Begriff der „moral insanity" die ebenfalls auf Dissozialität zentrierten Konzepte der „psychopathy" und der „sociopathy". Wichtig ist die Differenzierung in eine primäre und in eine sekundäre neurotische

10

Form, wobei der Psychopath häufig als ein „acting-out"-Neurotiker erscheint. Neben dieser psychoanalytischen Auffassung der psychopathischen Charakterstörung enthalten die ätiologischen Spekulationen einer „anethopathy" bzw. einer „semantic dementia" die Vorstellung eines basaleren, neurosenpsychologisch nicht ableitbaren geistig-seelischen Defektes.

2.4 Psychopathische Minderwertigkeit – Konstitutionelle Degeneration – Die psychopathischen Persönlichkeiten

Der Ausdruck „Psychopathie", der in Deutschland zum wesentlichen Oberbegriff für abnorme Persönlichkeiten wurde, bezeichnete zunächst in unspezifischem Sinne alle seelischen Abnormitäten, etwa bei von Feuchtersleben (1845), wo Psychopathie synonym mit Formulierungen wie Seelenstörung, Psychose oder Persönlichkeitskrankheit verwandt wurde. Koch benutzte 1889 in seinem „Leitfaden der Psychiatrie" erstmals die Bezeichnung „psychopathische Minderwertigkeiten" für Persönlichkeitsanomalien. Zur gleichen Zeit und mit ähnlicher Konzeption gebrauchte übrigens Forel (1889) bei einem Vortrag in Zürich die Begriffe der „konstitutionellen Psychopathien" oder „Krankheiten der Charakteranlage" für Übergangsformen zwischen Geistesstörung und geistiger Gesundheit.

Kochs Monographie „Psychopathische Minderwertigkeiten" (1891–1893) gewann in Deutschland eine ähnliche Bedeutung für eine nosologisch aufgefaßte Gruppierung abnormer Persönlichkeiten wie die Vorgänger in Frankreich (Pinel 1809), in den USA (Rush 1812) und in England (Prichard 1835). Von nun an wirkten die deutschsprachigen Lehren über abnorme Persönlichkeiten in die französische, vor allem aber in die angloamerikanische Psychiatrie hinein. Diese Verbindungen wurden später durch die persönlichen Schicksale deutschsprachiger Psychiater und Psychoanalytiker vertieft, die mit ihrer Emigration zu einer Verbreitung der europäischen Konzeptionen beitrugen. Hier sind für den Themenkreis der abnormen Persönlichkeiten neben Psychoanalytikern, von denen nur Reich und Alexander genannt seien, auch klassische Psychopathologen wie Kahn und Mayer-Gross anzuführen. Später kam es in mehreren Wellen zur Rückwirkung dieser im Ausland weiterentwickelten Positionen deutschsprachigen psychiatrischen Denkens.

Der Begriff „psychopathisch" wurde bei Koch ähnlich wie bei Ziehen (1905 f.), der von „psychopathischen Konstitutionen" sprach, zuweilen in dem früheren, allgemeinen Verständnis gebraucht, doch beschrieb er bereits bestimmte psychopathische „Minderwertigkeiten" bzw. Konstitutionen im Sinne unserer heutigen Vorstellung von Psychopathie. Koch hat also nicht nur den neuen, trotz aller Kritik bis heute im psychiatrischen Sprachgebrauch fest verankerten Begriff der Psychopathie geprägt, sondern auch die immer noch gültige Konzeption psychopathischer Persönlichkeiten im Sinne einer Typologie vorbereitet. Manche späteren Psychopathenformen finden sich in Vorläufern, etwa die Asthenie, die bei Koch unter dem Begriff der „psychischen Zartheit" als schwächliche, vulnerable Konstitution beschrieben ist. Koch unterschied angeborene von erworbenen psychopathischen Verfassungen, wobei die meisten der späteren Psychopathentypen in die Gruppe der angeborenen psychischen Belastung gehörten.

Der Ausdruck „Minderwertigkeit" ist im Umkreis der Degenerationslehren zu sehen und war bei Koch eher organpathologisch, weniger soziologisch wertend gemeint. Dennoch hat dieser Begriff zur Konnotation negativer Wertungen und moralischer Verurteilung bei der Beschreibung psychopathischer Persönlichkeiten erheblich beigetragen, ähnlich wie Prichards Ausdruck „moral" später in seiner Bedeutung tendenziös im Sinne von ethisch verkürzt wurde. Eine pejorative Intention geht aus den Schriften Kochs nicht hervor und wurde auch von vielen späteren Autoren, die sich zur Psychopathie geäußert haben, problematisiert und abgelehnt, etwa bei Kurt Schneider und Gruhle. Allerdings gab es offenbar von Beginn an in den Lehren über abnorme Persönlichkeiten eine Interaktion zwischen bestimmten Eigenschaften der beschriebenen Individuen, terminologischen Unschärfen und sozialen Bewertungen, so daß es bis zur Gegenwart bei der Verquickung von Aspekten des Amoralischen, der Minderwertigkeit und der Gesellschaftsschädlichkeit blieb.

Kraepelin, dessen Auffassungen von der französischen Psychiatrie und ihrer Entartungslehre beeinflußt waren, hat neben Koch die Grundlage für die Typologie Kurt Schneiders und damit für die heute am weitesten verbreitete Psychopathielehre geschaffen. In den verschiedenen Folgen seines Lehrbuches entwickelte er den Begriff der psychopathischen Zustände allmählich im Sinne des heutigen Verständnisses von abnormen Persönlichkeiten. In den früheren Auflagen wurden die Persönlichkeitsanomalien noch recht schwankend in der Tradition Magnans, Esquirols und Morels unter den Gesichtspunkten der Degeneration, der angeborenen Defektzustände und der Monomanien behandelt.

Der Begriff der psychopathischen Persönlichkeit erschien bei Kraepelin zum ersten Mal in der 7. Auflage (1903–1904), wo er vor allem unter dem Gesichtspunkt der Dissozialität stand. So wurden beispielsweise die Typen der geborenen Kriminellen, der unruhigen Personen, der Lügner, der Schwindler und der Pseudoquerulanten dargestellt. In der 8. Auflage (1909–1915) trat das dissoziale Element als eine Unterform in die Gruppe der psychopathischen Persönlichkeiten zurück, die jetzt 7 Haupttypen enthielt: Die Erregbaren, die Haltlosen, die Triebmenschen, die Verschrobenen, die Lügner und Schwindler, die Gesellschaftsfeinde sowie die Streitsüchtigen. Interessanterweise ordnete Kraepelin die Zustände gestörter Stimmung und der konstitutionellen Unruhe, die in der vorigen Auflage noch zum Gebiet der psychopathischen Persönlichkeiten gehörten, nun als Dispositionen für Depression, Manie, Erregtheit und Zyklothymie in das Kapitel über die manisch-depressive Erkrankung ein. Diesem Auffassungswandel entsprechen gegenwärtige Tendenzen bei der Klassifizierung der subaffektiven Störungen, die im DSM-III zu den affektiven Erkrankungen und nicht zu den Persönlichkeitsstörungen gerechnet werden (vgl. Kap. 3).

Birnbaum lehnte sich in seinen Monographien über „Die psychopathischen Persönlichkeiten" (1909) und „Die psychopathischen Verbrecher" (1926) an die Darstellungen Kraepelins und an die Degenerationslehren an. Psychopathische Persönlichkeiten wiesen für ihn konstitutionell bedingte pathologische Abweichungen mäßigen Grades auf, wobei zwischen einer ererbten und einer erworbenen, dann gleichfalls vererbbaren Anlage unterschieden wurde. Birnbaum unternahm eine formale Analyse der einzelnen Persönlichkeitszüge unter strukturellen Gesichtspunkten. Dabei gewannen besonders die Maßbeziehungen der Persönlichkeitsbestandteile zueinander sowie zu den situativen Verhältnissen an Bedeutung. Analog zu den französischen Auffassungen über das psychische Equilibrium und die Fragilität schenkte Birnbaum den Disharmonien zwischen einzelnen Persönlichkeitszügen und einer abnormen Labilität des seelischen Gleichgewichtes besondere Beachtung.

Die Weiterentwicklung dieser Ansätze führte zum einen zu strukturpsychologischen Persönlichkeitsanalysen, auf die später eingegangen wird (vgl. Kap. 7), zum anderen zu verschiedenen systematischen Typologien, in denen die einzelnen psychopathischen Erscheinungsweisen aus bestimmten Modellvorstellungen über den Aufbau der Persönlichkeit abgeleitet werden. Neben konstitutionstypologischen Entwürfen von Kretschmer (1921) sowie Sheldon u. Stevens (1942) entstand eine Reihe systematischer Typenlehren, so von Gruhle (1956), der die Typen aus seelischen Grundeigenschaften entwickelte; von Kahn (1928), Schultz (1928) und Homburger (1929), die Schichttypologien aufstellten; oder von Kretschmer (1921) und Ewald (1924), die Reaktionstypologien konstruierten. Die systematischen Typologien haben wie andere konzeptuelle und deskriptive Ansätze seit dem Erscheinen des Handbuchbeitrages von Kurt Schneider im Jahre 1923 zunehmend an Bedeutung verloren.

Kurt Schneiders klassische Monographie „Die psychopathischen Persönlichkeiten" (1923) stellt thematisch eine Fortentwicklung seiner Kölner Studie über „Persönlichkeit und Schicksal eingeschriebener Prostituierter" (1921) dar, in der bereits ähnlich wie später bei den psychopathischen Persönlichkeiten 12 charakterologische Typen unterschieden wurden. K. Schneider berief sich ausdrücklich auf Kraepelin und strebte an, dessen Konzeption methodologisch und begrifflich schärfer zu fassen, auch gegenüber den endogenen Psychosen (1958). Im Unterschied zu Kraepelins in erster Linie soziologischen Bildungen, etwa den „Haltlosen", den „Gesellschaftsfeinden" oder den „Streitsüchtigen", versuchte K. Schneider eine Umformung in charakterologische Typen, wobei die „Haltlosen" zu „Willenlosen" oder die „Gesellschaftsfeinde" zu „Gemütlosen" wurden. Durch die Hereinnahme vieler nichtasozialer Formen sollte das Abgleiten des Psychopathiebegriffes ins sozial Negative und Wertende aufgehalten werden, doch räumte K. Schneider unter Hinweis auf die „Minderwertigkeiten" Kochs und die Beschränkung Kraepelins auf vorwiegend störende Varianten ein, daß dies nicht gelingen werde.

In streng logischer Ableitung definiert Kurt Schneider zunächst als abnorme Persönlichkeiten die Variationen oder Abweichungen von einer uns vorschwebenden, aber nicht näher bestimmbaren Durchschnittsbreite. Die psychopathischen werden aus der großen Gruppe abnormer Menschen als solche abnormen Persönlichkeiten herausgehoben, die an ihrer Abnormität leiden oder unter deren Abnormität die Gesellschaft leidet. Im einzelnen unterscheidet Kurt Schneiders Typologie, die absichtlich frei von Systematisierungsversuchen gehalten wird, 10 Formen psychopathischer Persönlichkeiten: Die Hyperthymischen, die Depressiven, die Selbstunsicheren (mit den Unterformen der Ängstlichen und der Zwanghaften), die Fanatischen, die Geltungsbedürftigen, die Stimmungslabilen, die Explosiblen, die Gemütlosen, die Willenlosen und die Asthenischen. Kurt Schneiders Lehre hat alle späteren deskriptiven Typologien maßgeblich geprägt. Manche ihrer problematischen Aspekte sind Bestandteil der aktuellen Diskussion über die Diagnostik der Persönlichkeitsstörungen und sollen in Kap. 3 und 4 behandelt werden.

In den letzten Jahren ist es nach langen Zeiten heftiger Kritik z. B. aus antipsychiatrischen, daseinsanalytischen und psychodynamischen Positionen heraus, für die nicht nur der Begriff, sondern auch das Konzept psychopathischer Persönlichkeiten nahezu völlig obsolet erschien, zu einer erstaunlichen Renaissance der Anschauungen

K. Schneiders gekommen, auch wenn man sich nicht immer deutlich auf sie beruft. Ihre Übernahme in die Definitionen und Beschreibungen der ICD-9 und des DSM-III zeigt, daß wohl die Bezeichnungen sich wandeln können, doch haben die Phänomene und die Konzeption ihrer Erfassung nichts an Aktualität verloren. Allerdings bleibt bei dieser Entwicklung an die Skepsis K. Schneiders gegenüber seiner Psychopathenlehre zu erinnern, der stets betonte, daß es sich bei den Bezeichnungen um Typen, nicht um Diagnosen handelt und daß die individuelle Persönlichkeit viel reicher und komplexer ist, als sich dies in einer typologischen Beschreibung ausdrücken läßt.

3 Gegenwärtiger Wissensstand

3.1 Definition der Persönlichkeitsstörungen

Bei der langen und wechselvollen Entstehungsgeschichte der Konzeptionen abnormer Persönlichkeiten wundert es nicht, daß heute im ambulanten und klinischen Bereich sowie in der Forschung eine Vielzahl von unterschiedlichen theoretischen Grundannahmen, deskriptiven Typologien und diagnostischen Konventionen besteht. Sie wechseln von Land zu Land sowie innerhalb der verschiedenen psychiatrischen und psychotherapeutischen Richtungen. Die in diesem Feld verwandten Begriffe sind nicht nur durch negative Assoziationen aus dem populären Sprachgebrauch belastet, sondern es fehlt auch an klaren Definitionen und Abgrenzungen, etwa bei Bezeichnungen wie Psychopathie, Kernneurose, Charakteropathie, Triebstörung, Soziopathie oder Charakterneurose. Andererseits ändern diese Unsicherheiten nichts an der praktischen Bedeutung solcher Begriffe: Bei Befragungen im angelsächsischen Sprachraum hielten etwa 90 % der Psychiater das Konzept der psychopathischen Persönlichkeiten für sinnvoll (Gray u. Hutchinson 1964; Davies u. Feldmann 1981); in Deutschland fand Tölle (1986), daß 80 % der befragten psychiatrischen Einrichtungen den Begriff der Persönlichkeitsstörung benutzen, 70 % sprechen von abnormen Persönlichkeiten, 63 % von Charakterneurosen, 51 % von dissozialen und 42 % von psychopathischen Persönlichkeiten.

Als ein deskriptiver, von ätiopathogenetischen Hypothesen weitgehend freigehaltener Oberbegriff für die unterschiedlichen Termini setzt sich zunehmend die Bezeichnung *„Persönlichkeitsstörungen"* durch, die unter dem Einfluß des angloamerikanischen Schrifttums an die Stelle der „abnormen Persönlichkeiten" tritt. Dieser neutrale Begriff umfaßt einen breiten neurotisch-psychopathischen Übergangsbereich, zu dem neben einigen der Symptomneurosen vor allem die Charakterneurosen oder Psychopathien gehören. Mit dem Ausdruck der Persönlichkeitsstörungen können die Bedeutungsunsicherheiten des unterschiedlich verstandenen Neurosebegriffes ebenso umgangen werden wie die sozial abwertenden Beiklänge des früheren Psychopathieverständnisses.

Für diesen Terminus läßt sich unter Berücksichtigung der historischen Positionen und der gegenwärtigen Konzepte, die anschließend diskutiert werden, folgende Definition aufstellen: *Eine Persönlichkeitsstörung liegt vor, wenn durch Ausprägungsgrad und/oder die besondere Konstellation von psychopathologisch relevanten Persönlichkeitszügen erhebliche subjektive Beschwerden und/oder nachhaltige Beeinträchtigungen der sozialen Anpassung entstehen.* Zu dieser Definition sind zwei Erläuterungen erforderlich. Erstens, die Qualifizierung „psychopathologisch relevant" zielt im Unterschied zu DSM-III auf solche Persönlichkeitseigenschaften, die nicht lediglich abweichende Verhaltensweisen darstellen, sondern die in einer Beziehung zu psychischen Störungen stehen. Zweitens, beim Gesichtspunkt der mangelhaften sozialen Anpassung sind zwei unterschiedliche Wirkrichtungen möglich, nämlich einerseits ein mehr pathisch bestimmtes Versagen im Beziehungs- und Leistungsbereich, andererseits eine mehr aktive Tendenz zu ständiger Regelverletzung.

3.2 Grundprobleme der Persönlichkeitsklassifikation

3.2.1 Vorbemerkung

Gerade die deutsche Psychiatrie strukturiert ihren Gegenstandsbereich gern durch die Formulierung dialektischer Ordnungsbegriffe. Dies führt bei einer Diskussion über Persönlichkeitsstörungen zu Alternativen wie: Psychopathie oder Neurose, Erfassung der Persönlichkeit in Kategorien oder Dimensionen, Orientierung am Durchschnitt oder an der Idealnorm, abnorme Persönlichkeit als Variation des Gesunden oder pathologische Störung, Persönlichkeitsdiagnostik als Differentialtypologie oder nosologische Klassifikation. Diese Grundprobleme tauchen bei der wissenschaftlichen Beschäftigung mit Persönlichkeitsstörungen in unterschiedlicher Form implizit oder explizit immer wieder auf. Werden sie zum alleinigen Gegenstand, so droht methodologischer Leerlauf. Bleiben sie unerörtert, so leidet die Verständigung. Daher seien einige der Grundfragen knapp umrissen.

3.2.2 Psychopathie und Neurose

Die Diskussion um diese Alternative rührt an häufig fest verankerte theoretische Überzeugungen, insbesondere hinsichtlich der therapeutischen Einstellung und der Kontroverse über das Anlage-Umwelt-Problem bei der Verursachung psychischer Störungen. Alle Autoren akzeptieren im Grunde ein Zusammenwirken zwischen Anlagefaktoren und psychosozialen Einflüssen bei der Ausformung der normalen Persönlichkeit wie bei der Entstehung von Persönlichkeitsstörungen (vgl. Binder 1960; Diebold 1969; J. E. Meyer 1972). Allerdings wird je nach theoretischer und therapeutischer Orientierung einzelnen Aspekten ein unterschiedliches Gewicht gegeben, etwa in den genetischen, konstitutionellen, tiefenpsychologischen, lerntheoretischen, daseinsanalytischen, strukturdynamischen oder unterschiedlichen biologischen Modellen (vgl. Dührssen 1949; Schultz-Hencke 1950; Eysenck 1952, 1980; Häfner 1961; Schepank 1974; Mester u. Tölle 1980; Janzarik 1981). Die Betrachtung der ehemals als psychopathische Variationen angesehenen Bilder, so von Baeyer (1967), unter dem Blickwinkel neurosenpsychologisch nachvollziehbarer psychodynamischer Determinanten, die in den letzten Jahrzehnten stattgefunden hat, rückte die neurotisch-psychopathischen Verfassungen stärker in die Nähe des Krankheitskonzeptes. Häufig wird die Psychopathie dabei im Sinne einer Charakterneurose als Epiphänomen einer zugrundeliegenden neurotischen Charakterstruktur oder einer noch tiefer reichenden Störung der Persönlichkeitsorganisation angesehen (Tölle 1980 a, 1980 b, 1986; Vaillant u. Perry 1980; Kernberg 1984). Ähnlich untersucht Hoffmann (1979, 1986) den Problemkreis von Persönlichkeit und Neurose unter den Aspekten des Charakters als Basis, als Alternative oder als Parallele zur Neurose.

Besonders ausgewogen erscheint die Stellungnahme von Petrilowitsch (1966, 1972) zum Anlage-Umwelt-Problem, in der schon bei K. Schneider enthaltene Gesichtspunkte ausgebaut wurden. Danach kommt dem Einfluß des Milieus in Kindheit und Jugend eine prägende Rolle bei der Ausgestaltung der Anlagen zu, bis mit zunehmendem Lebensalter aus der Vereinigung von Erlebtem und Erworbenem eine relativ konstante Persönlichkeitsstruktur entsteht. Sinnvoll erscheint mir beim gegenwärtigen Kenntnisstand eine pragmatische Sehweise, in der unter Verzicht auf ätiopathogenetische Hypothesen zunächst versucht wird, die emotionalen, kognitiven und verhaltensmäßigen Auffälligkeiten bei abnormen Persönlichkeiten im Kontext ihrer biographischen Entwicklung zu beschreiben.

Die Entscheidung für einen solchen phänomenologisch-deskriptiven Ansatz und die Bedenken gegen konzeptuell vieldeutige Termini haben dazu geführt, daß der Neurosebegriff mit seinen unterschiedlichen deskriptiven und psychogenetischen Konnotationsebenen im DSM-III wie in Vorentwürfen zur ICD-10 als übergreifende Ordnungskategorie nicht mehr enthalten ist. Dabei folgen beide Klassifikationssysteme im Grunde Kurt Schneider (1967), der ebenfalls die Bezeichnung Neurose nicht benutzte. Heute wird der neurotisch-psychopathische Bereich vielfältig untergliedert, z. B. in Persönlichkeitsstörungen, Angstsyndrome, dissoziative und somatoforme Bilder, Störungen der Impulskontrolle, aber auch in besondere Formen affektiver Erkrankungen.

Die Vernachlässigung der tiefenpsychologisch fundierten Denk- und Sprachgebräuche, vor allem aber die Relativierung des Neurosebegriffes hat zu einer erheblichen Unruhe unter den Psychoanalytikern geführt (Titscher u. Strotzka 1985). Dies kann zu einer produktiven Auseinandersetzung über die unterschiedlichen Betrachtungsebenen und Handlungsmodelle im Bereich psychischer Störungen führen. Andernfalls droht eine divergierende Entwicklung zwischen den phänomenologisch-deskriptiv orientierten psychiatrischen Klassifikationen und den Beschreibungsstilen in der Psychotherapie und Psychosomatik. Der Neurosebegriff dürfte in einer nosologischen Bedeutung, die ätiologische und psychogenetische Annahmen impliziert, als Grundlage für eine psychiatrische Systematik nicht zu halten sein. Sinnvoll erschiene das Adjektiv „neurotisch" jedoch als deskriptive Bezeichnung für emotionale Reaktionsbereitschaften in bestimmten biographischen und situativen Konstellationen, über die in den psychodynamisch-psychotherapeutischen Schulen ein wertvolles Erfahrungswissen vorliegt. Anzustreben ist eine Ergänzung der psychiatrischen Diagnosesysteme durch psychodynamische Aspekte, allerdings unter Berücksichtigung bestimmter Reliabilitätsanforderungen. Auf dieser Linie liegen Bemühungen um die Entwicklung einer gesonderten Achse bei mehrdimensionalen Diagnoseverfahren, mit der psychodynamische Parameter, z. B. das Niveau der Abwehrmechanismen, registriert werden können (Vaillant u. Drake 1985; APA 1985).

3.2.3 Typen, Kategorien, Dimensionen

Der typologische Ansatz besitzt für die Erfassung von Persönlichkeitsstörungen in der Psychiatrie die größte Bedeutung. Bestimmte Gruppierungen von Persönlichkeitseigenschaften werden intuitiv gesehen, als Eindruck analysiert und in einer solchen

Form beschrieben, daß sie vom Erfahrenen als Gestalt wiedererkannt werden. Jaspers (1959) unterschied methodologisch die Ideal- von den Realtypen und sah in den typologischen Systemen eine Möglichkeit, einer „fließenden Mannigfaltigkeit eine Struktur" zu geben. Die Idealtypen kommen in der Wirklichkeit nur angenähert vor, während die Realtypen durch Beobachtung häufig zusammen erscheinender Merkmale bestimmt sind. Die „Randunschärfe" der Typenbegriffe begünstigt nach von Zerssen (1973) ihre Anwendung in der Psychiatrie, da dort die Komplexität der untersuchten Erscheinungen einer Erfassung durch logisch-präzise Begriffe im Weg steht (vgl. Möller et al. 1978).

Kurt Schneider, dessen unsystematische Typologie psychopathischer Persönlichkeiten (1950) dauerhafter war als alle Systematisierungsversuche, bezeichnet Typen als leicht schematisierte, anschauliche Musterbegriffe, die aus der Erfahrung immer wieder herausspringen können, an denen man sich orientiert und die konkrete Erscheinung messen kann (1929). Unkorrekterweise wird aus dem typologischen Ansatz in der klinischen Praxis meist eine Zuordnung zu Persönlichkeitsdiagnosen, die ähnlich kategorial aufgefaßt werden wie Diagnosen für psychiatrische Krankheiten. Vermutlich neigen Ärzte zu einer solchen Perspektive, weil sie dem Denken gemäß dem Krankheitsmodell in der allgemeinen Medizin entspricht (McHugh u. Slavney 1983).

Der überwiegende Teil der Psychologen dagegen, die sich mit Persönlichkeitsauffälligkeiten befassen, vertritt die Meinung, daß ein kategoriales System der Diagnose im medizinischen Sinne den Verhaltensstörungen nicht gerecht werden kann (Eysenck 1980). Statt dessen wird versucht, die unterschiedlichen Persönlichkeitseigenschaften mit dem dimensionalen Modell von Persönlichkeitszügen („traits") abzubilden. Die Probanden werden nicht kategorial oder typologisch klassifiziert, sondern die verschiedenen Merkmale erhalten je nach Ausprägung eine Position auf mehreren axial gedachten Dimensionen. Das dimensionale Persönlichkeitsmodell von Eysenck (1952, 1977) reduziert die Vielzahl möglicher Persönlichkeitseigenschaften faktorenanalytisch auf die Dimensionen der Extraversion, des Neurotizismus und des Psychotizismus. Nach Eysenck (1980) ist psychopathisches Verhalten auf alle drei Hauptdimensionen der Persönlichkeit bezogen. Ähnlich gewann Cattell (1973) mit statistischen Methoden 16 Persönlichkeitsfaktoren oder Beschreibungsdimensionen, z. B. allgemeine Intelligenz, Ich-Stärke und soziale Dominanz.

Vorläufer dimensionaler Betrachtungsweisen in der Psychiatrie stammen z. B. von C. G. Jung (1921), auf den die Faktoren der Introversion und Extraversion zurückgehen, sowie von Kretschmer (1921) mit seinen bekannten Dimensionen der Schizothymie und Zyklothymie. Neuerdings hat Sjöbring (1973) in Studien an ländlichen Gesamtpopulationen in Schweden ein dimensionales Persönlichkeitsmodell entwickelt, das auf Faktoren der Intelligenz, der Validität, der Stabilität und Solidität aufbaut.

Aktuelle Entwicklungen in der Persönlichkeitsforschung lassen eine Tendenz zu weiterer Differenzierung und zu einer Synthese von Elementen der kategorialen, dimensionalen und typologischen Ansätze erkennen. Zielvorstellung der üblichen medizinischen Klassifizierung ist zwar die Bildung monothetischer Kategorien für homogene Syndrome mit festen Grenzen oder zumindest Seltenheitspunkten zwischen den Syndromen sowie mit einem verbindlichen Satz gemeinsam erfüllter Symptome. Die Voraussetzungen dafür liegen jedoch bei Persönlichkeitsstörungen nicht vor. Statt dessen werden gegenwärtig in Anlehnung an die methodologischen Diskussionen in der kognitiven Psychologie Modelle einer prototypischen Kategorisierung näher unter-

sucht (Blashfield et al. 1985). Wesentliche Gesichtspunkte sind dabei die Kombina-
tionsmöglichkeiten der qualifizierenden, nicht sämtlich in starrer Zusammensetzung
erforderlichen Merkmale, die Berücksichtigung ihres Ausprägungsgrades, die Gewichtung einzelner Kriterien für die diagnostische Entscheidung und das Ausmaß der Übereinstimmung eines Probanden mit dem Prototyp (Widiger u. Frances 1985, Pfohl et al.
1986).

Ein solcherart modifiziertes kategoriales System, das die Einigung über prototypische Fälle und prototypische Merkmale voraussetzt, könnte den diagnostischen Prozeß
bei Persönlichkeitsstörungen flexibler gestalten; dennoch würde der hohe Abstrak-
tionsgrad rein dimensionaler Systeme, der im klinischen Gebrauch unerwünscht ist,
vermieden (Livesley 1985 a). Auf diese Weise könnte auch der Tatsache Rechnung
getragen werden, daß es sich bei den kategorial konstruierten Persönlichkeitsstörungen, z. B. im DSM-III, meist um polythetische Kategorien handelt, also Ordnungsein-
heiten, die eine Vielzahl von Zügen enthalten, welche nicht alle von jedem Mitglied der
Kategorie erfüllt werden müssen.

3.2.4 Grenzen zu Normalität und Psychose

Persönlichkeitsstörungen stellen Verfassungen dar, die auf der einen Seite nahtlos in
die geläufigen Verhältnisse des Alltagslebens übergehen, auf der anderen Seite in
bestimmte psychiatrische Krankheiten. Die Überlegungen zu typologischen, kategorialen und dimensionalen Modellen haben gezeigt, welche Schwierigkeiten beim Versuch der Abgrenzung bestimmter Persönlichkeitsanomalien auftreten. Die unterschiedlichen Aspekte des Normproblems wurden in den letzten Jahren eingehend von
Glatzel (1977) erörtert. Klar umrissene, signifikante Symptome, die sich eindeutig von
dem gesunden Seelenleben unterscheiden, fehlen bei den Persönlichkeitsstörungen.
Es gibt keine psychopathische Erscheinungsform, so formulierte Kahn (1949), die
nicht als Verdichtung und Verdünnung wohl bekannter normaler menschlicher Eigenschaften vorkommt. Die Verständigung fällt leicht bei charakteristischer Ausprägung
von Persönlichkeitsartungen, die in prototypischer Weise vielfältig beschrieben wurden. In der Realität aber sind die Persönlichkeitszüge verschiedener Typen üblicherweise durchmischt. In solchen Fällen und in den Randbereichen nur leicht oder sehr
schwer gestörter Persönlichkeit nimmt die diagnostische Übereinstimmung unter den
Beobachtern drastisch ab (Walton u. Presly 1973; Standage 1979). Solche Grenzpro-
bleme werfen in der Sprache der neueren Diagnostikforschung zugleich die Fragen der
Reliabilität und Validität auf.

Gut vertraut und theoretisch unumstritten sind die fließenden Übergänge zwischen
Persönlichkeitsvarianten und Normalität. Dem dimensionalen Charakter der Persönlichkeitseigenschaften wird beim diagnostischen Prozeß wegen des Erfordernisses
einer kategorialen Ordnung Gewalt angetan. Für die Grenzziehungen lassen sich zwar
Regeln aufstellen, doch sind die Entscheidungen von unterschiedlichen Faktoren
abhängig, etwa dem subjektiven Erleben des Individuums, den Maßstäben des Untersuchers und der Toleranz des soziokulturellen Hintergrundes. Wann jemand unter
bestimmten Erscheinungen so leidet, daß sie als Beschwerden registriert werden, ist
ebenso variabel wie die Reaktion der Gesellschaft auf ungewöhnliche Temperamente
und Handlungsweisen. Erinnert sei an die unterschiedliche Selbst- und Fremdeinschät-

zung bei skrupulös-zwanghaften, selbstunsicher-sensitiven, hypochondrischen oder hyperthymen Menschen. Die Kontextabhängigkeit der Beurteilung von Persönlichkeitseigenschaften wird deutlich beim Vergleich eines lebenslustigen, jovialen Rheinländers mit einem spröden, introvertierten Dithmarscher. Beide können je nach Umgebung in Persönlichkeit und Verhalten als durchaus adäquat oder erheblich auffällig erscheinen.

Größere Probleme für die psychiatrische Systematik bereitet das andere Ende des Schweregradkontinuums auffälliger Persönlichkeitseigenschaften. Hier geht es um die Abgrenzung massiver Persönlichkeitsanomalien von den psychiatrischen Krankheiten im engeren Sinne. Die Persönlichkeitsstörungen besitzen breite symptomatologisch-syndromatologische Überschneidungsbereiche mit bestimmten Verlaufsstadien der affektiven und schizophrenen Erkrankungen, aber auch der körperlich begründbaren Psychosen und heterogenen Defizienzverfassungen. Verwiesen sei auf das breite Spektrum asthenischer, dysthymer oder schizoider Merkmale bei auffälligen Persönlichkeiten gleichermaßen wie in uncharakteristischen Stadien oder Prodromal- und Residualphasen der Psychosen beider Formenkreise (Koehler u. Saß 1985; Saß u. Koehler 1985). Bereits für Kraepelins (1903–1904, 1909–1915) klinische Betrachtungsweise waren die engen Beziehungen zwischen Persönlichkeitsvarianten und eindeutigen psychiatrischen Krankheiten hervorgetreten. Erstere sah er teils als Vorstufen, teils als leichteste, die Grenzen des Krankhaften kaum überschreitende Andeutungen ausgesprochener Psychosen an, teils aber auch als einfache, unscheinbare Dauerzustände. Er sprach von der manischen, depressiven, reizbaren oder stürmischen Veranlagung psychopathischer Persönlichkeiten und wies auf das Vorkommen unverkennbarer manisch-depressiver Erkrankungen in der nächsten Blutsverwandtschaft hin. Ähnliche Beziehungen sah er bei der Dementia praecox, in deren Umkreis er gemütsstumpfe Schwächlinge oder scheue Sonderlinge mit allerlei Verschrobenheiten des Denkens und der Lebensführung beschrieb. Sehr differenziert erörterte auch Reiss (1910) die Beziehungen zwischen manisch-depressiven Krankheiten und psychopathischen Zuständen.

Kretschmer hat in „Körperbau und Charakter" (1921) eine eigene Konzeption über das Verhältnis von Persönlichkeit und Psychose entwickelt, die von mehreren der Heidelberger Schule nahestehenden Autoren kritisiert wurde. Das Unternehmen, so K. Schneider (1938), aus 2 bis 3 Krankheitsgruppen, nämlich den schizophrenen und den manisch-depressiven Psychosen sowie vielleicht noch den Epilepsien, eine universelle Persönlichkeitslehre abzuleiten, stelle eine untragbare Blickverengung dar. Kretschmer (1921) sah fließende Übergänge zwischen den Temperamentseigenschaften der Schizothymie und Zyklothymie über die Schizoidie und Zykloidie bis hin zu den korrespondierenden Psychosen. Kurt Schneider (1967) lehnte dagegen die Möglichkeit einer allmählichen Entwicklung endogener Psychosen durch Intensivierung psychopathischer Eigenschaften schroff ab und blieb – seltene diagnostische Zweifelsfälle zugestehend – beim kategorialen Unterschied zwischen abnormer Persönlichkeit und endogener Psychose.

Die Ansichten Kretschmers über konstitutionstypologische Korrelationen zwischen Körperbau und Persönlichkeit sowie über die Zusammenhänge zwischen Persönlichkeit und Psychose haben späteren Überprüfungen nicht standgehalten (von Zerssen 1966). Doch auch die Auffassungen K. Schneiders werden durch neuere Befunde nicht gedeckt, jedenfalls sprechen Familien- und Verlaufsstudien in beiden Formenkreisen eher für Spektrumhypothesen als für absolute Grenzziehungen zwischen Persönlichkeitsstörungen und Psychosen (Kety et al. 1971; Winokur 1972; Parnas et al. 1982; Kendler et al. 1981, 1984; Akiskal et al. 1983). Angesichts dieses Kenntnisstandes erscheint es sinnvoll, beim Zusammentreffen prämorbider Persönlichkeitsauffälligkeiten und einer psychiatrischen Erkrankung beide Gegebenheiten unabhängig von der Frage eines Zusammenhanges zu registrieren, wie es die mehrdimensionale Betrachtungsweise Kretschmers (1919) und die multiaxiale Diagnostik gegenwärtiger Klassifikationssysteme vorsehen.

3.3 Die gegenwärtigen Klassifikationssysteme

3.3.1 Zur Entwicklung seit Kurt Schneider

Im deutschen Sprachraum beruht die psychiatrische Klassifikation der abnormen Persönlichkeiten bis heute vorwiegend auf der Psychopathielehre und der unsystematischen Typologie K. Schneiders (1950), die auch den Rahmen für die weithin verbindliche ICD-9 abgegeben hat. Ein interessanter Standardisierungsversuch für die von K. Schneider beschriebenen Typen wurde 1979 durch Standage vorgelegt. Leichte Modifizierungen der Lehre K. Schneiders brachte die differenzierte Persönlichkeitssystematik Leonhards (1976). Die Monographie von Petrilowitsch (1966) unternimmt in strukturpsychologischer Analyse eine pathocharakterologische Vertiefung, wie sie bereits von K. Schneider durch die Umwandlung der soziologischen Betrachtungsweise Kraepelins in eine charakterologische eingeleitet worden war. Petrilowitsch trug zusätzlich der vor allem von psychodynamischer Seite vorgetragenen Kritik an einer zu statischen Betrachtungsweise Rechnung, indem er besonders auf die abnormen Entwicklungen der Persönlichkeit einging. Stärkere Beachtung fand der Verlaufsaspekt erst in wertvollen katamnestischen Studien an Neurosen durch Ernst (1959) sowie Ernst u. Ernst (1960), an psychopathischen Persönlichkeiten durch Tölle (1966, 1980 a) sowie durch C. Müller (1981) an beiden diagnostischen Gruppen (s. auch Abschn. 7.5). Die tiefenpsychologisch bestimmten Auffassungen über Persönlichkeitsstörungen, die auf den Konstrukten einer psychoanalytischen Charakterologie beruhen, haben bisher nur wenig Gewicht auf die diagnostische Systematisierung gelegt und inzwischen eine eigene Entwicklung genommen (vgl. Hoffmann 1979, 1986; Reimer u. Burzig 1980; Rauchfleisch 1981).

In Großbritannien ist die diagnostische Situation durch konzeptuelle Überschneidungen zwischen Persönlichkeitsstörungen und Dissozialität besonders unklar (Lewis 1974). Das Konzept von „psychopathy", für das ähnlich wie in Nordamerika der Begriff der „sociopathy" als Synonym benutzt wird, gilt in der eingeengten Form des „mental health act" als unbrauchbar (Gunn 1983). In clusteranalytischen Untersuchungen sah Blackburn (1975) die Differenzierung in eine primäre, extravertiert-aggressive und in eine sekundäre, neurotische Form der antisozialen Psychopathie bestätigt. Wegen mangelhafter Reliabilität der kategorialen und typologischen Diagnostik haben Walton et al. (1970), Walton u. Presly (1973) sowie Presly u. Walton (1973) dimensionale Verfahren für die Erfassung von Persönlichkeitsstörungen vorgeschlagen. Tyrer u. Alexander (1979) sowie Tyrer et al. (1979) entwickelten ein standardisiertes Untersuchungsinstrument für die Persönlichkeitsdiagnostik, dessen wesentliche konzeptuelle Neuerung darin besteht, daß die Persönlichkeitsanomalien unabhängig von gleichzeitig bestehenden psychiatrischen Erkrankungen analysiert werden. Durch faktorenanalytische Verfahren ließen sich 5 Formen von Persönlichkeitsstörungen gewinnen, deren Eigenschaften sich gegenüber der Normalität vorwiegend quantitativ und nicht qualitativ unterscheiden (vgl. Tabelle 1, S. 24). Ein weiteres standardisiertes Erfassungssystem für Persönlichkeitsstörungen arbeitet auf der Basis von Fremdbeurteilungen (Mann et al. 1981).

In der französischen Psychiatrie ist die Auffassung des Psychopathen immer noch entscheidend von Magnans „déséquilibration mentale" geprägt, als deren herausragendstes Merkmal die Instabilität imponiert (Debray 1981). Wesentliche Elemente der Psychopathiekonzeption bestehen in einer charakteristischen Biographie („une histoire pleine d'histoires") sowie in spezifischen Strukturmerkmalen wie Impulsivität, Aggressivität, inadäquater Affekt und Fehlen von Angst (Guelfi 1985). Für die Diagnostik stehen ebenso wie bei den angloamerikanischen Psychopathiedefinitionen antisoziale Verhaltensweisen einschließlich sexueller Perversionen im Vordergrund.

In Nordamerika erfolgte die konzeptuell klarste Bestimmung eines Persönlichkeitstypus mit gestörtem Sozialverhalten und Delinquenz. Zunächst lag das Hauptaugenmerk noch auf den basalen, weitgehend auf Cleckleys (1976) Darstellungen beruhenden Persönlichkeitszügen, etwa im DSM-II. In der Folge bemühte man sich jedoch um Kriterien, die weniger auf Schlußfolgerungen sondern vielmehr auf dem direkt beobachtbaren Verhalten aufbauten. Insbesondere die Forschungen von Robins (1966, 1978) lieferten die Grundlage für die operational definierten RDC-Kriterien (Spitzer et al. 1975), die mit geringer Modifizierung Eingang in das DSM-III (APA 1980) gefunden haben. Die antisoziale Persönlichkeitsstörung im Sinne von Robins ist durch Verhaltensmerkmale bestimmt, die vor dem 15. Lebensjahr einsetzen und dauerhaft, mindestens jedoch für einen Zeitraum von 5 Jahren mit unterschiedlichen Formen von Devianz und Delinquenz in Erscheinung treten. Für einen ähnlichen Kreis von Verhaltensweisen hat Hare (1980) auf der Basis der Kriterien Cleckleys ein standardisiertes Untersuchungsinstrument entwickelt, das ebenfalls nicht für die Klassifizierung der psychopathischen Persönlichkeiten im allgemeinen Sinne geeignet ist, sondern den speziellen, für die nordamerikanische Verhältnisse charakteristischen Psychopathentypus antisozialer Prägung reliabel erfaßt.

3.3.2 ICD-9 und DSM-III

Als wichtigste psychiatrische Klassifikationssysteme, auch im Bereich abnormer Persönlichkeiten, haben sich in Europa sowie vielen anderen Ländern die ICD-9 und in den USA – mit Tendenz zur Expansion in die übrige Welt – das DSM-III durchgesetzt. In beiden Klassifikationen stimmen die Definitionen für Persönlichkeitsstörungen inhaltlich und strukturell weitgehend mit der klassischen Psychopathiedefinition Kurt Schneiders überein. Die ICD-9 spricht von Personen mit tief eingewurzeltem Fehlverhalten und Abnormität, so daß der Betreffende oder andere darunter zu leiden haben und sich nachteilige Folgen für das Individuum oder die Gesellschaft ergeben. Die einzelnen Syndrome entsprechen den Psychopathentypen Kurt Schneiders, die um einige Formen der Persönlichkeitslehre nach Kretschmer ergänzt wurden.

Die DSM-III-Definition für Persönlichkeitsstörungen enthält dieselben Elemente, allerdings unter geschickter Modifikation jenes Aspektes vom sozialen Stören, der bei Kurt Schneider und in ICD-9 die seit je tradierte Assoziation des Psychopathen als Gesellschaftsschädling fortführte. Wenn überdauernde Persönlichkeitszüge, so heißt es im DSM-III, unflexibel und schlecht angepaßt sind sowie entweder subjektive Beschwerden oder wesentliche Beeinträchtigungen der sozialen oder beruflichen Leistungen verursachen, dann stellen sie Persönlichkeitsstörungen dar. An die Stelle des Leidens der Gesellschaft unter der abnormen Persönlichkeit tritt also die Einschränkung der sozialen Kompetenz des Individuums. Diese neutralere Formulierung verleitet weniger zu Werturteilen und läßt durch die Verlagerung des Blickpunktes von der Gesellschaft auf den Betroffenen Ansatzpunkte für unterstützende Maßnahmen erkennen. Auf eine Erörterung des Normproblems, das bei K. Schneider durch die vom Durchschnitt abweichenden abnormen Persönlichkeiten berücksichtigt wird, kann das DSM-III verzichten. Es spricht statt dessen von überdauernden Persönlichkeitszügen, die unflexibel und schlecht angepaßt sind.

Die Einführung genau definierter Diagnosekriterien stellt eine wichtige Neuerung dar und hat zur Erhöhung der Reliabilität von DSM-III im Vergleich zu DSM-II geführt (Spitzer et al. 1979 a). Die diagnostische Übereinstimmung bleibt im Bereich der Persönlichkeitsstörungen allerdings immer noch unbefriedigend (Widiger u. Frances 1985). Lediglich für die antisoziale Persönlichkeitsstörung des DSM-III, deren Kriterien in klar definierten devianten und kriminellen Verhaltensweisen bestehen, findet sich eine höhere Beobachterreliabilität (Mellsop et al. 1982; Hare 1983). Inzwischen sind erste standardisierte Untersuchungs- und Diagnosesysteme für die Klassifikation von Persönlichkeitsstörungen auf der Basis der DSM-III-Kriterien entwickelt worden, so das SCID (Spitzer u. Williams 1985), das SIDP (Stangl et al. 1985), ferner das PDE für das DSM-III-R (Loranger et al. 1985). Ein informativer Vergleich einiger inzwischen vorliegender Untersuchungsinstrumente findet sich bei Reich (1985). Ein anderer Fortschritt des DSM-III besteht im multiaxialen oder mehrdimensionalen System der Kodifizierung psychischer Störungen. Es wird systematisch getrennt zwischen psychischen Krankheiten im Sinne zeitlich umschriebener Zustände („states") auf Achse 1 und den Zügen bzw. bei stärkerer Ausprägung Störungen der Persönlichkeit im Sinne überdauernder Merkmale („traits") auf Achse 2, ohne daß in der Frage möglicher Zusammenhänge etwas vorweggenommen wird.

Mit weiteren Veränderungen der dezidiert als vorläufig und wandelbar bezeichneten Kategorien im amerikanischen Manual, das lediglich die gegenwärtigen diagnostischen Konventionen in Kriterien und Algorithmen faßt, ist zu rechnen. Auf die Tendenz zu einer differenzierteren Analyse der Entscheidungsvorgänge bei prototypischer Klassifikation mit Gewichtung der einzelnen Kriterien wurde bereits hingewiesen. Ebenso einflußreich wie problematisch erscheinen die offenbar stark an der Reliabilitätsfrage orientierten Bemühungen, die komplexer zu beurteilenden psychopathologischen Eigenschaften durch rein am Verhalten ausgerichtete Merkmale zu ersetzen (Livesley 1985 b). Zum theoretischen Hintergrund dieser Strömung, die bereits im DSM-III-RCAPA 1985) bei den Persönlichkeitsstörungen zu revidierten Kriterien geführt hat, gehört der Ansatz, von der Frequenz einzelner Akte Rückschlüsse auf psychische Dispositionen zu ziehen (Buss u. Craik 1984).

3.3.3 Zur Kritik des DSM-III

Die Klassifizierung der Persönlichkeitsstörungen in dieser Untersuchung stützt sich auf die Psychopathenlehre Kurt Schneiders, auf ICD-9 und auf DSM-III. In einem kurzen Vergleich sollen einige problematische Aspekte der amerikanischen Klassifikation aus der Sicht der deutschsprachigen Psychiatrie diskutiert werden.

Eine konzeptuelle Besonderheit haben m. E. alle drei Definitionen für Persönlichkeitsstörungen – K. Schneider, ICD-9 und DSM-III – gemeinsam. Es wird nicht deutlich genug auf einen psychopathologischen Gesamtzusammenhang verwiesen, in den die psychiatrischen Konzeptionen von abnormen Persönlichkeiten gehören. Dadurch wird die Unterscheidung gegenüber bloßen Verhaltensabweichungen, z. B. bei subkulturellen Gruppen oder bei Rückfalldelinquenz, erschwert (vgl. Kap. 4). In unserer Definition am Beginn des Kap. 3 ist deshalb zur näheren Bestimmung der Persönlichkeitszüge die Eigenschaft der „psychopathologisch relevanten Auffälligkeit" hinzugefügt.

Ein weiteres gemeinsames Problem betrifft die Überlappungen bei der Subklassifizierung. Sowohl nach der Typologie K. Schneiders wie bei der ICD-9- und DSM-III-Persönlichkeitsdiagnostik erfüllt ein Patient mit abnormer Persönlichkeit nur selten trennscharf die Bedingungen ausschließlich einer Form bzw. eines Typus. Hierfür gibt es mehrere Gründe. Die Zahl der Phänomene, die als Symptome der Persönlichkeitsstörungen genannt werden, ist relativ gering. Eine ganze Reihe von ihnen kommt bei mehreren Formen vor. Darüber hinaus können auffällige Persönlichkeiten deutlich mehr Kriterien erfüllen als in einer bestimmten Persönlichkeitskategorie genannt werden. Deshalb sieht DSM-III ausdrücklich vor, daß ein Patient mehrere Diagnosen für Persönlichkeitsstörungen bzw. Persönlichkeitszüge auf Achse 2 erhalten kann. Ähnlich verhält es sich bei der Anwendung des nur locker beschreibenden Glossars in ICD-9 oder der Typologie K. Schneiders.

Die klinisch geläufige Tatsache der Überlappungen bei den Persönlichkeitsstörungen ist in einer ganzen Reihe empirischer Studien auf der Basis des DSM-III quantitativ belegt worden, z. B. für die per definitionem im Übergangsbereich gelegenen Borderline-Syndrome, die antisoziale und die histrionische Persönlichkeitsstörung sowie die affektiven Erkrankungen (Modestin et al. 1983; Pope et al. 1983; Gunderson u. Elliott 1985; Pfohl et al. 1986; Saß u. Koehler 1982 a). Diese Ergebnisse führen zu der Frage, ob die gegenwärtigen Klassifikationen nicht zu viele Einzelkategorien für abnorme Persönlichkeiten enthalten. Kurt Schneider beschrieb, sofern man die zwanghafte Persönlichkeit von der selbstunsicheren trennt, 11 Typen; ICD-9 nennt 9 und DSM-III 12 Formen. Demgegenüber konvergieren klinische Studien ebenso wie die Ergebnisse neuerer faktoren- und clusteranalytischer Verfahren dahin, daß sich vorläufig nur eine geringere Zahl von etwas weiter gefaßten Kategorien hinreichend sicher unterscheiden läßt.

In Tabelle 1 wurden einige wichtige, auf empirische[3] Befunde gestützte Klassifikationsvorschläge für Persönlichkeitsstörungen dargestellt und mit den geläufigen Klassifikationssystemen verglichen. Grundlage für die Bildung der aufgeführten Persönlichkeitstypen bzw. Dimensionen waren bei Presly, Plutchik und Tyrer faktoren- und clusteranalytische Studien, während die Einteilungen von DSM-III und Gunderson ähnlich wie bei K. Schneider vorwiegend auf die klinische Empirie gestützt sind. Die ICD-9-Typologie folgt weitgehend K. Schneider, lediglich erweitert um die schizoiden und

Tabelle 1. Synopsis zur Klassifikation der Persönlichkeitsstörungen im Vergleich zur Typologie K. Schneiders

	Presly (1973)	Plutchik (1977)	Tyrer (1979)	Gunderson (1983)	ICD-9 (1978)	DSM-III (1980)	K. Schneider (1923)
I.	schizoid	schizoid paranoid	schizoid	schizoid	schizoid paranoid	schizotypisch schizoid paranoid	Ø Ø (fanatisch)
II.	obsessional	compulsive	anancastic	compulsive	anankastisch	zwanghaft	zwanghaft
III.	dependent	passive-aggressive	asthenic	Ø	asthenisch	hypersensitiv dependent passiv-aggressiv	selbstunsicher asthenisch (willenlos)
IV.	hysterical	hysterical cyclothymic	histrionic	histrionic borderline	hysterisch zykloid	histrionisch narzißtisch Borderline	geltungsbedürftig stimmungslabil
V.	social-deviant	sociopathic	sociopathic	antisozial	soziopathisch erregbar	antisozial	gemütlos explosibel
VI.	Ø Ø	Ø Ø	Ø Ø	Ø Ø	hyperthym depressiv	Ø Ø	hyperthym depressiv

zykloiden Formen aus der Charakterologie Kretschmers. Durch die gestrichelten Linien werden zusammenfassende Untergruppierungen bei den einzelnen Autoren, deren Darstellungsform hier z. T. leicht modifiziert wurde, markiert. Mit den horizontalen Linien soll die gegenwärtige Tendenz bei der Klassifikation der Persönlichkeitsstörungen dargestellt werden.

Als Ergebnis zeichnet sich m. E. ab, daß statt einer Zahl von 9–12 gegenwärtig nur die Unterscheidung von etwa 5–6 umfassenderen Persönlichkeitsstörungen klinisch und empirisch sinnvoll erscheint. Dabei handelt es sich um die Gruppen der schizoiden, der zwanghaften, der recht heterogenen asthenischen, der emotional instabilen einschließlich der histrionischen, der antisozialen und der subaffektiven Persönlichkeitsstörungen. Die syndromatologische Beschreibung dieses differentialtypologischen Vorschlages erfolgt in Kap. 7. Noch weiter geht das DSM-III mit der Zusammenfassung der Persönlichkeitsstörungen in 3 Hauptgruppen, deren erste sich als Schizoidiebereich kennzeichnen läßt, während die zweite durch eine zuweilen stürmische emotionale Instabilität und die dritte durch vielfältige Ausprägungen asthenischer Züge gekennzeichnet ist.

Ein weiterer Problembereich im DSM-III betrifft die Einordnung der subaffektiven und subschizophrenen Formen von Persönlichkeitsstörungen. Im affektiven Umfeld handelt es sich um hyperthyme, zyklothyme, dysthyme und depressive Persönlichkeiten, die symptomatologisch als Vorformen oder Verdünnungen mit den affektiven Psychosen in Beziehung stehen. K. Schneider beschreibt sie als depressive, hyperthyme und stimmungslabile psychopathische Persönlichkeiten. Im DSM-III werden sie als dysthyme oder zyklothyme Störungen in der Sektion der affektiven Erkrankungen auf Achse 1 registriert. Damit folgt das amerikanische Manual einer auf neuere Studien gegründeten Spektrumauffassung affektiver Syndrome, derzufolge enge Verbindungen zwischen den milden, relativ chronischen Dauerverfassungen subaffektiv verstimmter Persönlichkeiten und den affektiven Psychosen im engeren Sinne bestehen (Akiskal 1981, 1983). Wichtige Aspekte dieses Problemkreises betreffen die charakterologische Prädisposition zu den affektiven Verstimmungen, die Persönlichkeit als Modulator der affektiven Psychosen, die Persönlichkeit als komplizierendes Merkmal der affektiven Störungen, die Persönlichkeit als verdünnter Ausdruck affektiver Erkrankung und die Persönlichkeit als eine zur affektiven Störung orthogonale Dimension (Akiskal et al. 1983).

Während die subaffektiven Verstimmungen zu den korrespondierenden Erkrankungen auf Achse 1 rücken, verfährt das DSM-III mit den subschizophrenen Bildern, also der paranoiden, schizoiden und schizotypischen Persönlichkeitsstörung, nach einer anderen Logik und registriert sie auf Achse 2 bei den Persönlichkeitsstörungen. Gemäß der Aufteilung des Schizoidiebereichs in eine schizoide und eine schizotypische Form gilt die schizoide als die mildere, die sich symptomatologisch vor allem durch Kühle und Distanziertheit im zwischenmenschlichen Bereich auszeichnet. Bei der schizotypischen Persönlichkeitsstörung des DSM-III treten Eigentümlichkeiten des Denkens, der Wahrnehmung, der Sprache und des Verhaltens hinzu. Gegen ihre Trennung von den schizophrenen Störungen auf Achse 1 spricht, daß die schizotypischen Persönlichkeitsstörungen in Familien-, Adoptions- und High-risk-Studien, wo sie als Borderline-Schizophrenie klassifiziert wurden, innerhalb eines „schizophrenen Spektrums" eng mit der sog. Kernschizophrenie verbunden waren (Kety et al. 1971; Parnas et al. 1982; Kendler et al. 1981, 1984). In diese Richtung wiesen auch eigene Ergebnisse an einem Heidelberger Kollektiv von Borderline-Fällen, die sich zwar symptomatologisch mit geeigneten Untersuchungsinstrumenten von anderen Persönlichkeitsanomalien abgrenzen ließen, doch bestanden sowohl im Querschnitt wie im Verlauf enge Beziehungen zur Schizophrenie (Saß u. Koehler 1982 b, 1983 a).

Das Motiv für die unterschiedliche Einordnung der subaffektiven und der subschizophrenen Störungen mag in psychiatriegeschichtlichen Entwicklungen liegen, die gelegentlich mit dem Schlagwort des „Neo-Kraepelinismus" umrissen werden. In den USA erfolgt seit etwa 15 Jahren eine starke Einengung des früher weiten, an Bleuler orientierten Schizophreniekonzeptes, was kompensatorisch zu einer für europäische Psychiater zuweilen erstaunlichen Ausweitung des affektiven Bereiches geführt hat (Pope u. Lipinski 1978). Die Hereinnahme der subaffektiven Verfassungen in die affektiven Erkrankungen der Achse 1 und die Ausgliederung der subschizophrenen Bilder zu den Persönlichkeitsstörungen auf Achse 2 entspricht dieser Linie. Genau entgegengesetzt ist die Lösung bei K. Schneider (vgl. Tab. 1). Er kennt zwar Psychopathen mit affektiven Auslenkungen, doch fehlt eine Kategorie für schizoide oder schizotypische Persönlichkeiten. Manche der im DSM-III als schizoid und die meisten der als schizotypisch diagnostizierten Persönlichkeiten würden in der deutschen Psychiatrie wahrscheinlich als Verdachtsfälle für prodromale oder residuale Zustände der Schizophrenie gelten.

Ein besonders schwieriges Gebiet der Persönlichkeitsstörungen stellen die Borderline-Syndrome dar, die vor allem durch die Vermischung phänomenologisch-deskriptiver und psychoanalytischer Konzepte gekennzeichnet sind. Die nur im historischen Ablauf verständliche Entwicklung dieses Gebietes wurde anderenorts detaillierter dargestellt (Saß u. Koehler 1983 b; Saß 1986). Bei den Vorarbeiten für das DSM-III gelang es, das heterogene Feld der Borderline-Syndrome aufzuteilen in eine emotional instabile bzw. Borderline-Persönlichkeitsstörung auf der einen Seite und in eine Borderline-Schizophrenie bzw. schizotypische Persönlichkeitsstörung auf der anderen Seite (Spitzer u. Endicott 1979 b). Allerdings besteht zwischen beiden Störungen eine erhebliche diagnostische Überlappung, auch sind wichtige psychostrukturelle Merkmale der Borderline-Persönlichkeitsorganisation im psychoanalytischen Verständnis beiden Formen gemeinsam. In der Typologie nach K. Schneider dürfte die vor allem durch emotionale Instabilität und Impulsivität gekennzeichnete Borderline-Persönlichkeitsstörung am ehesten manchen der stimmungslabilen Psychopathen entsprechen.

Beim Vergleich der deutschsprachigen Psychopathielehren mit dem DSM-III fällt neben den Unterschieden im Schizoidie- und im Borderline-Bereich vor allem das Fehlen einer asthenischen Persönlichkeitsstörung auf, dies im Gegensatz zur ICD-9 und zum DSM-II. Nachfolgekategorien können in der dependenten Persönlichkeitsstörung und in manchen atypischen affektiven Syndromen gesehen werden. Offensichtlich sind asthenische Bilder im Rahmen psychischer Störungen so heterogen und ubiquitär (vgl. Saß u. Koehler 1985), daß aus Gründen klassifikatorischer Klarheit der Verzicht auf eine umschriebene Kategorie im Sinne K. Schneiders naheliegend erscheint. Aus klinischer Sicht allerdings wird man auf eine entsprechende diagnostische Gruppierung zunächst nur schwer verzichten können, da asthenische Syndrome im Alltag häufig diagnostiziert werden (vgl. Andrews et al. 1978).

Einige weitere Persönlichkeitsstörungen im DSM-III, die weder in den deutschsprachigen Typologien noch im ICD-9 enthalten sind, beruhen auf Konzepten der Psychoanalyse oder speziellen Persönlichkeitsmodellen. Besonders einflußreich waren die

Auffassungen über Persönlichkeitszüge als „coping-patterns" bei Millon (1969, 1981), der eine biosoziale Lerntheorie zur Grundlage seiner Persönlichkeitslehre gemacht hat. Ihre Bedeutung für eine allgemein anerkannte Klassifikation der Persönlichkeits-störungen ist umstritten (Gunderson 1983; Kernberg 1984). Zu den am stärksten kriti-sierten Formen zählen die narzißtische, die hypersensitive, die passiv-aggressive und die dependente Persönlichkeitsstörung.

Eine Sonderstellung nimmt allein schon wegen der ungewöhnlichen Explizitheit der Kriterien, aber auch wegen der guten Absicherung durch empirische Ergebnisse die antisoziale Persönlichkeitsstörung ein. Sie wird im DSM-III vorwiegend durch soziale Devianz definiert, ohne daß symptomatologische Kriterien im engeren Sinne formuliert sind. Dies wirft das schon wiederholt angedeutete Problem auf, daß keine Differenzierung zwischen psychopathologischen Persönlichkeitsmerkmalen und disso-zialen Verhaltensweisen erfolgt. Wegen ihrer grundsätzlichen Bedeutung wird diese Frage in Kap. 4 gesondert diskutiert.

3.4 Erklärende Modelle

3.4.1 Vorbemerkung

In den Annahmen über die Entstehung der Persönlichkeitsstörungen mischen sich unterschiedliche theoretische Grundpositionen mit intuitiven Eindrücken, klinischen Beobachtungen und empirischen Untersuchungsergebnissen. Nach Lewis (1974) sind keine wesentlichen Fortschritte zu erwarten, solange nicht neue Erkenntnisse über die genetischen Verhältnisse, die psychopathologischen Zusammenhänge und die neuro-pathologischen Prozesse gewonnen werden. Im angloamerikanischen Sprachraum wurden in den letzten Jahren intensive Untersuchungen durchgeführt, die dem Ziel der Erklärung psychopathischer Erscheinungsweisen dienen. Bei diesen vorwiegend naturwissenschaftlich orientierten, zuweilen auch psychosozialen Ansätzen werden allerdings in erster Linie die antisozialen Persönlichkeitsstörungen und kriminellen Psychopathen erfaßt. Aus der großen Zahl von Forschungen sollen einige Hauptrich-tungen dargestellt werden. Eingehende Übersichten finden sich bei Reid (1978), Hare u. Schalling (1978), McCord (1982) und Blackburn (1983).

3.4.2 Das genetische Modell

Beginnend mit Lombrosos Auffassungen vom geborenen Verbrecher war es über die in Frankreich entstandenen Degenerations- und Konstitutionslehren schließlich vor allem in Deutschland zur Ausbildung einer kriminalbiologischen Forschungsrichtung gekommen, deren Popularisierung zu einer problematischen Verquickung mit sozial-darwinistischem und rassentheoretischem Gedankengut führte. Die Gegenbewegung nach dem Zweiten Weltkrieg brachte ein Überwiegen soziogenetischer Theorien für die Erklärung abweichenden Verhaltens, wobei nun konstitutionelle und genetische Faktoren weitgehend vernachlässigt wurden. Inzwischen sind ideologische Einseitigkeiten zum größten Teil überwunden. Die Beteiligung hereditärer Faktoren an der Entwicklung der normalen Persönlichkeit wie bei der Ausbildung von Persönlichkeitsstörungen einschließlich antisozialer Formen ist durch zahlreiche Arbeiten gesichert (vgl. Diebold 1969; Crowe 1975; Guze 1976; Eysenck 1977; Mednick u. Hutchings 1978; Cloninger et al. 1978; Zerbin-Rüdin 1980, 1985 a, b).

Angesichts der Interaktion zwischen Genotypus und Milieu gilt das Hauptinteresse solchen Versuchsanordnungen und Modellen, mit denen der Faktor der genetischen Ausstattung vom Faktor der Umgebungseinflüsse getrennt werden kann. Hier haben sich Zwillings- und Adoptionsstudien als fruchtbar erwiesen. Vorbild für die Zwillingsuntersuchungen im Bereich von Persönlichkeitsstörungen und Dissozialität war die Monographie von Lange (1929). Faßt man die seither vorgelegten großen Zwillingsuntersuchungen zusammen, so liegt die Konkordanzrate für Delinquenz bei monozygoten Zwillingen stets mindestens doppelt so hoch wie die für dizygote Paare. In der Übersicht von Eysenck u. Eysenck (1978) ergaben sich sogar Konkordanzraten von 75 % versus 13 %. Sicher ist die Kombination von Ergebnissen unterschiedlicher Studien methodologisch schwierig, doch zeigen die vorliegenden Untersuchungen einen klaren Trend, der sich auch bei Anwendung differenzierterer Methodik bestätigt hat (Cloninger et al. 1978).

Studien an adoptierten Kindern besitzen gegenüber Zwillingsuntersuchungen den Vorteil einer besseren Kontrolle des Faktors „Umgebungseinfluß". In den großen dänischen Adoptionsstudien, die sich auf hervorragende Melderegister stützen, konnte die Häufigkeit von Psychosen, allgemeinen Persönlichkeitsstörungen und antisozialer Psychopathie untersucht werden (Schulsinger 1972). Dabei fanden sich unter den biologischen Verwandten von 57 psychopathischen Adoptierten deutlich mehr psychische Störungen, vor allem aber mehr Psychopathien als bei den Adoptionsverwandten. Hinsichtlich der Väter zeigten sich die interessantesten Ergebnisse. Die biologischen Väter der Psychopathen wiesen 5mal so oft Störungen aus dem psychopathischen Spektrum auf wie die Adoptivväter der Psychopathen oder die biologischen Väter der Kontrollgruppe. In einer zweiten Adoptionsstudie am dänischen Material wurden männliche Kriminelle und eine Gruppe von Kontrollprobanden verglichen, die sämtlich kurz nach der Geburt adoptiert worden waren (Hutchings u. Mednick 1974; Mednick et al. 1984). Dabei lag die Kriminalitätsrate bei den biologischen Vätern der kriminell gewordenen Adoptierten am höchsten. Andererseits stieg die Kriminalitätsrate der Adoptierten noch einmal an, wenn zusätzlich zum biologischen Vater auch der Adoptivvater kriminell gewesen war. Hierin dürfte sich ein umgebungsbedingter kriminogener Faktor manifestieren. Eine dritte wichtige Studie untersuchte adoptierte Kinder von weiblichen Insassen einer Besserungseinrichtung (Crowe 1984). Beim Vergleich mit Kontrollen zeigte sich ebenfalls ein deutlicher genetischer Einfluß, wobei interessanterweise auch die Art der Kriminalität zwischen den biologischen Müttern und Kindern ähnlich war.

Über die genetischen Beziehungen zwischen einzelnen Typen von Persönlichkeitsstörungen liegt eine Reihe von Familienuntersuchungen vor. Danach bestehen enge genetische und psychosoziale Zusammenhänge zwischen vier Ausprägungsformen sozialer Auffälligkeit, nämlich Alkoholismus, antisoziale Persönlichkeitsstörung, Kriminalität und Hysterie (Schuckit 1973; Bohmann 1978; Cadoret 1978; Spalt 1980; Chodoff 1982; Lewis 1984; Cadoret et al. 1985). Mit Hilfe eines interessanten multifaktoriellen Modelles für die Vererbung dieses Spektrums dissozialer Verhaltensweisen, bei dem sowohl die genetischen wie die milieubedingten Faktoren berücksichtigt wurden, ließen sich empirisch unterschiedliche Schwellenhöhen für die Manifestierung soziopathischen, hysterischen und kriminellen Verhaltens bei Männern und Frauen feststellen. Danach tritt in belasteten Familien das soziopathische und kriminelle Verhalten bevorzugt bei Männern auf, hysterische Störungen und Somatisierungssyndrome dagegen eher bei Frauen (Cloninger u. Guze 1970; Cloninger et al. 1978).

Der Zusammenhang zwischen Alkoholismus und antisozialer Persönlichkeitsstörung verdient besonderes Interesse, da beide Formen gestörten Verhaltens, vor allem wenn sie in Kombination vorliegen, zu erheblichen gesellschaftlichen Problemen führen. Viele Untersuchungen haben gezeigt, daß die Prävalenz des Alkoholismus bei Probanden mit antisozialer Persönlichkeitsstörung deutlich erhöht ist. In Adoptionsstudien fanden Cloninger et al. (1981), daß Alkoholiker mit massiver väterlicher Kriminalität ein höheres Risiko für Alkoholismus an die Söhne übermitteln als Alkoholiker mit geringer elterlicher Kriminalität. Robins (1978) ermittelte eine positive Korrelation zwischen dem Auftreten kindlicher Verhaltensprobleme und der Entwicklung von Alkoholismus, Drogenmißbrauch und antisozialem Verhalten beim Erwachsenen. Erhebliche Überlappungen zwischen diesen Bereichen ergaben sich auch in den Untersuchungen von Guze (1976). Darüber hinaus stellten u. a. Winokur et al. (1970) sowie van Valkenburg et al. (1983) auch Beziehungen der genannten Störungen zu den affektiven Erkrankungen fest.

Insgesamt liegen somit zahlreiche Befunde und Hypothesen vor, die ein Spektrum aus antisozialen und kriminellen Verhaltensweisen sowie Drogen- und Alkoholabusus auf seiten der männlichen Probanden umfassen. Gleichzeitig findet sich in den betroffenen Familien bei den Frauen eine geringere kriminelle Manifestation, doch bieten sie vermehrt histrionische Bilder und Somatisierungssyndrome. Trotz aller Hinweise auf familiäre Belastungen bleibt aber festzustellen, daß die Autoren der meisten Studien der Auffassung sind, der überwiegende Teil der Varianz werde durch andere als genetische Einflußfaktoren bedingt.

3.4.3 Das hirnorganische Modell

Die erscheinungsbildlichen Ähnlichkeiten zwischen Verhaltensstörungen bei objektivierbarer Hirnschädigung und bei psychopathischen Auffälligkeiten haben immer wieder die Hypothese einer organischen Fundierung der abnormen Persönlichkeiten gestützt. Dieser Fragenkomplex spielt eine besondere Rolle in den kinder- und jugendpsychiatrischen Forschungen über frühkindliche Hirnschädigung, minimale zerebrale Dysfunktion und das Syndrom des hyperaktiven Kindes. Bei diesen Störungen liegen Schwächen auf dem Gebiet der affektiven Ausgeglichenheit, des Gedächtnisses und der Wahrnehmung vor, die zu einer verzögerten oder fehlerhaften sozialen Entwicklung und häufig zu verschiedenen antisozialen Verhaltensweisen führen. Zwischen dem infantilen psychoorganischen Syndrom und der Kriminalität bestehen enge Beziehungen, vor allem in Kombination mit ungünstigen Milieubedingungen und erzieherischer Insuffizienz der Eltern (Corboz 1979). In Untersuchungen von Robins (1966) und Satterfield (1978) erwies sich das kindliche Hyperaktivitätssyndrom als Vorläufer antisozialen und kriminellen Verhaltens bei Erwachsenen.

Von Lempp (1978) wird unterschieden in die primären Folgen des psychoorganischen Syndromes, die zu charakteristischem Fehlverhalten führen, während andererseits auf dem Boden des psychoorganischen Syndromes sekundäre Neurotisierungen entstehen können, mit denen die emotionellen Voraussetzungen für Beziehungsstörungen, Fehlverhaltensweisen und Dissozialität geschaffen sind. Vor allem bei kindlichen Stirnhirnschädigungen entwickeln sich Wesensänderungen, die zur Kriminalität disponieren, etwa Reizbarkeit, Streitsucht, Neigung zu Wutausbrüchen. Die Heranwachsenden bleiben in der Persönlichkeitsreife zurück, zeigen ein Unvermögen zu eigener Zielsetzung und Mangel an sozialem Einfühlungsvermögen, wobei diese Symptome gelegentlich als alterstypisches Pubertätsverhalten verkannt werden (Kleinpeter 1979).

In der angloamerikanischen Forschung finden die Beziehungen zwischen Untergruppen der aggressiven, antisozialen Psychopathen zu neurologisch verifizierbaren Störungen große Beachtung. Monroe (1978) hat ein „organic dyscontrol syndrom" näher nach Gesichtspunkten wie Ansprechen auf Medikamente oder spezifische neurologische Schädigung differenziert. Fast alle klinischen Merkmale der antisozialen Persönlichkeit im angloamerikanischen Sinne lassen sich auch bei Patienten mit unterschiedlichen Hirnerkrankungen feststellen. Neben dem Temporallappen und dem limbischen System (Peters 1969, 1983) spielen hirnlokalisatorisch der Mandelkern sowie hypothalamische Kerne als Sitz pathologischer Veränderungen eine besondere Rolle. Gorenstein u. Newman (1980) entwickelten in Analogie zu tierexperimentellen Befunden bei Septumläsionen das Modell einer „disinhibitorischen Psychopathologie". Ätiologisch werden unterschiedliche Ursachen wie Traumen, Entzündungen oder Gefäßprozesse diskutiert (Elliot 1978). Daneben erwägt dieser Autor die Hypothese, daß eine schädigungsbedingte Reifungshemmung zentralnervöser Formationen für die Psychopathie verantwortlich sein könnte, zumal viele psychopathische Verhaltensweisen infantile Züge tragen und mit zunehmendem Lebensalter an Intensität verlieren.

Auch die seit Jahrzehnten bekannten elektroenzephalographischen Auffälligkeiten bei Psychopathen (Hill u. Watterson 1942; Hill 1952) wurden als Stütze hirnorganischer Erklärungsversuche angesehen. Die am häufigsten beschriebenen EEG-Auffälligkeiten bestehen in frontalen Theta-Wellen, temporalen Dysrhythmien und in Hyperventilationsveränderungen (Monroe, 1978). Als hypothetische Ursachen werden vor allem okkulte Hirnschädigungen, vererbte Varianten der elektrischen Aktivität und Reifungsverzögerungen des Gehirns diskutiert. Systematische Untersuchungen an verhaltensgestörten Jugendlichen und erwachsenen Psychopathen wiesen in 20–40 % EEG-Auffälligkeiten auf, in vergleichbaren normalen Populationen dagegen nur in 5–15 % (Jung 1964). Interessant im Hinblick auf die Hypothese der Reifungsstörung sind neuere Studien, wonach die EEGs von aggressiven adulten Psychopathen vermehrt unreife Züge und deutliche Ähnlichkeit mit kindlichen EEGs aufwiesen (Surwillo 1980). Allerdings sind viele der bisherigen EEG-Studien wegen der Unterschiede in der Zusammensetzung der Psychopathenstichproben nur schwer vergleichbar, hinzu tritt die mangelhafte Standardisierung der meist visuellen Auswertung. Deswegen kommt Syndulko (1978) bei kritischer Abwägung zu dem Ergebnis, daß die EEG-Abweichungen noch recht unspezifisch erscheinen und nur bei einer kleinen Untergruppe antisozialer Psychopathen gesichert sind.

3.4.4 Kortikale Erregung, Reizsuche und Lernen

Große Beachtung findet eine Reihe empirischer Befunde und Hypothesen, die sich zu einem interessanten Erklärungsmodell für die Psychopathie im angloamerikanischen Sinne zusammenfügen lassen. Psychophysiologische Untersuchungen sprechen für ein erniedrigtes Niveau kortikaler autonomer Erregung bei Psychopathen (Quay 1965; Hare 1970). Hierfür lassen sich 3 Aktivierungs- und Steuerungssysteme verantwortlich machen (Fowles 1980). Mit dem relativen kortikalen Erregungsmangel wird ein Bedürfnis nach sensorischen Reizen und Stimulierung in Verbindung gebracht (Quay 1965). Tatsächlich bieten viele Psychopathen ein besonders lebhaftes, riskantes Verhalten, das sich mit einem speziellen Untersuchungsinstrument verifizieren läßt, der „sensation-seeking-scale" (Zuckerman 1975). Der Persönlichkeitszug vermehrter Reizsuche soll vorwiegend genetisch bedingt sein (Fulker et al. 1980).

Eine weitere Gruppe von Befunden charakterisiert ein besonderes Lernverhalten bei Psychopathen. In differenzierten psychologischen Versuchsanordnungen ließ sich wiederholt zeigen, daß antisoziale Persönlichkeiten schlechtere Leistungen beim passiven Vermeidungslernen nach Strafreizen erbringen, ein Befund, der sich nach Stimulierung mit Adrenalin besserte (Lykken 1957; Schachter u. Latané 1964; Schmauk 1970). Daraus wurde gefolgert, daß diejenigen Aktivierungssysteme vermindert wirksam werden, die für die Verhaltenssteuerung und das Erlernen von passivem Vermeidungsverhalten zuständig sind. In die gleiche Richtung lassen sich Befunde interpretieren, daß Psychopathen niedrigere Angstwerte und geringere Arousal-Reaktionen bei Streß zeigen (Eysenck 1977; Hare 1970). Hinzu kommen schließlich elektrophysiologische Befunde über eine autonome Hyporeaktivität, z. B. bei Messung der elektrodermalen Hautreaktionen (Hare 1978; Raine u. Venables 1984). Die psychopathologische Unterscheidung zwischen primärer und sekundärer Psychopathie ließ sich durch die Ergebnisse der „sensation-seeking-scale" und eines Teiles der neurophysiologischen Untersuchungen partiell bestätigen (Hare 1970; Blackburn 1975, 1978, 1980, 1983; Fagan u. Lira 1980).

Zusammengefaßt führen die Befunde der genannten Autoren zur Hypothese, daß es sich beim sog. primären Psychopathen um einen kortikal untererregten Menschen mit einer erniedrigten autonomen Antwort handle, der reizhungrig sowie vermindert ängstlich ist und gefährliches Verhalten leichter riskiert, während er durch geringere Sensibilität für Strafreize eine verminderte Fähigkeit zum konditionierten Lernen durch Erfahrung aufweist. Beim sekundären Psychopathen dagegen wird eine erhöhte Angst als Folge von Frustrationen und inneren Konflikten angenommen, wobei sensorische Reize von außen eher zu einer Steigerung der Erregung führen. Bei diesen Personen wird das antisoziale Verhalten als eine wenig effektive, selbstschädigende Maßnahme angesehen, mit der versucht wird, innere Konflikte zu verringern.

Gegen die z. T. kühnen Erklärungsmodelle ist allerdings mit Blackburn (1983) darauf hinzuweisen, daß unabhängig von psychophysiologischen Besonderheiten vor allem die Motivation des Psychopathen für sein abweichendes Verhalten Aufmerksamkeit verdient. Neben einer reduzierten Fähigkeit, das Vermeiden von Strafe zu erlernen, liegen offenbar zusätzliche aktive Eigenschaften vor, etwa Impulsivität und eine Neigung zu manchen eigenartigen, brutalen Verhaltensweisen. Ginge es allein um eine Schwäche im Vermeidungslernen, so Blackburn, dann blieben z. B. die sadistischen Gewalttaten von Psychopathen unerklärt oder müßten gar auf ein menschliches

Bedürfnis zurückgeführt werden, das allgemein vorhanden ist und seine Aktualisierung beim Psychopathen nur der dort verringerten Konditionierbarkeit verdankt. Neben den psychophysiologischen Parametern scheint es m. E. erforderlich, die zentralen Entscheidungsvorgänge und die Ebene der motivierten Verhaltensweisen stärker zu berücksichtigen. Hier spielen die biographisch entstandenen Strukturelemente mit Intentionen, Wertgefüge, Selbstkonzepten und Gewissensfunktionen eine wichtige Rolle (vgl. Kap. 7).

3.4.5 Psychosoziale Erklärungsmodelle

Im Unterschied zu den stärker biologisch fundierten Auffassungen der Degenerations- und Konstitutionslehren, der genetischen, der hirnorganischen und der psychophysiologischen Erklärungsansätze für Psychopathie gibt es eine umfangreiche, vor allem in psychoanalytischen und soziologischen Schriften vertretene Tradition, wonach Persönlichkeitseigenschaften und Verhaltensstörungen weitgehend auf psychosoziale Entwicklungsbedingungen zurückgeführt werden. Ergänzend zu den hier vorgestellten tiefenpsychologischen und soziologischen Ansätzen sei für die psychoanalytische Literatur über neurotische Persönlichkeitsstörungen auf Hoffmann (1979, 1986) und für die psychologisch-soziologische Verwahrlosungsforschung auf Hartmann (1977) sowie Rauchfleisch (1981) hingewiesen.

Ausgehend von psychoanalytischen Theorien zur Persönlichkeitsentwicklung und zu Traumatisierungen durch ungünstige psychosoziale Einflüsse sind zahlreiche Studien durchgeführt worden, die einen Zusammenhang zwischen kindlichen Milieubedingungen und der Ausbildung psychischer Störungen zeigen. Wegweisend waren die Untersuchungen von Spitz (1946) und Bowlby (1951) über kindliche Entwicklungsstörungen durch fehlende elterliche Zuwendung oder unter dem Einfluß gemütskalter Mütter. So ist beispielsweise der negative Einfluß des Aufwachsens als Heim- oder Pflegekinder auf die psychische Entwicklung vielfach belegt (Dührssen 1974). In den Studien von Glueck u. Glueck (1957, 1959, 1963), McCord u. McCord (1964), McCord (1982) sowie Robins (1966, 1978, 1979), wurden die ungünstigen Auswirkungen gestörter emotionaler Beziehungen, Familienverhältnisse und Milieubedingungen als Vorläufer antisozialer Persönlichkeitsmerkmale bestätigt. Angesichts der Stabilität der in der Kindheit beginnenden antisozialen Verhaltensweisen wies Robins auf die Notwendigkeit hin, beim Auftreten solcher Störungen sehr früh geeignete Interventionsversuche zu unternehmen, um die Verhaltensprognose zu bessern. Dies betrifft nicht nur die Zukunft der betroffenen Kinder, sondern auch die der nachfolgenden Generation, denn Robins konnte zeigen, daß die Muster kindlicher dissozialer Verhaltensweisen von einer Generation zur nächsten weitergegeben werden.

In der orthodoxen psychoanalytischen Lehre wurde eine entscheidende Wurzel dissozialen Verhaltens in unbewußten Schuldgefühlen und Selbstbestrafungstendenzen gesehen (Freud 1915). Später nahm Alexander (1928) an, der größte Teil aller Kriminellen werde sich als neurotischer Charakter entlarven, während der reine Kriminelle eine theoretische Konstruktion darstelle. Ähnliche psychogenetische Hypothesen für die Entstehung antisozialer Tendenzen enthalten die Auffassungen Reichs (1925) vom triebhaften Charakter und Fenichels (1945) vom Impulsneurotiker. Parin (1961) beschreibt die Psychopathen als Menschen, die auf eine unmittelbare Befriedigung ihrer Triebbedürfnisse ausgehen und deshalb häufig antisozial werden.

Manche gegenwärtigen psychoanalytischen Autoren sehen die Ursachen für dissoziale Verhaltensweisen in einer festen zeitlichen Korrelation mit Störungen der psychischen Entwicklung (Toman 1983). Dabei werden spezifischen Traumatisierungsphasen bestimmte Formen von Dissozialität und psychopathischen Eigenschaften zugewiesen, etwa traumatischen Erfahrungen im ersten Lebensjahr die Rauschgiftsucht und die Entwicklungspsychopathie, wie sie bei schweren Fällen von Kriminalität vorkomme. Störungen im 2. und 3. Lebensjahr sollen zu langfristigen psychischen Folgen führen, die für Betrug und Eigentumsdelikte aller Art, vom einfachen Diebstahl bis zur suchtartigen Kleptomanie und politischen Betrügereien, verantwortlich sind. Ferner zählt Toman hierher Morddelikte aus Rache und Eifersucht, Perversionen wie Masochismus und Sadismus, wiederholte aggressive Verkehrsvergehen und Gewalttätigkeit im menschlichen Umgang überhaupt. Ungünstige Einflüsse im 4. und 5. Lebensjahr werden als Ursache angesehen für gehemmte Formen der Sexualität, eine Vielzahl von Perversionen, Vergewaltigungen und für Gewaltakte in Verbindung mit sexuellen Befriedigungen bis hin zum Mord des Sexualobjektes.

Die psychoanalytisch inspirierten psychosozialen Erklärungsmodelle für Dissozialität mögen zuweilen spekulativ erscheinen, doch haben sie zu teilweise bemerkenswerten praktischen Entwicklungen angeregt. Im Gefolge Aichhorns (1925), der psychoanalytische Konzepte erfolgreich bei der psychagogischen Erziehung verwahrloster Jugendlicher einsetzte, hat sich in der liberalen Tradition Hollands eine analytisch orientierte Soziotherapie bei Dissozialen entwickelt. Ihr Protagonist Goudsmit (1962/63) kritisierte den Psychopathiebegriff und schlug statt dessen die Bezeichnung des „dissozialen Syndromes" vor, die kein einheitliches Krankheitsbild, sondern den Zug mißlungener sozialer Anpassung meine, der bei all diesen Patienten vorhanden sei. Ähnlich sah Hustinx (1976) recht global die meisten Straftaten als Ausfluß von Beziehungsstörungen an.

Besonders intensiv hat sich aus psychoanalytischer Sicht Rauchfleisch (1981) mit Problemen antisozialen Verhaltens auseinandergesetzt. Er definiert Dissozialität als Oberbegriff für Persönlichkeiten, die sich durch fortgesetztes und allgemeines Sozialversagen auszeichnen. Das wesentliche Strukturmerkmal der Dissozialität wird in einem „depressiv-narzißtischen Kernkonflikt auf der Grundlage einer Borderline-Organisation mit Strukturpathologie in Ich und Über-Ich" gesehen. Die zunächst soziologische Definition der Dissozialität wird also von Rauchfleisch ergänzt durch weitgehende pathogenetische Hypothesen, die bis zu pränatalen Störfaktoren im Sinne eines „intrauterinen Hospitalismus" reichen.

Deutlich gesellschaftspolitisch und ideologisch unterlegt sind schließlich die psychosozialen Verstehensansätze und Handlungsanweisungen, die sich aus der Beschreibung eines Therapiekonzeptes am Frankfurter Institut für Psychoanalytische Soziotherapie und Kriminalsoziologie ergeben (Cornel 1985). Der von Goutsmit entlehnte Begriff des dissozialen Syndromes gilt nun als „psychosoziale Diagnose", die mit der „klinisch-diagnostischen Annahme" begründet wird, daß emotionale und pädagogische Vernachlässigungen in früher Kindheit generelle Störungen der sozialen und emotionalen Belastungsfähigkeit mit sich bringen, die in problematischen Situationen immer wieder zum Rückfall führen. Mit ähnlichen psychogenetischen und soziogenetischen Implikationen wurde in der Kinder- und Jugendpsychiatrie der Begriff der

„Soziose" als ein „eigenes soziales Krankheitsbild" mit „pathologischen sozialen Interaktionen" beschrieben (Hellbrügge 1981).

Insgesamt zeigen die unterschiedlichen Erklärungsansätze, die sich von der molekularbiologischen Ebene der Genetik über die neurophysiologischen Befunde bis hin zu komplexen Systemen sozialer Interaktion erstrecken, eine Fülle nur schwer zu integrierender Aspekte. Die Heterogenität der unter den Oberbegriffen Psychopathie bzw. Persönlichkeitsstörungen zusammengefaßten Befunde und Konzepte legt Forschungsstrategien nahe, die eine Aufteilung des Untersuchungsfeldes durch geeignete Subtypisierung anstreben. Wahrscheinlich sind nur für kleinere Gruppen bestimmter Formen von Persönlichkeitsstörungen verläßliche diagnostische Aussagen, übereinstimmende biologische Befunde, Vorhersagen des Ausganges und geeignete Behandlungsmaßnahmen zu erreichen.

4 Persönlichkeitsstörungen und Dissozialität

4.1 Vorbemerkung

In das Zentrum der gewählten Problemstellung führen die Begriffe „Psychopathie"
und „Dissozialität". Die bisherige Diskussion hat gezeigt, daß im neurotisch-psychopathischen Übergangsbereich einerseits klinische Syndrome mit mehr oder weniger
pathologisch gestörter Persönlichkeit enthalten sind, andererseits aber auch zahlreiche
Formen sozial abweichenden und delinquenten Verhaltens, über deren Zusammenhang mit Persönlichkeitsanomalien keine hinreichende Klarheit besteht. Folglich werden die in diesem Feld gängigen Bezeichnungen, vor allem aber der Ausdruck „Psychopath", gleichermaßen im medizinischen Kontext wie in Institutionen für dissoziale
Menschen verwendet, z. B. in Asylen oder Gefängnissen, schließlich aber auch – mit
besonders abwertendem Beiklang – im täglichen Leben. Als Lippenbekenntnis wurde
immer wieder die Notwendigkeit der Differenzierung betont, und viele haben wie K.
Schneider darauf hingewiesen, daß nicht alle Psychopathen kriminell und nicht alle
Kriminellen Psychopathen seien. Dennoch war es kaum vermeidbar, daß sich in die
Konzeptualisierungen abnormer Persönlichkeiten, auch wenn sie in die psychiatrische
Krankheitslehre eingebettet und dezidiert als wertfrei bezeichnet waren, stets die Züge
des sozial auffälligen, störenden Verhaltens einschlichen.

4.2 Die Verquickungen zwischen Psychopathie und Dissozialität

Die Tendenz zur Verquickung von sozialer Devianz und pathologischen Störungen
konnte bereits bei Pinel, Rush und Prichard aufgezeigt werden, sie dauert bis in die
Gegenwart an. Moralisch-ethische, anthropologische, verfrühte ätiopathogenetische
und ideologische Implikationen standen der voraussetzungslosen Beschreibung der
Naturgeschichte abnormer Persönlichkeiten stets im Wege. Die ursprünglich in der
Emotionalität gesehenen Besonderheiten der „moral insanity" wurden in der Konzeption des moralischen Schwachsinnes umgemünzt in eine sittlich verwerfliche Neigung
zur Delinquenz. Folgerichtig traten in den Degenerations- und Konstitutionslehren
sowie stärker noch in den kriminalbiologischen Richtungen zu Beginn dieses Jahrhunderts anthropologisch wertende und schließlich gesellschaftspolitische Zielsetzungen
in den Vordergrund. Solche Tendenzen gehen schon aus den Titeln vieler Monographien dieser Zeit hervor (Tabelle 2).

Tabelle 2. Beispiele für die konzeptionellen Verflechtungen zwischen Psychopathie und Dissozialität in der kriminalbiologischen Aera

1876	Lombroso	L'uomo delinquente
1896	E. Bleuler	Der geborene Verbrecher
1912	Homburger	Lebensschicksale geisteskranker Verbrecher
1912	Gruhle	Die Ursachen jugendlicher Verwahrlosung und Kriminalität
1914	Birnbaum	Die psychopathischen Verbrecher
1921	K. Schneider	Schicksal eingeschriebener Prostituierter
1929	Lange	Verbrechen als Schicksal
1935	von Baeyer	Zur Genealogie psychopathischer Schwindler und Lügner
1935	Stumpfl	Erbanlage und Verbrechen. Charakterologische und psychiatrische Sippenuntersuchung
1936	Kranz	Lebensschicksale krimineller Zwillinge
1936	Stumpfl	Die Ursprünge des Verbrechens, dargestellt am Leben von Zwillingen

Auch Kraepelin, dessen Aufteilung der Psychosen für die psychiatrische Systematik dieses Jahrhunderts wegweisend wurde, hat keine ähnlich klare Lösung für den zwischen Gesundheit und Krankheit gelegenen Bereich abnormer Persönlichkeit gefunden. Seine von der Entartungslehre bestimmte Auffassung der Psychopathen betont Elemente des Versagens und der gesellschaftlichen Schädlichkeit. An einer Differenzierung zwischen den soziologischen und psychopathologischen Aspekten war Kraepelin wenig gelegen, vielmehr wies er auf die erheblichen Überschneidungen hin, etwa wenn er von den Haltlosen sagte, daß viele in den „Sumpf der gewohnheitsmäßigen Verbrecher absinken", oder wenn er feststellte, die Hauptmasse der Psychopathen befinde sich außerhalb der Klinik „unter den Verbummelten und Verkommenen, den verlorenen Söhnen und Töchtern, den kleinen Gewohnheitsverbrechern, Dieben, Einmietschwindlern, Zechprellern, Betrügern, Fälschern, Prostituierten, Bettlern und Landstreichern" (1909–1915).

Ähnlich hat Kurt Schneider (1950) trotz aller definitorischen Strenge keine Klarheit hinsichtlich des Problems erzielt, die psychopathologischen und die gesellschaftlichen Aspekte dissozialen Verhaltens zu differenzieren. Die Absicht, die soziologische Betrachtungsweise Kraepelins in eine möglichst wertfreie psychologisch-charakterologische umzuwandeln, war offenbar nur schwer durchzuhalten. Daher umfassen seine Psychopathen zwei recht andersartige Unterformen, und zwar diejenigen, die unter ihrer psychischen Abnormität leiden, und diejenigen, unter deren Abnormität die Gesellschaft leidet. Für die Erfassung des subjektiven Leidens ist eine wertfreie psychopathologische Einschätzung geeignet, doch mit dem gesellschaftlichen Stören wird nun ein wertendes soziologisches Kriterium eingeführt. Die Unterschiedlichkeit dieser Betrachtungsebenen überbrückt K. Schneider einfach durch die Konjunktion „oder". Im Gefolge dieser Definition werden unter den Psychopathen die beiden Gruppen der Leidenden oder Störenden unterschieden, doch weist K. Schneider zu Recht darauf hin, daß es viele an sich leidende Psychopathen gäbe, die gelegentlich stören, während viele Störende an sich leiden.

Sicherlich haben die erheblichen Abgrenzungsschwierigkeiten im Bereich von Psychopathie und Dissozialität ihre Hauptursache in der Art des Untersuchungsgegenstandes. Dennoch ist festzuhalten, daß die Psychopathielehre K. Schneiders insofern einen konzeptionellen Bruch enthält, als psychopathologische und soziologische Aspekte durchmischt werden. Mit dieser Lösung bleibt K. Schneider ganz bei der traditionellen Verquickung in den Auffassungen über abnorme Persönlichkeiten, damit aber auch bei der problematischen Kontamination des Psychopathiebegriffes mit dem Werturteil der Gesellschaftsschädlichkeit.

Am weitesten geht die Vermischung psychopathologischer und soziologischer Aspekte in den psychosozialen Konzepten der Persönlichkeitsstörungen. Wie wir in Abschn. 3.4.5 gesehen haben, wird dort die Dissozialität zum Symptom einer psychoanalytisch verstandenen Charakterpathologie reduziert, deren Ursachen in schädlichen biographischen und gesellschaftlichen Einflüssen gesehen werden. Treffender als mit dem zitierten „Krankheitsbild" einer „Soziose" läßt sich die hier gemeinte Begriffsdiffusion im Bereich von Persönlichkeitsstörungen und Dissozialität nicht charakterisieren.

4.3 Eigene Aufgabenstellung

Wenn in Psychiatrie, Psychoanalyse und Psychotherapie die Konzepte neurotisch-psychopathischer Persönlichkeitsstörungen nicht genügend von Dissozialität, Devianz und Delinquenz getrennt werden, so begünstigt dies einen Trend, mehr und mehr Formen sozial abweichenden Verhaltens in die Kompetenz der Psychiatrie oder anderer psychosozialer Institutionen zu geben. Folgerichtig wurden dort seit je diagnostische Kriterien für auffällige Verhaltensweisen vorgehalten, zunächst unter den Begriffen des zirkumskripten Irreseins, später dann der Monomanien. Heute wird von psychosozialen Syndromen, von Impulsstörungen, pathologischem Spielen oder Anpassungsstörungen gesprochen, wie einige Kategorien des DSM-III lauten.

Die Kehrseite dieser zunehmenden Pathologisierung von Erscheinungsformen sozialer Abweichung wird am deutlichsten in totalitären Systemen sichtbar, wo politischen, gesellschaftlichen oder kulturellen Dissidenten über ihre Außenseiterrolle hinaus gern das Etikett einer pathologischen Abweichung gegeben wird. Hier wie dort bleibt kritisch zu prüfen, ob die soziale Devianz eine Fundierung in psychischen Anomalien erkennen läßt. Dabei kann die Neigung zu ungewöhnlichen Verhaltensweisen allein nicht zum ausreichenden Beleg für eine geistig-seelische Störung werden, vielmehr erscheint es notwendig, daß eine erkennbare Beziehung zum Erfahrungswissen über psychopathologische Veränderungen des Persönlichkeitsgefüges vorliegt. Paradigmatisch für dieses Problem steht die diagnostische Entität einer antisozialen Persönlichkeitsstörung, die im neueren Schrifttum unter Vernachlässigung psychopathologischer Gesichtspunkte vorwiegend durch einen Katalog dissozialer Verhaltensweisen definiert wird.

Notwendig erscheint statt dessen eine klare konzeptionelle Trennung und eine differentielle Erfassung der Erscheinungen von Dissozialität, abnormer Persönlichkeit und Krankheit. Anderenfalls droht eine Äquivokation von Krankheit und abnormer Persönlichkeit, aber auch von abnormer Persönlichkeit und Dissozialität. In letzter Konsequenz führen solche gedanklichen Unschärfen schließlich zur Vermischung der Konzepte von Delinquenz und Krankheit, wie es am Ende des letzten Kapitels gezeigt wurde. Ziel der eigenen Überlegungen soll es dagegen sein, die Aspekte der Persönlichkeitsabnormität und der sozial störenden Verhaltensweisen zwar als Bestandteile eines vielfach verflochtenen Bedingungsgefüges, aber doch als zwei kategorial unterschiedliche Erscheinungsbereiche im psychischen und gesellschaftlichen Leben zu erfassen.

Im Rahmen dieser Aufgabenstellung unternimmt die vorliegende Studie den Versuch einer Differenzierung zwischen den Bereichen von Persönlichkeitsstörungen und Dissozialität. Ein erster Schritt besteht in der konzeptionellen und terminologischen Trennung zwischen zwei unterschiedlichen Merkmalsebenen. Einerseits finden sich im Bereich abnormer Persönlichkeit *psychopathologische Auffälligkeiten,* also Ausdrucks- und Erlebnissymptome sowie Disharmonien im Persönlichkeitsgefüge, die sich explorieren oder in der Interaktion beobachten lassen. Andererseits gibt es bei abnormen Persönlichkeiten und anderen Menschen Auffälligkeiten im *Sozialverhalten,* entweder in Form eines mehr pathischen Leistungsversagens oder als aktives Verletzen sozialer Normen. Diesen beiden Phänomenbereichen entsprechen zwei unterschiedliche Betrachtungsebenen, eine psychopathologische und eine soziologische. Dabei gehen die Ausprägungsgrade der auffälligen Erscheinungen auf beiden Ebenen fließend über in die Verhältnisse, wie sie bei normalen Personen und bei eindeutig krankhaften Zuständen vorliegen. Die Verteilungsform der Auffälligkeiten trägt also einen dimensionalen, nicht kategorialen Charakter.

Im folgenden sollen die beiden Merkmalsbereiche unterschieden werden als *psychopathische Dimension,* die mit psychopathologischer Methodik untersucht wird, und als *dissoziale Dimension,* bei der es um soziologisch zu erfassende Phänomene geht. Natürlich kann die Trennung der psychopathologischen von der soziologischen Ebene nur vorübergehend und mit einer gewissen Künstlichkeit erfolgen, da in der Realität beide Bereiche interagieren: Manche psychopathologisch zu fassenden Persönlichkeitseigenschaften disponieren zu bestimmten sozialen Verhaltensweisen, die ebenso wie die davon erzeugten Reaktionen wieder auf die subjektive Persönlichkeitsverfassung rückwirken. Insofern handelt es sich bei diesem Ansatz um eine vorläufige Isolierung von Perspektiven, um angesichts der Vielfalt der Erscheinungsformen und der drohenden konzeptuellen Diffusion einen Orientierungsrahmen zu schaffen.

Bei der für notwendig gehaltenen differenzierenden Analyse abnormer Persönlichkeiten in Hinblick auf die Dimensionen der Dissozialität und der psychopathischen Auffälligkeiten bereitet die Erfassung des abweichenden Sozialverhaltens wenig theoretische und praktische Schwierigkeiten. Hier besteht im wesentlichen nur eine Dunkelfeldproblematik, die zu einer lückenhaften Registrierung der ansonsten klar zu definierenden Formen sozialer Devianz und Delinquenz führen kann. Sehr viel schwieriger erscheint dagegen die Bestimmung des psychopathologischen Bereiches. Welche Phänomene bei Persönlichkeitsstörungen sollen als abnorm im psychopathologischen Sinne gelten? Hier wird zunächst ein klinisch-psychopathologischer Ansatz mit einer deskriptiv-phänomenologischen Ebene der Persönlichkeitserfassung gewählt. Psychologische Hypothesen zur Genese von Devianz und Delinquenz oder psychoanalytische Modellvorstellungen über tiefenpsychologische Konstellationen, die abweichendes Verhalten determinieren, treten bei der Untersuchung zurück. Die psychopathologische Perspektive orientiert sich in erster Linie am Erfahrungswissen von den Veränderungen des Verhaltens und Erlebens bei den großen psychiatrischen Krankheiten mit all ihren Verlaufsstadien und Übergangsformen in gesundes Seelenleben. Psychopathologische Phänomene in diesem Sinne stellen Zeichen, Symptome oder relativ konkret zu beobachtende Persönlichkeitszüge dar, die einen möglichst geringen Grad theorie- und hypothesengebundener Schlußfolgerungen erfordern.

4.4 Konstrukt Dissoziale Charakterstruktur

Der bisher dargestellte Untersuchungsansatz war von der Absicht bestimmt, bei der Erfassung abnormer Persönlichkeiten zwischen der psychopathologischen und der soziologischen Ebene zu trennen und die Merkmale auf einer möglichst einfachen, beobachtungsnahen Ebene anzusiedeln. Darüber hinaus aber soll der Frage nachgegangen werden, ob sich im Bereich von Persönlichkeitsstörungen und Dissozialität bestimmte Eigenschaften der Persönlichkeit finden lassen, die für die Manifestation dissozialer Verhaltensweisen ein besonderes Gewicht besitzen. In der Literatur wurden bei der Diskussion dieses Problems in Fortsetzung früherer Charakterisierungen, die z. B. von moralischem Schwachsinn, Oligothymie oder moralischer Anästhesie gesprochen hatten, einige besondere Konstrukte entwickelt, etwa die „semantische Demenz" von Cleckley (1976) oder die „Anethopathie" von Karpman (1941). Sie liegen auf einer ähnlich hohen Abstraktionsstufe wie psychoanalytische Strukturformeln für die Bestimmung des dissozialen Psychopathen. Einen engeren Bezug zum konkreten Erfahrungswissen über den Lebenslängsschnitt und Lebensquerschnitt weisen einige Haltungen und Persönlichkeitszüge auf, die Göppinger (1980, 1983) im Rahmen seiner Überlegungen zu Relevanzbezügen und Wertorientierungen diskutiert hat. Dort ging es um dauerhafte Einstellungen und Intentionen, die für die Lebensgestaltung und insbesondere für die Inklination zu sozialer Devianz und Delinquenz eine Bedeutung besitzen.

Aus dem Schrifttum und den eigenen Vorerfahrungen mit sozial devianten, persönlichkeitsgestörten Probanden hoben sich einige immer wieder auftauchende Züge dissozialer Persönlichkeiten hervor. Sie wurden in einem Merkmalsbereich zusammengefaßt, der auf folgende Persönlichkeitseigenschaften gerichtet ist: Die Fähigkeit zu Introspektion und Selbstkritik, die gemüthafte Veranlagung mit der Fähigkeit zur Empathie, die Selbsteinschätzung im Verhältnis zur Umgebung mit den Aspekten der Egozentrizität und des Anspruchsniveaus, die Konstellation und die relative Wirksamkeit der Gewissensfunktionen mit der Art der Besetzung sozialer Normen. Hieraus wurden folgende 6 Items gebildet, die in Abschn. 6.2.7 näher erläutert werden: Geringe Introspektion/Selbstkritik, Egozentrizität, Mangel an Empathie/Gefühlskälte, überhöhter Anspruch, paradoxe Anpassungserwartung, Unter- bzw. Fehlbesetzung sozialer Normen. Da es sich im wesentlichen um charakterologische Merkmale mit Affinität zu sozialer Devianz handelte, wurde der Merkmalsbereich als „dissoziale Charakterstruktur" bezeichnet. Die Erfassung dieser Eigenschaften kann zwar nicht in direkter Beobachtung geschehen, sondern erfordert vielmehr gewisse Schlußfolgerungen, doch bestand aufgrund der früheren Untersuchungen an persönlichkeitsauffälligen Menschen der Eindruck, daß sie sich aus der intensiven Erforschung des Lebenslängsschnittes und der Kontaktqualität bei eingehender Exploration mit befriedigender Deutlichkeit feststellen lassen. Ein Teil der von uns ausgewählten Merkmale hat darüber hinaus als Bestandteil einer Schätzskala, die auf den Beschreibungen Cleckleys aufbaut, in Untersuchungen an dissozialen Probanden eine befriedigende Reliabilität gezeigt (Hare 1980, 1983, 1985).

Die Zielvorstellung bei der Einführung des Konstruktes „Dissoziale Charakterstruktur" besteht darin, eine Möglichkeit zur Berücksichtigung charakterologisch definierter Persönlichkeitszüge zu schaffen, die über die reinen Verhaltensmerkmale in der DSM-III-Definition der antisozialen Persönlichkeitsstörung, aber auch über die klinisch geläufigen psychopathologischen Symptomkataloge abnormer Persönlichkeiten hinausgehen. Das Konstrukt umfaßt Eigenschaften, die bei unserer Unterscheidung zwischen der psychopathologischen und einer soziologischen Betrachtungsebene eine Zwischenstellung einnehmen und den charakterologischen Aspekt repräsentieren.

5 Material und Methode

5.1 Vorbemerkung

Ziel dieser Untersuchung ist die differenzierende Analyse einer Gruppe von Probanden mit Persönlichkeitsstörungen nach den beiden dimensionalen Ordnungsgesichtspunkten, die im vorangegangenen Kapitel entwickelt wurden: Ausmaß der psychopathologischen Auffälligkeiten der Persönlichkeit und Ausmaß der Dissozialität im Sinne des devianten und delinquenten Sozialverhaltens.

Es soll geprüft werden, ob sich regelhafte Beziehungen zwischen der psychopathologischen und der dissozialen Dimension finden lassen. Als Hypothese gilt, daß wegen der fließenden Abstufung sowohl der psychopathologischen Auffälligkeiten wie des devianten Sozialverhaltens keine deutlichen Grenzlinien bzw. Seltenheitspunkte in der untersuchten Stichprobe vorhanden sind. Zusätzlich soll geprüft werden, ob die Eigenschaftsgruppe einer „dissozialen Charakterstruktur" geeignet ist, regelhafte Beziehungen zwischen den beiden Dimensionen aufzufinden, regelhaft nicht im Sinne einer strengen kausalgenetischen Verknüpfung, sondern im Sinne von Häufigkeitsbeziehungen und differentialtypologischen Konstellationen.

5.2 Probandenauswahl

Zunächst war eine Untersuchungsgruppe zu finden, in der die hier interessierenden Dimensionen abnormer Persönlichkeit, also die psychopathologischen Besonderheiten und das deviante Sozialverhalten, in genügender Ausprägung vorkommen. Anfangs wurde erwogen, für den Bereich psychopathologischer Auffälligkeiten eine Gruppe abnormer Persönlichkeiten aus der psychiatrischen Klinik bzw. Ambulanz zu wählen, während Probanden mit massiven dissozialen Zügen am ehesten in Strafanstalten unter den hartnäckigen Rückfalltätern erwartet wurden. Dagegen erhob sich der Einwand, daß beide Gruppen, die klinisch behandelten Psychopathen und die inhaftierten Straftäter, zwar prototypische Exemplare für die interessierenden Dimensionen enthalten dürften, aber in vielerlei Hinsicht zu heterogen sind, um miteinander verglichen zu werden. Bei psychiatrischen Patienten ist die Dimension sozial devianter und vor allem delinquenter Verhaltensweisen gering ausgeprägt, die Dimension psychopathologischer Störungen dagegen stark. Unter den langjährig Verurteilten ist eine hohe Ausprägung der Dimension Dissozialität zu erwarten, dagegen eine niedrige der Dimension manifester psychischer Störungen. Diese Einschätzung gilt auch bei Berücksichtigung eines gewissen Anteils verborgen bleibender Delinquenz unter der psychiatrischen Klientel, wie es durch die Ergebnisse der Dunkelfeldforschung in der

Allgemeinbevölkerung nahegelgt wird, sowie bei Berücksichtigung des zahlreichen Vorkommens milderer psychopathologischer Abweichungen bei Häftlingen, die z. T. mit der Persönlichkeit und zum Teil mit der Haft zusammenhängen mögen.

Tatsächlich ergab eine Vorstudie, daß die Verschiedenartigkeit zwischen zwei derartigen Gruppen zu groß ist, um einen Vergleich sinnvoll zu machen. 7 klinisch bzw. ambulant behandelte psychopathische Persönlichkeiten wurden 7 Probanden mit einer langen Vorstrafenreihe gegenübergestellt, die sämtlich die Merkmale der antisozialen Persönlichkeitsstörung nach DSM-III erfüllten. Viele Parameter wiesen derart große Verschiedenheiten auf, daß ein Vergleich wegen mangelnder Gemeinsamkeiten vor allem die Aussage erbrachte, daß diese Stichproben sich massiv unterscheiden, besonders hinsichtlich der biographischen und sozialen Aspekte. Wegen der großen Differenzen in beiden Gruppen erschien ein solches Vorgehen nicht sinnvoll (vgl. Robins 1979).

Eine geeignetere Gruppe, in der beide interessierenden Dimensionen genügend vertreten sind, wurde in einem Kollektiv von Personen gefunden, die zum einen wegen einer oder mehrerer Straftaten auffällig geworden waren, zum anderen aber wegen des Verdachtes auf das Vorliegen seelischer Störungen zur psychiatrischen Untersuchung überwiesen wurden. Hierbei handelte es sich weder um ein rein klinisches noch um ein kriminologisches Untersuchungsgut, sondern um Probanden, bei denen – mit einer erheblichen Streuung der Ausprägung – sowohl soziale Devianz als auch psychopathologische Besonderheiten erwartet werden konnten. Damit wurde die Untersuchung in den klassischen Übergangsbereich zwischen Krankheit, Persönlichkeitsanomalien und Kriminalität verlegt, in dem die Konzeptualisierungen abnormer Persönlichkeiten seit je angesiedelt waren.

Die Studie wurde zwischen 1980 und 1985 prospektiv an 144 Probanden durchgeführt, die in der Heidelberger Psychiatrischen Klinik forensisch begutachtet wurden. Die Anforderungen zur Untersuchung stammten aus 12 verschiedenen Institutionen im näheren und ferneren Umkreis Heidelbergs. Untersuchungsgrundlage waren in der Regel Aufträge von Gerichten, Staatsanwaltschaften oder anderen Behörden. Die Probanden befanden sich z. T. in Haft, z. T. in psychiatrischen Kliniken oder Heimen und z. T. lebten sie in ihren Gemeinden. Es wurden nur Personen berücksichtigt, die mit der Untersuchung einverstanden waren.

Anlaß zur Untersuchung waren in der Regel die Fragen, ob wegen seelischer Störungen eine Beeinträchtigung der Schuldfähigkeit vorlag, ob wegen des psychischen Zustandes oder wegen Gefährlichkeit eine Unterbringung in einem psychiatrischen Krankenhaus erfolgen mußte oder ob eine Entziehungsbehandlung anzuordnen war. Hinzu kamen Untersuchungen zur Persönlichkeitsbeurteilung und zu den Zukunftsaussichten in Zusammenhang mit verschiedenen prognostischen Fragestellungen, etwa angesichts beabsichtigter Entlassung aus langjähriger Freiheitsstrafe oder aus der Unterbringung in einem psychiatrischen Krankenhaus.

Aus der Gesamtzahl von 184 Probanden, die der Verfasser im genannten Zeitraum untersuchte, wurden diejenigen Patienten ausgeschieden, bei denen eine psychiatrische Krankheit im engeren Sinne oder erhebliche Schwachsinnsformen vorlagen, außerdem solche Probanden, bei denen aus äußeren Gründen bzw. wegen mangelnder Mitarbeit im Verlauf die Untersuchungen nicht vollständig durchgeführt werden konnten. Über die Verteilung der Diagnosen, die zum Ausschluß führten, informiert Tabelle 3.

Tabelle 3. Gewinnung der Untersuchungsgruppe

Gesamtes Untersuchungskollektiv	n = 184 (100 %)
Ausschlußkriterien	
Schizophrene Störung	7 (3,8 %)
Manische und depressive Störungen	5 (2,7 %)
Organische Psychosyndrome und	
Wesensänderungen	7 (3,8 %)
Schwachsinn	5 (2,7 %)
Mangelnde Kooperation und	
fehlende Daten	14 (7,6 %)
Studienprobanden	144 (78,3 %)

Die Altersstruktur der verbleibenden 144 Probanden, davon 130 männliche und 14 weibliche, geht aus Tabelle 4 hervor. Der geringe Anteil an Frauen entspricht der deutlich niedrigeren Quote der weiblichen Kriminalität im Vergleich zur männlichen in der Gesamtbevölkerung, die stets in einem Verhältnis von etwa 1:9 steht (s. Göppinger 1980).

5.3 Untersuchungsmethodik

Sämtliche Probanden wurden eingehend persönlich untersucht. Die Gespräche wurden an 3–5 Tagen durchgeführt und erstreckten sich in der Regel über eine Gesamtdauer von 6–10 h. Das entscheidende Untersuchungsmittel waren die psychiatrischen Interviews, insbesondere die in freier Gesprächsform erhobene biographische Anamnese. Ihre herausragende Bedeutung bei der Persönlichkeitserfassung in Fallstudien wird von erfahrenen psychiatrischen und psychologischen Untersuchern immer wieder bestätigt (vgl. Thomae 1952, 1977; Tölle 1966; Leonhard 1976; Robins 1979). Die Interviews wurden zunächst in unstrukturierter Form, später semistandardisiert geführt. Anfangs erfolgte ein nichtdirektives Gespräch mit ungerichteten Fragen, im weiteren Verlauf wurden sämtliche im Rahmen der Studie interessierenden Themen systematisch angesprochen und nach freiem Beginn so lange gezielt exploriert, bis ein möglichst vollständiges Bild von der gesamten Lebensentwicklung erlangt war.

Im einzelnen wurden folgende Bereiche erörtert: Familienanamnese, Lebensweg und Persönlichkeit der Eltern; familiäre Situation bei der Geburt; Wohn- und Arbeitsverhältnisse sowie soziale Situation der Familie in Kindheit und Jugend; Erziehungs-

Tabelle 4. Demographische Daten

Zahl der Probanden	144
davon Männer	130
Frauen	14
Durschnittsalter in Jahren	34,3 ± 11,13
Altersbereich in Jahren	18 – 68
Altersgipfel in Jahren	20 – 30

stil; Verhältnis zu Eltern, Geschwistern und Bezugspersonen; kindliche Verhaltens-
und Entwicklungsstörungen; Schul- und Berufsausbildung; sexuelle Entwicklung;
Partnerschaften, evtl. eigene Ehe und Kinder; Alkohol- und Drogenanamnese; eigene
Erkrankungen sowie die situativen und persönlichen Bedingungen im Zusammenhang
mit den Ereignissen, die zur Untersuchung führten.

Besonders ausführlich wurden Informationen zum psychopathologischen Befund
und zur Persönlichkeit der Probanden erhoben. Einzelne Aspekte waren Intelligenz,
kognitive Leistungen, Gemüthaftigkeit, emotional-affektive Reaktivität, Hinweise
auf erhöhte psychovegetative Störbarkeit, Neigung zu Verschiebungen im Bereich von
Stimmung und Antrieb, Psychomotorik, Durchhaltevermögen, Geschick, Fleiß, Wert-
orientierung, Selbstbild, moralisch-ethische Differenzierung. Von großer Relevanz
waren Hinweise auf das Vorliegen einer Wesensänderung, sei sie toxischer, posttrauma-
tischer oder postpsychotischer Natur. Stets wurden die direkten Verhaltensbeobachtun-
gen mit den anamnestischen und biographischen Angaben verglichen. Trotz der besonderen Untersuchungssituation und einer häufigen anfänglichen Befangenheit der Probanden konnte meistens eine hinreichende, oft eine gute Kooperation hergestellt werden. Natürlich blieb es vor allem in Hinblick auf den Delinquenzbereich zuweilen bei
einer verdeckenden oder tendenziösen Darstellung, insbesondere bei aktuellen Verfah-
rensinteressen. Darüber hinaus gab es nicht selten eine Beschönigungstendenz hinsichtlich früherer Lebensereignisse, die sich jedoch meist durch kritische Besprechung
oder Einführung ergänzender Informationen auflösen ließ. Unter Berücksichtigung
dieser situations- und interessenbedingten Besonderheiten – verglichen mit sonstigen
ambulanten oder klinischen Untersuchungspopulationen – stellte sich in vielen Fällen
ein bemerkenswert offenes, vertrauensvoll erscheinendes Gesprächsklima ein. Den
meisten Probanden brachten die Kontakt- und Aussprachemöglichkeiten offenbar eine
Entlastung, so daß häufig ein guter emotional-affektiver Rapport entstand. Wenn sich
die für die Untersuchung notwendig erscheinende Offenheit nicht erreichen ließ,
wurde der Proband nicht in die Studie einbezogen (s. Tabelle 3).

5.4 Zusätzliche Informationsquellen

Neben den direkten Untersuchungen lag ein zweiter wichtiger Informationsbereich in
schriftlichen Quellen. Stets wurden sämtliche erreichbaren Unterlagen beigezogen
und ausgewertet. Die Bedeutung der aus Akten gewonnenen Informationen zur
Ergänzung und ggf. auch Korrektur der unmittelbaren Angaben und der übrigen
Untersuchungsergebnisse kann – dies ist jedem Erfahrenen bekannt – bei einer Stichprobe wie der hier untersuchten kaum überschätzt werden. Besonderes Gewicht besaßen ärztliche und psychologische Untersuchungsergebnisse sowie Berichte von
Jugend- und Sozialämtern, Beratungsstellen, Kliniken oder anderen Gesundheitsbe-
hörden. Meist war es möglich, aus dem umfangreichen Material engmaschige Informationen zum familiären und sozialen Milieu, zur medizinischen Anamnese, zum persönlichen Werdegang, zum Sozialverhalten, zum Ausbildungsverlauf und zum Delinquenzbereich zu erhalten.

Testpsychologische Befunde unterschiedlicher Art lagen in 28 Fällen aus früheren
Untersuchungen vor. Bei 12 dazu motivierten Probanden wurden psychologische

Zusatzuntersuchungen durchgeführt, etwa Intelligenztests, Selbstbeurteilungsinstrumente, projektive Verfahren oder Instrumente zur Feststellung hirnorganischer Störungen. Auf eine testpsychologische Untersuchung sämtlicher Probanden mußte nach den Erfahrungen des Probelaufes verzichtet werden, da eine freiwillige und hinreichend offene Mitarbeit bei solchen Untersuchungen nicht gewährleistet erschien. Gegen Selbstbeurteilungsinstrumente, vor allem aber gegen projektive Methoden bestanden Vorbehalte, die mit der Art der Untersuchungssituation und dem Verfahrensstand zusammenhingen. Die Probanden waren zwar im Laufe der persönlichen Untersuchung zu einer kooperativen Teilnahme an den Gesprächen bereit, zeigten aber beträchtliche Scheu, sich schriftlich in einer Testsituation festzulegen, deren Bedeutung und Auswertung sie nicht übersehen konnten. Die von ähnlichen Untersuchungen bekannten Dissimulierungsneigungen mit „Tendenz zur sozial erwünschten Antwort" (Herrmann 1984) ließen sich – so der Eindruck – in der persönlichen Interaktion des psychiatrischen Untersuchungsgespräches besser kontrollieren und auflösen.

Der Verzicht auf durchgängige testpsychologische Untersuchungen schien auch deswegen gerechtfertigt, weil in ähnlich gelagerten Studien unbefriedigende Erfahrungen damit gemacht worden waren. So fand Göppinger (1983) in seiner vergleichbaren Arbeit mit der testpsychologischen Persönlichkeitsdiagnostik nur ganz vereinzelt zwischen Experimental- und Vergleichsprobanden signifikante Differenzen. Soweit testpsychologische Unterschiede in der Persönlichkeitsstruktur gefunden wurden, waren diese widersprüchlich und ließen sich nicht einheitlich interpretieren. Andere Studien an Straftätern haben ergeben, daß zwischen den Selbst- und Fremdeinschätzungen erhebliche Diskrepanzen bestehen können (Hare 1985).

Bei sämtlichen Probanden wurde das EEG aufgezeichnet, wobei je nach klinischer Situation neben den üblichen Provokationsmethoden auch eine Flickerlichtexposition oder ein Schlafentzug durchgeführt wurden. Alle Probanden wurden neurologisch und körperlich untersucht. Um der Frage körperlich begründbarer psychischer Störungen nachzugehen, erfolgten bei klinischen oder anamnestischen Verdachtsmomenten internistische und andere fachärztliche Zusatzuntersuchungen, Hormonbestimmungen, Chromosomenanalysen sowie röntgenologische oder computertomographische Untersuchungen am Heidelberger Universitätsklinikum.

5.5 Diagnostische Erhebungen

Alle Probanden wurden mit folgenden Diagnosesystemen eingeschätzt: Typologie K. Schneiders, ICD-9, Psychopathiekriterien Cleckleys in der modifizierten Form der Schätzskala von Hare (1980). Zusätzlich wurde zur detaillierten Erfassung der psychopathologischen Dimension eine Persönlichkeitsdiagnostik gemäß den DSM-III-Persönlichkeitsstörungen durchgeführt. Dort findet sich ein umfangreicher Katalog zur Registrierung aller psychopathologischen Veränderungen bei abnormen Persönlichkeiten. Das Kapitel der Persönlichkeitsstörungen im DSM-III wurde ergänzt um die Kriterien der Störungen der Impulskontrolle und der anderen spezifischen Störungen aus dem Kapitel der affektiven Erkrankungen.

Die zweite uns interessierende Dimension der Dissozialität wurde mit den auf das Sozialverhalten ausgerichteten Kriterien der antisozialen Persönlichkeitsstörung des DSM-III erfaßt, außerdem mit einigen ebenfalls verhaltensorientierten Items der Hare-Skala und einem eigenen Katalog von Daten zu Sozialverhalten, Devianz, Delinquenz und Bestrafungen.

5.6 Datenauswertung und Statistik

Bei der systematischen Erhebung und Dokumentation der Daten mußten alle medizinischen, psychopathologischen, biographischen und sozialen Daten in die standardisierte Form eines Erhebungsbogens überführt werden, der zur Ausgangsbasis für die Deskription und Analyse der Ergebnisse wurde. In ihm waren über 360 Items zu folgenden Bereichen enthalten: Demographische Daten, hereditäre Belastung, Milieubelastungen in der Kindheit, psychosoziale Entwicklung, klinische Daten, Suchtbereich, Delinquenzbereich, forensische Daten, Diagnostik nach K. Schneider und Hare sowie die umfangreiche DSM-III-Diagnostik.

Die Einschätzung der Merkmale geschah, abgesehen von reinen Zähldaten, mit einer Skalierung der Ausprägung in nicht/mäßig/stark vorhanden, für die bei Studienbeginn operationale Kriterien festgestellt wurden. Hier gilt allerdings der einschränkende Hinweis von Göppinger (1983) auf den „relationalen" Charakter einiger Kriterien, die vor dem Hintergrund konkreter Lebensumstände einzuschätzen sind und sich einer strengen Operationalisierung entziehen. Wenn es für die Datenverarbeitung erforderlich war, wurde eine Dichotomisierung in vorhanden/nicht vorhanden vorgenommen. Die statistische Bearbeitung erfolgte zunächst im Sinne einer deskriptiven Statistik, gegebenenfalls wurden Häufigkeitsbeziehungen inferenzstatistisch überprüft. Zusätzlich wurden als multiple Datenverarbeitungsverfahren Diskriminanz- und Faktorenanalysen durchgeführt.

6 Ergebnisse und Diskussion

6.1 Vorbemerkung

Die Darstellung der Untersuchungsergebnisse erfolgt in drei Abschnitten. Am Beginn steht eine Deskription der 144 Personen in wesentlich erscheinenden Aspekten der Herkunft, Biographie, Persönlichkeit und Lebenssituation. Sodann wird in einem vergleichenden diagnostischen Abschnitt die Einschätzung der Probanden nach verschiedenen Klassifikationssystemen vorgenommen. Schließlich folgt eine Auswertung der Befunde unter dem besonderen Aspekt der differenzierenden Erfassung von Dissozialität und psychopathologischen Auffälligkeiten.

Bei einem Teil der Ergebnisse sind zum Vergleich Daten aus anderen Untersuchungen angeführt, die jedoch stets unter dem Vorbehalt zu sehen sind, daß Studien mit voller Übereinstimmung in Fragestellung, Untersuchungsstichprobe und Methodik nicht existieren. Dennoch erschien zur Orientierung die Gegenüberstellung der eigenen Befunde mit Ergebnissen aus verwandten Untersuchungen sinnvoll. Korrespondierende Daten finden sich vor allem in der Tübinger Jungtäter-Studie von Göppinger (1983), in den Untersuchungen von Guze (1976), in den Studien zur Verwahrlosung von Hartmann (1977) und in einer diagnostischen Untersuchung an Straftätern von Berner u. Karlick-Bolten (1985).

6.2 Statistische Deskription der Probanden

6.2.1 Genetische Belastung

In den Familien von abnormen Persönlichkeiten mit Delinquenz läßt sich häufig eine höhere Rate von psychischen Auffälligkeiten und dissozialen Problemen feststellen (vgl. Abschn. 3.4.1). In Tabelle 5 ist die familiäre Belastung der 144 Probanden mit psychischen Störungen, Delinquenz und Dissozialität sowie Alkoholabusus festgehalten, soweit die Angaben der Probanden und die schriftlichen Unterlagen darüber Aufschluß gaben. Allerdings muß mit einer erheblichen Dunkelziffer gerechnet werden, da keine persönliche Untersuchung der Familienangehörigen erfolgte.

In den Studien von Guze (1976), bei denen direkte Untersuchungen der Angehörigen ersten Grades durchgeführt wurden, zeigte knapp die Hälfte der Verwandten der männlichen Straftäter psychische Auffälligkeiten, wobei es sich meistens um Soziopathie, Alkoholismus, Drogenabhängigkeit und Hysterie handelte. Noch höher lag die Quote bei den Angehörigen der weiblichen Straftäter, die in 84 % mindestens eine psy-

Tabelle 5. Familiäre Belastung der Probanden (n = 144; Mehrfachnennungen möglich)

	nicht vorhanden	mäßig	stark
Alkoholabusus			
Vater	102 (70,1 %)	19 (13,1 %)	23 (16,0 %)
Mutter	125 (86,8 %)	14 (9,7 %)	5 (3,5 %)
Geschwister	109 (75,7 %)	19 (13,2 %)	16 (11,1 %)
Delinquenz und Dissozialität			
Vater	89 (61,8 %)	33 (29,8 %)	12 (8,3 %)
Mutter	101 (70,1 %)	40 (27,8 %)	3 (2,1 %)
Geschwister	87 (60,4 %)	44 (30,6 %)	12 (9,0 %)
Psychische Störungen[a]			
Vater	123 (85,4 %)	20 (13,9 %)	1 (0,7 %)
Mutter	112 (77,8 %)	29 (20,1 %)	3 (2,1 %)
Geschwister	102 (70,8 %)	36 (25,0 %)	6 (4,2 %)

[a] mäßig = Persönlichkeitsstörung
stark = psychiatrische Erkrankung.

chiatrische Diagnose erhielten, davon betrafen mehr als ein Drittel Soziopathie oder Hysterie. Eine Begründung, warum bei den Angehörigen der weiblichen Probanden die Häufigkeit psychischer Störungen fast doppelt so hoch lag wie in den Familien der männlichen Probanden, ist schwer zu finden. Eine mögliche Ursache wurde darin gesehen, daß Frauen, bei denen ja die Kriminalitätsrate sehr viel geringer als bei Männern ist, aus stärker gestörten Familien stammen, wenn es zur Delinquenz kommt. Göppinger (1983) fand für seine Häftlingsprobanden in 49 % bei einer Erziehungsperson und in 40,4 % bei Geschwistern eine Belastung bzw. strafrechtliche Auffälligkeit, während unter den nichtstraffälligen Vergleichsprobanden die entsprechenden Zahlen 12,5 % bzw. 7,9 % betrugen. Eine Belastung mit Alkoholabusus wiesen bei Guze (1976) in der Gruppe der männlichen Probanden 24 % der männlichen und 15 % der weiblichen persönlich untersuchten Angehörigen auf. In der Gruppe der weiblichen Probanden waren es 50 % der männlichen Angehörigen und 19 % der weiblichen Angehörigen.

6.2.2 Milieubedingungen

In seiner exemplarischen soziologischen Studie über den Selbstmord konnte Durkheim bereits 1897 zeigen, daß belastende soziale Umstände, Armut und Isolation die Entwicklung nicht nur von suizidalem Verhalten, sondern auch von Delinquenz fördern. Seither hat sich die Bedeutung ungünstiger Milieubedingungen und frühkindlicher Erfahrungen für die Entstehung dissozialer Persönlichkeitszüge immer wieder bestätigen lassen (vgl. Abschn. 3.4.5). In Tabelle 6 ist die Häufigkeit einiger Milieueinflüsse in der Kindheit, die als belastend gelten, bei unseren Probanden aufgeführt.

Beim Aufwachsen in Heimen bedeutet die Rubrik „mäßig" einen Zeitraum von unter und „stark" von über 3 Jahren. Entsprechend wurden die Probanden mit freiwilliger Erziehungshilfe in der Kolumne „mäßig" und mit Fürsorgeerziehung in der Kolumne „stark" berücksichtigt. In der Studie von Göppinger (1983) fanden sich ähnliche soziale Belastungen, wie sie hier registriert wurden. Dort bestanden in der Regel

Tabelle 6. Ungünstige Milieueinflüsse in der Kindheit (n = 144; Mehrfachnennungen möglich)

	nicht vorhanden	mäßig	stark
Aufwachsen in unvollständiger Familie			
a) v. d. 6. Lebensjahr	69 (47,9 %)	57 (39,6 %)	18 (12,5 %)
b) n. d. 6. Lebensjahr	62 (43,1 %)	52 (36,1 %)	30 (20,8 %)
Belastung durch Flucht, Vertreibung, Ortswechsel	72 (50,5 %)	44 (30,6 %)	28 (19,4 %)
Aufwachsen in Heimen bzw. bei Pflegeeltern[a]	88 (61,1 %)	42 (29,2 %)	14 (9,7 %)
Eingriffe durch Jugendämter (FEH, FE)[a]	101 (70,1 %)	25 (17,4 %)	18 (12,5 %)

[a] zur Kodierung s. Text.

signifikante Häufigkeitsunterschiede zwischen der Häftlings- und der Vergleichsgruppe. Erhöhte Belastungen mit ungünstigen Milieueinflüssen lagen auch bei den verwahrlosten Jugendlichen in der Untersuchung von Hartmann (1977) vor. Faßt man die ersten 4 in Tabelle 6 genannten Umstände als „Broken-home"-Merkmale zusammen, so waren in unserer Untersuchung – unter Zusammenziehung der Mehrfachnennungen – 78 der 144 Probanden (54,2 %) ohne eine erkennbare Belastung, 30 (20,8 %) wiesen mäßige Belastungen auf und bei 36 Probanden (25 %) waren die Milieubedingungen in der Kindheit drastisch gestört. Besonders eindrücklich traten in den biographischen Fallstudien der letzten Gruppe einige als „dissoziale Umgebungseinflüsse" zusammengefaßte Umstände hervor, etwa schwerer Abusus meistens beim Vater, verwahrloste Lebensführung, hoher Pegel häuslicher Gewalt, Prostitution und inzestuöse Beziehungen in der Familie, ständiger Kontakt mit kriminellem Verhalten.

In verschiedenen Studien wird das Aufwachsen in einer Familie mit großer Kinderzahl als Belastung und Risikofaktor für eine dissoziale Entwicklung angesehen (Robins 1979). Tabelle 7 zeigt die Anzahl der Kinder in den Herkunftsfamilien unserer Probanden. Die durchschnittliche Kinderzahl betrug 4,1 pro Familie. In der Studie Göppingers (1983) waren in der Häftlingsgruppe in 15,8 % der 200 Familien 6 und mehr Kinder vorhanden, also ein ähnlicher Wert wie bei uns, während in der Vergleichsgruppe nur 8,5 % der Familien diese hohen Kinderzahlen aufwiesen. Der Unterschied war statistisch signifikant.

Tabelle 7. Anzahl der Kinder in den Herkunftsfamilien

Kinderzahl	Familien (n = 140)[a]
1–3	61 (43,6 %)
4–5	54 (38,6 %)
≥ 6	25 (17,9 %)

[a] Bei 4 Probanden ließen sich die Geschwisterzahlen nicht klären.

6.2.3 Intelligenz und Schulbildung

In Tabelle 8 sind Daten aus dem Leistungsbereich der Probanden dargestellt. Zur Orientierung wurden korrespondierende Daten aus der Häftlings- und der Kontrollgruppe in der Jungtäter-Untersuchung Göppingers (1983) angefügt. Auf eine statistische Signifikanzberechnung wurde verzichtet, da es sich um relativ rohe Einschätzungen handelt und die Gruppen nur bedingt vergleichbar sind.

Die Intelligenz konnte in der geringeren Anzahl der Fälle testpsychologisch bestimmt werden, in der Mehrzahl wurde sie im Rahmen der eingehenden psychopathologischen Befunderhebung klinisch eingeschätzt. Es erfolgte eine näherungsweise Einteilung in die Gruppe durchschnittlicher Intelligenz (bei Bestimmung im HAWIE-Test etwa einem IQ zwischen 91 und 109 entsprechend), einer überdurchschnittlichen Intelligenz (IQ etwa ab 110) und einer leicht unterdurchschnittlichen Intelligenz (IQ etwa zwischen 80 und 90). Gemäß unseren Ausschlußkriterien wurden Probanden mit einer erheblichen Minderbegabung nicht in die Studie aufgenommen. Verglichen mit der Allgemeinbevölkerung, bei der etwa 50 % bei einem IQ zwischen 91 und 109, der Rest zu etwa gleichen Teilen darunter und darüber liegt, war bei unserer Stichprobe der Anteil der leicht Minderbegabten höher und der Anteil der überdurchschnittlich intelligenten Probanden niedriger. Ähnlich fand Hartmann (1977) unter seinen dissozialen Jugendlichen im Durchschnitt eine etwas schlechtere Intelligenzleistung als beim Vergleichskollektiv. Diese Befunde entsprechen der Mehrzahl der Studien an dissozialen Probanden (West u. Farrington 1973; Goodwin u. Guze 1979).

Die Schulbildung unserer Probanden zeigt im Vergleich zum Bevölkerungsdurchschnitt eine ähnliche leicht disproportionale Verteilung wie die Intelligenz. Allerdings dürften zum erhöhten Anteil des Sonderschulbesuches und der relativ selteneren Mittel- und Oberschulbildung neben dem reinen Begabungsfaktor auch die ungünstigen Milieueinflüsse beitragen. Gegenüber den Häftlingsprobanden Göppingers (1983) fällt der höhere Sonderschulanteil auf, obwohl die Probanden mit leichter Minderbega-

Tabelle 8. Daten aus dem Leistungsbereich

	I.	II.	III.
Intelligenz			
Leichte Minderbegabung	44 (30,5 %)	41 %	11,5 %
Durchschnittliche Intelligenz	73 (50,7 %)	51 %	55,5 %
Leicht überdurchschnittliche			
Intelligenz	27 (18,8 %)	8 %	34,0 %
Schulbildung			
Überwiegend Sonderschule	18 (12,5 %)	8,5 %	1,5 %
Überwiegend Hauptschule	70 (48,6 %)	44,5 %	7,5 %
Hauptschulabschluß	42 (29,2 %)	43,3 %	58,5 %
Weiterführende Schule			
und Mittlere Reife	11 (7,6 %)	3,5 %	20,5 %
Abitur	3 (2,1 %)	—	12 %

I   = Eigene Probanden (n = 144)
II = Häftlingsgruppe Göppinger (n = 200)
III = Kontrollgruppe Göppinger (n = 200)

bung in unserer Klientel einen geringeren Prozentsatz einnehmen. Dies könnte für eine stärkere soziale Schädigung eines Teiles unserer Probanden sprechen. Es mag aber auch eine Rolle spielen, daß der überwiegende Teil unserer Klientel die Schule etwa 10–15 Jahre später als die Probanden Göppingers besuchte. In der Zwischenzeit war die Kapazität der Sonderschulen deutlich erhöht worden, so daß unsere Probanden auf ein differenzierteres Schulsystem stießen.

6.2.4 Berufsposition und soziale Schicht

Über die Berufsposition im letzten Halbjahr vor der Untersuchung informiert Tabelle 9, in der erneut entsprechende Ergebnisse in der Studie von Göppinger (1983) zur Orientierung angeführt sind.

Von unseren 144 Probanden waren knapp ein Drittel ohne Arbeitsverhältnis und lebten entweder von Arbeitslosenunterstützung, Sozialhilfe oder familiären Zuwendungen, z. T. wurde der Lebensunterhalt offenbar aus dunkleren Quellen finanziert. Bei der Arbeitssituation dürfte eine deutliche Zeitabhängigkeit bestehen. In unserer Gruppe, die zwischen 1980 und 1985 untersucht wurde, lag der Anteil der Probanden ohne feste Anstellung bei 30 %, während in der Häftlingsgruppe Göppingers, die ab 1965 untersucht wurde, der Anteil der nicht Berufstätigen und Gelegenheitsarbeiter nur 6 %, in der Vergleichsgruppe 0 % betrug. Bei den 101 Probanden unserer Studie, die in einem Beschäftigungsverhältnis standen, zeigte sich eine ähnliche Verteilung der Berufspositionen wie in der Häftlingsgruppe Göppingers, während bei Gegenüberstellung mit dessen Vergleichsgruppe eine deutliche Verschiebung der delinquenten Probanden in Richtung auf niedrige und sehr niedrige Berufspositionen bestand.

Die Schichtzugehörigkeit wurde in Anlehnung an Kleining u. Moore (1968) annähernd eingeschätzt, deren Stichprobe der Wohnbevölkerung in der Bundesrepublik Deutschland und Westberlin als Anhaltspunkt wiedergegeben ist (Tabelle 10). Es wurde zwischen den eigenen Probanden und ihren Herkunftsfamilien differenziert. In den 4 Fällen, bei denen über die Herkunftsfamilie keinerlei Informationen zu gewinnen waren, wurden diese zur unteren Unterschicht gezählt. Zunächst zeigt sich, daß die eigenen Probanden und ihre Herkunftsfamilien in der Mittel- und Oberschicht im Vergleich zur Gesamtbevölkerung deutlich geringer, dagegen in der Unterschicht deutlich

Tabelle 9. Berufsposition der Probanden vor der Untersuchung

	I.	II.	III.
Sehr niedrige Berufsposition (ungelernte Hilfsarbeiter)	27 (26,7 %)	35,9 %	2,8 %
Niedrige Berufsposition (Eingearbeitete)	38 (37,6 %)	39,9 %	13,0 %
Höhere Berufsposition (Qualifizierte)	10 (9,9 %)	1,0 %	32,2 %

I   = Eigene Probanden (n = 101). Die übrigen (29,9 %) der 144 Probanden waren in diesem Zeitraum ohne feste Anstellung
II = Häftlingsgruppe Göppinger (n = 188, 12 Prob. ohne Anstellung)
III = Kontrollgruppe Göppinger (n = 200)

Tabelle 10. Schichtzugehörigkeit im Vergleich

	I.	II.	III.
Obere und mittlere Mittelschicht	7 (5 %)	13 (9 %)	17 %
Untere Mittelschicht	22 (15 %)	33 (23 %)	38 %
Obere Unterschicht	60 (42 %)	55 (38 %)	30 %
Untere Unterschicht	55 (38 %)	43 (30 %)	15 %

I   = Eigene Probanden (n = 144)
II = Herkunftsfamilien (n = 144)
III = Kleining/Moore-Stichprobe (n = 14375)

höher vertreten sind. Vergleicht man die Untersuchungsprobanden mit ihren Herkunftsfamilien, so scheint eine weitere Migration aus den oberen und mittleren Schichten in die Unterschichten stattgefunden zu haben. Es waren bereits die Herkunftsfamilien stärker bei den Unterschichten konzentriert, doch wiesen die Probanden selbst eine noch weitere Verschiebung nach unten auf. Diese Zahlenverhältnisse sprechen zum einen für Milieubelastungen der Probanden im Rahmen ihrer Herkunftsfamilie, zum anderen deuten sie auf eine zusätzliche Mobilität nach unten im Verlauf der eigenen Lebensführung.

6.2.5 Medizinische Auffälligkeiten

Eine Reihe von Gesundheitsstörungen, die sich entweder aus Anamnese und ausgewerteten Unterlagen oder aus den eigenen Untersuchungsbefunden ergeben haben, sind in Tabelle 11 dargestellt.

EEG-Abweichungen, die bei 19 % der Probanden zu finden waren, wurden als Dysrhythmien, leichte Allgemeinveränderungen und Häufung von Zwischenwellen beschrieben. Klare Herdbefunde lagen nur bei Probanden mit hirnorganischen Schädigungen vor, die aus der Untersuchungsgruppe ausgeschlossen wurden. Die Bedeutung der EEG-Auffälligkeiten für den Bereich dissozialer Persönlichkeiten ist in Abschn. 3.4.3 diskutiert.

Tabelle 11. Medizinische Auffälligkeiten (n = 144; Mehrfachnennungen möglich)

	nicht vorhanden	mäßig	stark
Anamnestisch			
Hinweis auf frühkindl. Hirnschaden	129 (89,6 %)	11 (7,6 %)	4 (2,8 %)
Entwicklungsstörungen	88 (61,1 %)	48 (33,3 %)	8 (5,6 %)
Schädel-Hirn-Traumen	120 (83,3 %)	15 (10,4 %)	9 (6,3 %)
Untersuchungsbefunde			
EEG-Abweichungen	117 (81,3 %)	25 (17,4 %)	2 (1,4 %)
Vegetative Regulationsstörungen	70 (48,6 %)	48 (33,3 %)	26 (18,1 %)
Neurologische Auffälligkeiten	109 (75,7 %)	30 (20,8 %)	5 (3,5 %)

In der medizinischen Anamnese wurden häufig Schädel-Hirn-Verletzungen genannt, meist als Gehirnerschütterung nach Verkehrsunfällen, Schlägereien oder Arbeitsunfällen. Göppinger (1983) ist zuzustimmen, daß gegenüber Angaben zu Hirntraumen aller Art eine gewisse Skepsis angebracht sei. Die Beiziehung von Krankenunterlagen bei unseren Probanden ergab wiederholt, daß die Schädigung in der Erinnerung an Gewicht zugenommen hatte, z. B. hinsichtlich der Dauer von Bewußtlosigkeit und stationärer Behandlung. Bei uns wurden Schädel-Hirn-Traumen von 40 % der Probanden angegeben, doch wird der Untersucher ohne zusätzliche pathologische Befunde etwa im EEG, bei der neurologischen Untersuchung oder auf psychopathologischem Gebiet dies nicht überbewerten. Kopfverletzungen oder Gehirnerschütterungen wurden bei Göppinger in der Häftlingsgruppe von 44,5 %, in der Vergleichsgruppe von 28,5 % der Untersuchten genannt.

Neurologische Auffälligkeiten in Form isolierter Reflexdifferenzen oder Koordinationsstörungen, häufiger jedoch als umschriebene distal betonte Sensibilitätsstörungen kamen in einem Viertel der Fälle vor. Hier dürfte neben selteneren frühkindlichen oder späteren Hirnschädigungen leichteren Ausmaßes in erster Linie der Abusus von Bedeutung sein. Probanden mit stärkeren neurologischen Ausfällen und Herdsymptomatik waren von der Studie ausgenommen.

Auffällig war die große Anzahl von Untersuchten mit vegetativen Dysregulationen, die als Durchblutungsstörungen der Haut, Hyperhidrosis, lebhafter Dermographismus, feinschlägiger Händetremor und Übererregbarkeit vorkamen, z. B. mit vermehrter Reagibilität bei der neurologischen Untersuchung. Derartige Erscheinungen fanden sich bei gut 50 % der Probanden, wobei in der Vorgeschichte bei gut der Hälfte der auffälligen Personen Hinweise für eine konstitutionell mitbedingte psychovegetative Labilität vorhanden waren, z. B. Störungen des Appetits und Magenbeschwerden bei Belastung oder kindliche Auffälligkeiten wie Enuresis, Jactatio capitis, Nägelkauen etc. Bei vielen der Probanden, die zum Untersuchungszeitpunkt vegetative Regulationsstörungen zeigten, hatte bis vor kurzem ein Abusus von Alkohol, Drogen und Medikamenten bestanden, ferner wurde häufig ein hier nicht erfaßter massiver Nikotinabusus betrieben.

6.2.6 Alkohol- und Drogenabusus

Eine zentrale Rolle spielte bei vielen Probanden anamnestisch und in der letzten Zeit vor der Untersuchung ein Abusus psychotrop wirksamer Substanzen (Tabelle 12). Damit wurden die bekannten Verbindungen zwischen Persönlichkeitsauffälligkeiten, Suchtverhalten und Delinquenz erneut bestätigt (vgl. Lewis et al. 1984).

Vor allem die Rolle des Alkohols erwies sich als vielschichtig. Zum einen erhöhte er generell die Neigung zu Dissozialität durch Störung der gesamten Lebensbeziehungen und Verursachung zahlreicher sozialer Konflikte. Darüber hinaus ließen die aktuellen Alkoholwirkungen mit stimulierenden Effekten und Einschränkung des Kritikvermögens ihn bei vielen Delikten zu einem wichtigen kriminogenen Teilfaktor werden. Insbesondere bei Gewalttaten spielt der Alkohol eine fördernde Rolle. Bei der Hälfte unserer Probanden mit Tötungsdelikten lag ein Alkoholeinfluß zur Tatzeit vor. Gillies (1976) fand in Schottland bei 58 % der männlichen und 30 % der weiblichen Delinquenten mit Tötungshandlungen eine Intoxikation während der Tat. Rasch u. Volbert

54

Tabelle 12. Abusus in den letzten 3 Jahren vor der Untersuchung (n = 144; Mehrfachnennungen möglich)

	nicht vorhanden	mäßig	stark
Abusus insgesamt	39 (27,1 %)	55 (38,1 %)	50 (34,7 %)
Alkohol	51 (33,4 %)	50 (34,7 %)	43 (29,9 %)
Drogen	123 (85,4 %)	11 (7,6 %)	10 (6,9 %)
Medikamente	118 (81,9 %)	20 (13,9 %)	6 (4,2 %)

(1985) berichten bei Tötungsdelikten einen Anstieg der Prozentsätze alkoholisierter Täter in Hamburg von 34 % auf 63 % in den Jahren zwischen 1950 und 1967. Allerdings wies Göppinger (1980) auf die erheblichen Differenzen verschiedener Studien in den Angaben über die Alkoholisierung der Täter hin.

Bei Beschränkung auf den Zeitraum der letzten 3 Jahre vor der Untersuchung hatten fast 75 % der Probanden einen Mißbrauch von Alkohol, Drogen oder Medikamenten betrieben, davon die Hälfte in starkem Ausmaß. Nur 27 % der Probanden wiesen keinerlei dieser Probleme auf. Die Angaben über den Abusus dürften wegen der zusätzlich verwerteten schriftlichen Informationen recht zuverlässig eruiert worden sein. Ähnlich hohe Werte, vor allem für Alkoholkonsum, finden sich in zahlreichen Studien über delinquente und antisoziale Persönlichkeiten sowie ihre Angehörigen (Übersichten s. Grande et al. 1984; Zerbin-Rüdin 1985 a). Die Mehrzahl der Studien nennt einen Alkoholmißbrauch unterschiedlicher Schwere bei 30–80 % der dissozialen Probanden. Robins (1966) sah unter den antisozialen Persönlichkeiten 66 % mit erheblichen Alkoholproblemen; Gibbens u. Silberman (1970) schätzen unter 404 Häftlingen und ehemaligen Inhaftierten in London 40 % als frühere Trinker ein; Guze (1976) gab bei seinem amerikanischen Untersuchungsgut 43 % der männlichen und 47 % der weiblichen Straftäter als Alkoholiker an.

Der Mißbrauch von Drogen und Medikamenten spielte zahlenmäßig eine geringere Rolle als der Alkoholkonsum, dabei waren polytoxikomane Konsumgewohnheiten weitaus häufiger als reine Suchten. Die Probanden mit Drogengenuß wiesen in etwa einem Drittel der Fälle einen zusätzlichen Medikamentenmißbrauch auf. Viele der Probanden mit Medikamentenkonsum tranken außerdem vermehrt Alkohol. In der Population von Guze (1976) betrieben 5 % der männlichen und 26 % der weiblichen Probanden einen Mißbrauch von Medikamenten.

6.2.7 Psychopathologische und charakterologische Merkmale

Bei den psychopathologischen Auffälligkeiten ist von Bedeutung, daß alle Probanden mit psychischen Krankheiten im engeren Sinne von der Studie ausgeschlossen wurden, so daß zwar akzentuierte Persönlichkeitsmerkmale, nicht aber pathologische Phänomene wie bei psychiatrischen Krankheiten zu erwarten waren. Es wurde unterschieden zwischen aktuellen Störungen und den anamnestisch mitgeteilten Besonderheiten, meist Neigungen zu Verstimmungen hypochondrischer, dysphorischer und depressiver Art (Tabelle 13).

Tabelle 13. Psychopathologische Auffälligkeiten in der Anamnese (n = 144; Mehrfachnennungen möglich)

	nicht vorhanden	mäßig	stark
Insgesamt	33 (22,9 %)	57 (39,6 %)	54 (37,5 %)
Neigung zu			
– hypochondrischer Verstimmung	105 (72,3 %)	31 (21,5 %)	8 (5,6 %)
– dysphorischer Verstimmung	58 (40,3 %)	52 (36,1 %)	34 (23,6 %)
– depressiver Verstimmung	80 (55,6 %)	38 (26,4 %)	26 (18,0 %)
– Retention affektiver Regungen	75 (52,1 %)	46 (31,9 %)	23 (16,0 %)
– Drangzuständen	121 (84,0 %)	12 (8,3 %)	11 (7,6 %)
– Suizidhandlungen	103 (71,5 %)	25 (17,4 %)	14 (9,7 %)
		(1–2)	(>2)

Frei von diesen Dispositionen war nur etwa die Hälfte der Probanden. Die von Göppinger unter seinen Jungtätern mit einer Häufigkeit von etwa 10 % gesehenen „endoreaktiven Drangzustände" konnten in unserer Population in leichterer Form bei 8,3 %, deutlich ausgeprägt bei 7,6 % eruiert werden. Bei der Klassifikation nach K. Schneider gehörten diese Personen zu etwa zwei Dritteln in die Kategorie der stimmungslabilen Psychopathen, nach DSM-III etwa zu je einem Drittel zur zyklothymen und zur Borderline-Persönlichkeitsstörung.

Die relativ häufigen suizidalen Probleme (27,1 % unserer Probanden) kamen vor allem bei Personen mit Haltschwäche, Impulsivität und Abusus vor. Aus den anamnestischen Angaben, die manchmal Aggravation enthalten mochten, war nicht immer zu differenzieren, ob ernstgemeinte Suizidhandlungen oder Zweckreaktionen vorgelegen hatten. In der Häftlingsgruppe Göppingers lag die Zahl der Probanden mit Selbstmordversuchen bei 17 %, in der Vergleichsgruppe dagegen nur bei 0,5 %.

In Tabelle 14 sind psychopathologische und charakterologische Auffälligkeiten verzeichnet, die sich in der Untersuchung direkt zeigten bzw. die aus den Eindrücken bei der Besprechung vor allem der Biographie erschlossen wurden. Die detaillierte Registrierung des psychopathologischen Befundes erfolgte mit dem symptomatologischen Inventar des DSM-III, das später erörtert wird. Fast die Hälfte der Probanden wies

Tabelle 14. Charakterologische und psychopathologische Auffälligkeiten bei der Untersuchung der 144 Probanden (n = 144; Mehrfachnennungen möglich)

	nicht vorhanden	mäßig	stark
Depressive, hypochondrische, dysphorische Verstimmung	80 (55,6 %)	42 (29,2 %)	22 (15,3 %)
Depravation der Persönlichkeit	101 (70,1 %)	29 (20,1 %)	14 (9,7 %)
Geringe Introspektion/Selbstkritik[a]	61 (42,4 %)	52 (36,1 %)	31 (21,5 %)
Egozentrizität[a]	67 (46,5 %)	52 (36,1 %)	25 (17,4 %)
Mangel an Empathie/Gefühlskälte[a]	71 (49,3 %)	32 (22,2 %)	41 (28,5 %)
Überhöhter Anspruch[a]	73 (50,7 %)	46 (31,9 %)	25 (17,4 %)
Paradoxe Anpassungserwartung[a]	73 (50,7 %)	39 (27,1 %)	32 (22,2 %)
Unter-/Fehlbesetzung sozialer Normen[a]	67 (46,5 %)	46 (31,9 %)	31 (21,5 %)

[a] Diese Züge gehören zum Konstrukt der dissozialen Charakterstruktur (vgl. Abschn. 4.4).

zum Untersuchungszeitpunkt eine leichte depressive, dysphorische oder hypochondrische Verstimmung auf, die durchweg aus den lebenssituativen Belastungen durch die Straftat, das Verfahren und die sozialen Folgen verständlich erschien.

Mit der Depravation der Persönlichkeit ist eine Nivellierung in der emotional-affektiven Schwingungsbreite und im Bereich moralisch-ethischer Werthaltungen gemeint. Da durch die Ausschlußkriterien Folgezustände schwerer Hirnschädigungen mit organischer Wesensänderung ausgeschlossen waren, dürfte die Depravation wesentlich auf die biographischen und lebenssituativen Prägungen der Persönlichkeit zurückgehen, etwa durch langen Aufenthalt im Milieu von Subkulturen, unter Alkohol- und Drogenkonsumenten, aber auch in der Haft. Zusätzlich sind bei den Probanden mit langjährigem, beträchtlichem Abusus auch toxische Einflüsse auf die Persönlichkeit im Bündel der Faktoren zu berücksichtigen, die zur Depravation führten.

Bei den genannten charakterologischen Merkmalen handelt es sich weniger um direkt beobachtbare oder explorierbare Befundtatsachen, sondern um komplexere Züge, die zu ihrer Erfassung eine Zusammenschau der Exploration des Lebenslängsschnittes, der schriftlichen Quellen und der Interaktion im persönlichen Kontakt erforderten. Die 6 in der Tabelle mit [a] gekennzeichneten charakterologischen Merkmale gehören zu dem in Abschn. 4.4 diskutierten Konstrukt einer „dissozialen Charakterstruktur" (vgl. S. 39 f.).

Bei der vorliegenden Klientel wurden besonders oft Züge wie geringe Introspektion/Selbstkritik, Egozentrizität und Mangel an Empathie/Gefühlskälte registriert. Zu dieser Eigenschaftsgruppe gehört auch das charakterologische Syndrom relativ übersteigerter Ansprüche und einer „paradoxen Anpassungserwartung", d. h. eine mit einer spezifischen Lebensweise verbundene Haltung gegenüber der sozialen Umwelt, auf die Göppinger (1980, 1983) aufmerksam gemacht hat. Ihr Wesen liegt in einer paradoxen, nicht situationsadäquaten Erwartung, die Umgebung möge sich an die eigenen Ansprüche anpassen. Ebenfalls ein komplexeres charakterologisches Merkmal stellt die Unter- bzw. Fehlbesetzung sozialer Normen dar. Hiermit sind Werthaltungen und Einstellungen sowie die daraus resultierenden Verhaltensbereitschaften gemeint, die zu sozialer Regelverletzung disponieren. Sie korrespondieren mit den Konstrukten Über-Ich und Gewissen. Als Unterbesetzung sozialer Normen wurde vom Untersucher eine deutlich mangelhafte Bindung der Persönlichkeit an die sozialen Regeln gewertet, während als Fehlbesetzung die in einigen subkulturellen Gemeinschaften und bei professionellen Kriminellen vorhandene Umbewertung des zwischenmenschlichen Regelgefüges verstanden wurde, die kriminelle Handlungen als subjektiv erlaubt oder wünschenswert einschätzt.

6.2.8 Forensische Daten

In Tabelle 15 sind die Indexdelikte aufgeführt, die Anlaß zu den Verfahren und zur psychiatrischen Untersuchung gaben. Auffällig ist der hohe Anteil von Tötungshandlungen einschließlich entsprechender Versuche. Dies mag mit lokalen Besonderheiten zusammenhängen, etwa der Übung der Schwurgerichte im Einzugsbereich der Heidelberger Klinik, bei Tötungshandlungen routinemäßig eine psychiatrische Begutachtung einzuholen, während dies bei anderen Straftaten in der Regel nur dann geschieht, wenn Verdachtsmomente für psychische Störungen vorliegen. Ebenso dürfte die relativ

Tabelle 15. Indexdelikte (n = 144; jeweils nur der Haupttat-
bestand)

Deliktart	Probanden	
Tötung einschl. Versuch	53	(36,8 %)
Vergewaltigung	23	(15,0 %)
Betrug	14	(9,7 %)
Raub	11	(7,6 %)
Einbruch/Diebstahl	11	(7,6 %)
Betäubungsmitteldelikte	9	(6,3 %)
Körperverletzung	8	(5,6 %)
Exhibitionismus/Pädophilie	6	(4,9 %)
Brandstiftung	5	(3,5 %)
Verkehrsdelikte	3	(2,1 %)
Meineid	1	(0,7 %)

hohe Zahl von Vergewaltigungstätern durch Zuweisungspraktiken der auftraggeben-
den Instanzen bedingt gewesen sein. Die Zahl der im Untersuchungsgut übersehenen
Straftaten lag natürlich um ein Vielfaches höher, da zum einen mehrfache Delikte der
gegenwärtigen Untersuchung zu Grunde liegen konnten, zum anderen war in vielen
Fällen eine beträchtliche Zahl früherer Straftaten vorausgegangen, über die ebenfalls
Informationen eingeholt wurden.

Tabelle 16 zeigt die früheren Bestrafungen und Haftjahre bei den Untersuchten.
Der Anteil von nur 13,9 % erstmals strafrechtlich in Erscheinung getretene Personen
mag gering erscheinen, doch ist zu berücksichtigen, daß auch die in Hinblick auf kriminelle Energie weniger gewichtigen Verkehrsstraftaten mitberücksichtigt wurden. Sie
machten vor allem bei den seltener strafrechtlich auffälligen Personen die Mehrzahl
der Vordelikte aus. Vernachlässigt man die Verkehrsstraftaten, so ergibt sich, daß etwa
ein Drittel der Probanden in der Vorgeschichte keine relevanten Strafverfahren aufwies, ein weiteres Drittel war mit 1–3 Straftaten mäßig in Erscheinung getreten, und
erst beim restlichen Drittel lagen von der Zahl und Schwere her stärkere Belastungen
mit Straftaten aus früheren Jahren vor.

Diese Verhältnisse werden durch die Zahl der vor dem Indexdelikt verbüßten Haftjahre unterstrichen. Ein gutes Drittel der Probanden war erstmals in Haft. Längere
Strafzeiten von 4 und mehr Jahren wiesen 27 % auf. Bei den 10 Probanden mit 10 und
mehr Haftjahren handelte es sich fast ausschließlich um Täter, die in ihrer Jugend

Tabelle 16. Zahl der Vorstrafen und früheren Haftjahre (n = 144)

Vorstrafen	n	%	Haftjahre	n	%
0	20	(13,9)	0	58	(40,3)
1	43	(29,9)	1–3	45	(31,3)
2	37	(25,7)	4–6	20	(13,9)
3	10	(16,7)	7–9	10	(7,6)
4	7	(6,9)	10	10	(6,9)
5	24	(16,7)			

wegen eines Tötungsdeliktes zu lebenslänglicher oder hoher zeitlicher Haftstrafe verurteilt worden waren und jetzt zur kriminalprognostischen Untersuchung kamen, weil eine bedingte Erfassung erwogen wurde.

Will man eine ungefähre Tätertypologie unter dem Aspekt von Kriminalität und Lebenslauf aufstellen, so wären 71 unserer 144 Probanden (49,3 %) als Erst- und Gelegenheitstäter anzusehen, davon 28 (19,4 %) als sog. Affekttäter, bei denen die kriminellen Neigungen relativ gering waren, vielmehr spielte die konflikthafte Zuspitzung zwischenmenschlicher Beziehungen die entscheidende Rolle bei der Entstehung der Straftat. 20 Probanden (13,9 %) waren recht hartgesottene Rückfalltäter, die eine nahezu professionelle kriminelle Karriere aufwiesen. Bei 25 Probanden (17,4 %) bestand eine enge Verbindung zwischen Delinquenz und Milieubedingungen, etwa durch Zugehörigkeit zu einer kriminellen Subkultur oder zu einem Kreis von häufig delinquierenden Konsumenten von Alkohol, Drogen und Medikamenten. 34 Probanden (23,6 %) gehörten zu den labilen, leicht in soziale Schwierigkeiten geratenden Tätern, die immer mal wieder zu verschiedenen Eigentumsdelikten tendierten. Bei den 23 Probanden (15 %) mit Vergewaltigungsdelikten ließen sich 10 (6,9 %) abtrennen, die zwar ein oder mehrere Male dieses Delikt verübt hatten, ansonsten aber strafrechtlich nicht in Erscheinung getreten waren. Die übrigen 13 (9 %) boten polytope Delinquenz, z. B. zusätzlich Körperverletzungs- und Eigentumsdelikte.

6.3 Diagnostische Klassifikation der Probanden

6.3.1 Vorbemerkung

Ein wesentliches Interesse galt den diagnostischen Aspekten, die sich beim Vergleich verschiedener Klassifikationssysteme für abnorme Persönlichkeiten ergeben. Die diagnostische Einschätzung der 144 psychisch nicht kranken, aber doch häufig persönlichkeitsauffälligen Probanden erfolgte stets durch den Verfasser, in der Regel auch durch einen zweiten erfahrenen Untersucher, mit dem eine diagnostische Übereinstimmung zumindest in der Gruppendiagnose der Persönlichkeitsstörung herbeigeführt wurde. Eine systematische Reliabilitätsstudie konnte jedoch nicht durchgeführt werden. Die Beschränkung auf einen Diagnostiker bedeutet einerseits die Gefahr einer durchgängigen Voreingenommenheit in klassifikatorischer Hinsicht, andererseits aber auch eine Kontinuität in der Klassifizierung bei sämtlichen Probanden im 5jährigen Untersuchungszeitraum.

Ein Vergleich mit den diagnostischen Ergebnissen anderer Untersuchungen ist nur begrenzt möglich. Am ehesten ließe noch die Diagnostik nach dem DSM-III, die klaren Ein- und Ausschlußkriterien sowie festen Regeln der Anwendung folgen konnte, eine Gegenüberstellung mit anderen Studien zu. Allerdings stellen sich auch hier die grundsätzlichen Probleme der bislang unbefriedigenden Reliabilität und der Überlappungen auf Achse 2 (Spitzer et al. 1979 a; Mellsop et al. 1982). Für die Typologie Kurt Schneiders hat Standage (1979) einen Versuch zur Standardisierung vorgenommen, indem er aus dessen Beschreibungen für jede der Psychopathieformen einen Katalog von 10 Adjektiven extrahierte. Wir haben uns bei der Zuordnung der Probanden zu

Tabelle 17. Klassifikation nach der Typologie K. Schneiders (n = 144)

Globale Einschätzung der Probanden

Unauffällige Persönlichkeiten	28 (19,4 %)
Leichte psychopathische Auffälligkeiten	58 (40,3 %)
Deutlich psychopathische Auffälligkeiten	58 (40,3 %)

Verteilung der Unterformen
(Die Prozentzahlen beziehen sich auf n = 144; Mehrfachnennungen je Proband möglich)

	Ausprägungsgrad	
	leicht	stark
Gemütlos	30 (20,8 %)	31 (21,5 %)
Willenlos	31 (21,5 %)	21 (14,6 %)
Stimmungslabil	20 (13,9 %)	16 (11,1 %)
Geltungsbedürftig	24 (16,7 %)	10 (6,9 %)
Explosibel	18 (12,5 %)	10 (6,9 %)
Depressiv	12 (8,3 %)	10 (6,9 %)
Asthenisch	18 (12,5 %)	5 (3,5 %)
Fanatisch	17 (11,8 %)	3 (2,1 %)
Selbstunsicher/Sensitiv	10 (6,9 %)	3 (2,1 %)
Hyperthymisch	10 (6,9 %)	2 (1,4 %)
Selbstunsicher/Zwanghaft	4 (2,8 %)	1 (0,7 %)
	194	112

den Typen K. Schneiders ebenfalls an Eigenschaftslisten zu orientieren versucht, doch liegt eine operationalisierte Diagnostik damit keineswegs vor. Ähnlich ist die Situation bei Anwendung des nur locker beschreibenden Glossars in der ICD-9.

6.3.2 Typologie K. Schneiders

In Tabelle 17 ist die Beurteilung der Probanden nach den typologischen Beschreibungen psychopathischer Persönlichkeiten von K. Schneider dargestellt. Bei der globalen Einschätzung wurden 58 der 144 Probanden (40,3 %) als so deutlich gestört angesehen, daß sie als psychopathische Persönlichkeiten im Sinne Kurt Schneiders klassifiziert wurden. Relativ unauffällig erschienen 28 Personen (19,4 %). Bei den restlichen Probanden waren leichtere Auffälligkeiten aus dem psychopathischen Formenkreis vorhanden, ohne daß sie jedoch als Psychopathen angesehen wurden.

Der zweite Teil der Tabelle 17 zeigt die Häufigkeit der einzelnen psychopathischen Persönlichkeitszüge in leichterer oder deutlicherer Ausprägung. Wesentlich ist, daß bei den meisten Probanden mehrere psychopathische Eigenschaften gleichzeitig registriert wurden. Dies betrifft das Problem der Überlappungen, das in den Abschn. 3.2 und 3.3 diskutiert wurde. Bei den 116 Probanden mit leichten oder deutlichen Persönlichkeitsanomalien lagen insgesamt 194 leichter ausgeprägte psychopathische Züge vor. Ein starker Ausprägungsgrad der psychopathischen Eigenschaften fand sich 112mal. Damit wurden bei jeder der 58 psychopathischen Persönlichkeiten im Durchschnitt knapp 2 Unterformen vergeben.

Die hohe Gesamtzahl der auffälligen Persönlichkeitszüge und deren Rangfolge in der Häufigkeit kennzeichnet die Eigenart unserer Stichprobe, die durch das Merkmal der Delinquenz bestimmt wurde. Es läßt sich vermuten, daß die am häufigsten vertretenen psychopathischen Eigenschaften in besonderer Weise zu sozialen Schwierigkeiten disponieren – nach dem Ergebnis dieser Untersuchung also Gemütlosigkeit, Willensschwäche, Stimmungslabilität, Geltungsbedürfnis und Explosibilität.

6.3.3 Diagnostik nach ICD-9

Bei der Anwendung der ICD-9-Klassifikation auf unsere Probanden, wie es in Tabelle 18 aufgeführt ist, ergeben sich hinsichtlich der globalen Einschätzung ähnliche Häufigkeitsverhältnisse wie bei der Typologie K. Schneiders. Den 54 Probanden (37,5 %) mit deutlicherer Persönlichkeitsstörung stehen 33 Personen (22,9 %) gegenüber, die unauffällig sind, die übrigen Probanden zeigen leichtere Auffälligkeiten.

Die Gesamtzahl auffälliger Züge liegt niedriger als bei der Einschätzung nach der Typologie K. Schneiders. Dies könnte daran liegen, daß die für unsere Klientel wichtigen Züge der willenlosen, gemütlosen und stimmungslabilen Psychopathen in der ICD-9 keine Berücksichtigung in besonderen Unterformen finden. Die Grenzziehungen zwischen den auffälligen Persönlichkeitsmerkmalen und dem Vorliegen einer Persönlichkeitsstörung sind in der ICD-9 ebenso wie bei K. Schneider nicht durch klare Regeln bestimmt, so daß hier die persönliche Schweregradbeurteilung des Untersuchers den Ausschlag gibt.

Aus dem Vergleich der Rangfolge auffälliger Persönlichkeitszüge in beiden Systemen werden Beziehungen zwischen den willenlosen und gemütlosen Psychopathen K. Schneiders und der soziopathischen Persönlichkeitsstörung der ICD-9 nahegelegt, aber auch zur hysterischen und schizoiden Persönlichkeitsstörung.

Tabelle 18. Persönlichkeitsdiagnostik nach ICD-9 (n = 144)

Globale Einschätzung der Probanden

Unauffällige Persönlichkeiten	33 (22,9 %)
Probanden mit auffälligen Persönlichkeitszügen	57 (36,9 %)
Probanden mit Persönlichkeitsstörungen	54 (37,5 %)

Verteilung der Unterformen
(Die Prozentzahlen beziehen sich auf n = 144; Mehrfachnennungen je Proband möglich)

	Persönlich-keitszüge	*Persönlich-keitsstörungen*
Soziopathische	33 (22,9 %)	38 (26,4 %)
Hysterische	12 (8,3 %)	21 (14,6 %)
Schizoide	14 (9,7 %)	15 (10,4 %)
Zykloide	22 (15,3 %)	14 (9,7 %)
Erregbare	21 (14,6 %)	11 (7,6 %)
Asthenische	23 (16,0 %)	9 (6,3 %)
Paranoide	11 (7,6 %)	9 (6,3 %)
Anankastische	3 (2,1 %)	1 (0,7 %)
	151	118

6.3.4 Diagnostik nach DSM-III

Am zuverlässigsten erscheint die Persönlichkeitsdiagnostik nach DSM-III, die in Tabelle 19 dargestellt ist. Mit operationalisierten Kriterien und definierten Anwendungsregeln sind die Voraussetzungen geschaffen, um eine bessere Reliabilität im Vergleich zu den lockeren typologischen Beschreibungen zu erzielen. Entsprechend der Definition der Persönlichkeitsstörungen im DSM-III wurden auffällige Merkmale als Persönlichkeits*züge* registriert, während eine Persönlichkeits*störung* erst diagnostiziert wurde, wenn die entsprechenden Kriterien in der vorgeschriebenen Anzahl vorhanden waren. Ergänzend ist darauf hinzuweisen, daß die subaffektiven Persönlichkeitsstörungen, abweichend von der Regelung des DSM-III, hier mit zu den Persönlichkeitsstörungen gerechnet wurden, während sie im DSM-III zur Achse 1 gehören. Damit wurde der Auffassung K. Schneiders und dem Vorgehen der ICD-9 gefolgt. Die – unentschiedene – Diskussionslage zu dieser Frage wurde in Kap. 3 behandelt. Hier fiel die Entscheidung für die Aufnahme der subaffektiven Persönlichkeitsstörungen, um die Vergleichbarkeit mit den beiden anderen Systemen zu erhalten, vor allem aber deswegen, weil gerade in einer forensischen Klientel die subaffektiven Verstimmungen einen wichtigen Anteil der Persönlichkeitsauffälligkeiten ausmachen.

Die Diagnose einer Persönlichkeitsstörung erfüllten 50 der 144 Probanden (34,7 %), 31 Personen (19,4 %) galten als unauffällig, in 63 Fällen (43,8 %) wurden

Tabelle 19. Persönlichkeitsdiagnostik nach DSM-III (n = 144)

Globale Einschätzung der Probanden

Unauffällige Persönlichkeiten	31 (19,4 %)
Probanden mit auffälligen Persönlichkeitszügen	63 (43,8 %)
Probanden mit Persönlichkeitsstörungen	50 (34,7 %)

Verteilung der Unterformen
(Die Prozentzahlen beziehen sich auf n = 144; Mehrfachnennungen je Proband möglich)

	Persönlich-keitszüge	Persönlich-keitsstörungen
Antisoziale	42 (29,2 %)	31 (20,5 %)
Schizoide	29 (20,1 %)	10 (6,9 %)
Histrionische	25 (17,4 %)	13 (9,0 %)
Borderline	24 (16,7 %)	10 (6,9 %)
Dysthyme[a]	13 (9,0 %)	15 (10,4 %)
Narzißtische	12 (8,3 %)	7 (4,9 %)
Paranoide	13 (9,0 %)	6 (4,2 %)
Zyklothyme[a]	7 (4,9 %)	6 (4,2 %)
Hypersensitive	8 (5,6 %)	3 (2,1 %)
Dependente	5 (3,5 %)	2 (1,4 %)
Schizotypische	4 (2,8 %)	2 (1,4 %)
Passiv-Aggressive	5 (3,5 %)	1 (0,7 %)
Zwanghafte	4 (2,8 %)	1 (0,7 %)
	191	107

[a] Im DSM-III nicht bei den Persönlichkeitsstörungen, sondern bei den affektiven Störungen eingeordnet.

leichtere Auffälligkeiten festgehalten. Die Gesamtzahl der registrierten Persönlichkeitszüge liegt mit 191 in ähnlicher Größenordnung wie bei der Typologie K. Schneiders, während nach ICD-9 nur 151 Züge gesehen wurden. Die hohe Zahl der registrierten Persönlichkeitsmerkmale mag daran liegen, daß im Persönlichkeitskapitel sowie bei den subaffektiven Störungen des DSM-III umfangreiche Merkmalskataloge zur Verfügung stehen, während ICD-9 nur kürzere Charakterisierungen gibt.

In der Reihenfolge der Unterformen steht wie in der ICD-9 die antisoziale Persönlichkeitsstörung an erster Stelle, was angesichts der Klientel ohne weiteres einleuchtet. Die große Zahl der schizoiden Merkmale mag überraschen. Sie waren jedoch, wie später in der klinischen Deskription erläutert wird, nicht in jener charakteristischen Färbung des schizophrenen Umfeldes vorhanden, sondern korrespondierten mehr mit fehlender Empathie und oberflächlichem Kontaktverhalten, also den typischen charakterologischen Besonderheiten einer dissozialen Klientel. Interessant ist der relativ hohe Rang der Borderline-Persönlichkeitsstörung, die auch in anderen Studien enge Beziehungen zu antisozialen Persönlichkeitsstörungen aufwies (Pope et al. 1983). Die dysthymen und zyklothymen Formen, also subaffektive Verstimmungen im Sinne des DSM-III, sind ebenfalls recht häufig vertreten, wobei es sich bei den Dysthymen meist um dysphorische Verstimmungen handelte, während in die zyklothymen Persönlichkeiten ein Teil der stimmungslabilen Psychopathen K. Schneiders einging. Die letztgenannte Gruppe wies allerdings auch Beziehungen zu den Borderline-Persönlichkeitsstörungen auf.

6.3.5 Zur Kompatibilität der drei Systeme

Die gegenwärtige diagnostische Situation in der Psychiatrie wird national und international durch die Tatsache belastet, daß mehrere rivalisierende Klassifikationssysteme existieren, die nur partiell miteinander vergleichbar sind. Bis zu einer notwendigen Vereinheitlichung, die am ehesten von einer weitgehenden Angleichung zwischen DSM-IV und ICD-10 zu erhoffen ist, wird es bei unterschiedlichen Terminologien und Klassifikationen bleiben, ein Mißstand, der sich auf dem Gebiet der sowieso unsicheren Persönlichkeitsdiagnostik besonders auswirkt. Die nun folgenden Befunde beim Vergleich der drei Klassifikationssysteme sind unter der Einschränkung zu sehen, daß die Diagnosen nur von einem Untersucher erhoben wurden. Damit können lediglich Gesichtspunkte für eine orientierende Gegenüberstellung in einer unbefriedigenden, hoffentlich nur vorläufigen Phase klassifikatorischer Mehrgleisigkeit gewonnen werden.

Wenn man die diagnostische Augabe auf das globale Urteil der Zugehörigkeit zur Gruppe der psychopathischen bzw. persönlichkeitsgestörten Probanden beschränkte, dann lagen die Ergebnisse nach den drei Verfahren in einer vergleichbaren Größenordnung (Tabelle 20). Die Ähnlichkeit in der Einschätzung durch lediglich einen Diagnostiker dürfte darin begründet liegen, daß zumindest beim Vorgehen nach K. Schneider und ICD-9 eine klinisch gewachsene Vorstellung vorhanden ist, ab welchem Störungsgrad bei einem Probanden auffällige Persönlichkeitsmerkmale bzw. eine Psychopathie/Persönlichkeitsstörung vorliegen. Dieses umfassende Gruppenurteil dürfte zunächst unabhängig vom Klassifikationssystem gefällt werden. Erst im zweiten Schritt erfolgt die Einordnung in entsprechende Unterformen. Die Algorithmen des DSM-III mit seinem kumulierenden Bauprinzip erfordern dagegen ein Vorgehen, das von der

Tabelle 20. Vergleich der globalen Persönlichkeitseinschätzung in den drei Klassifikationssystemen (n = 144)

	K. Schneider	ICD-9	DSM-III
Persönlichkeitsstörung erfüllt	58 (40,3 %)	54 (37,5 %)	50 (34,7 %)
Persönlichkeitsstörung nicht erfüllt	86 (59,7 %)	90 (62,5 %)	94 (65,3 %)

Symptomebene ausgeht und durch Summation geeigneter Kriterien zur Diagnose gelangt. Die strengeren Regeln im DSM-III dürften dafür verantwortlich sein, daß dort etwas weniger Persönlichkeitsdiagnosen als in den beiden anderen Systemen vergeben wurden.

In Tabelle 21 ist in einer 4-Felder-Tafel eingetragen, wieviele Probanden beim wechselseitigen Vergleich zwischen der Typologie K. Schneiders und DSM-III die Diagnose einer Psychopathie/Persönlichkeitsstörung erhalten bzw. nicht erhalten. Die globale Übereinstimmung ist hoch. Der statistische Zusammenhang ist signifikant (p <0,1) nach Chi-Quadrat-Test mit Yates-Korrektur. Der Phi-Korrelationskoeffizient beträgt $\emptyset$ = 0,81. Die 4-Felder-Tafel in Tabelle 22 zeigt den entsprechenden Vergleich bei Anwendung der ICD-9 und des DSM-III. Auch hier ist die Übereinstimmung zwischen beiden Systemen in der Frage, ob eine Persönlichkeitsstörung diagnostiziert wird oder nicht, beträchtlich. Der statistische Zusammenhang ist signifikant (p <0,1) nach Chi-Quadrat-Test mit Yates-Korrektur. Der Phi-Korrelationskoeffizient beträgt $\emptyset$ = 0,87.

Tabelle 21. Vergleich Typologie K. Schneider — DSM-III hinsichtlich der Gruppendiagnose Persönlichkeitsstörung (n = 144)

K. Schneider	DSM-III		
	Pers. St. ⊕	Pers. St. ⊖	
Pers. St. ⊕	48	10	58
Pers. St. ⊖	2	84	86
	50	94	144

Tabelle 22. Vergleich ICD-9 — DSM-III hinsichtlich der Gruppendiagnose Persönlichkeitsstörung (n = 144)

ICD-9	DSM-III		
	Pers. St. ⊕	Pers. St. ⊖	
Pers. St. ⊕	48	6	54
Pers. St. ⊖	3	87	90
	51	93	144

Interessanterweise liegt die globale diagnostische Einschätzung nach DSM-III in einer Studie mit vergleichbarer Klientel, nämlich rechtskräftig verurteilten Straftätern, ähnlich (Stemmer-Lück 1980); dort wurde bei 30 % der Probanden eine erhebliche Persönlichkeitsstörung angenommen. Vergleiche unserer Klientel mit der Häufigkeit von Persönlichkeitsstörungen in der Gesamtbevölkerung sind nur sehr begrenzt möglich, da einerseits keine Untersuchungen mit den standardisierten DSM-III-Diagnosebedingungen im deutschsprachigen Raum vorliegen und andererseits in unserer Stichprobe eine Massierung persönlichkeitsgestörter Probanden anzunehmen ist. Immerhin kann eine Anhaltszahl aus den epidemiologischen Studien von Dilling et al. (1984) gewonnen werden, die Neurosen, Psychopathien und psychosomatische Störungen bei 11 % der Bevölkerung fanden.

Eine ganz andere Situation ergibt sich, wenn man den Vergleich der drei diagnostischen Systeme über die globale Frage hinaus, ob eine Persönlichkeitsstörung vorliegt oder nicht, auf die Entsprechungen in den Untergruppen erweitert. Das erste Problem liegt darin, daß die Typologie K. Schneiders, die ICD-9 und das DSM-III zwar eine ähnlich große Zahl einzelner Unterformen von Persönlichkeitsstörungen nennen, nämlich 9 bis 12, doch stimmen diese konzeptuell und terminologisch nur partiell überein. K. Schneider kennt keine schizoiden und antisozialen Psychopathen, geschweige denn narzißtische oder Borderline-Syndrome; dafür sind die meisten seiner Formen in ICD-9 und DSM-III nicht oder nur mit Veränderungen enthalten. Große Differenzen gibt es auch zwischen ICD-9 und DSM-III. Mehrere der neugeschaffenen Persönlichkeitsstörungen des amerikanischen Manuals finden keine Entsprechung in der ICD-9, und die subaffektiven Störungen werden unterschiedlich behandelt. Wenn somit das gesamte Spektrum abnormer Persönlichkeiten in den drei Systemen in ganz unterschiedliche Bestandteile zerlegt ist, erscheint ein Vergleich nur sehr begrenzt möglich.

Eine zweite Schwierigkeit liegt in dem wiederholt diskutierten Problem der Überlappungen. Aus den Tabellen 18, 19 und 20 wird deutlich, daß die meisten auffälligen Probanden mehrere Persönlichkeitsstörungen bzw. Persönlichkeitszüge auf sich vereinten. Durchschnittlich entfielen in allen drei Systemen knapp 2 Persönlichkeitsdiagnosen auf jeden Probanden, der zur Gruppe der Psychopathen/Persönlichkeitsstörungen gehörte. Der Befund diagnostischer Überschneidungen ist für den Gesamtbereich der Persönlichkeitsstörungen häufig empirisch belegt worden. Für die spezielle Klientel von Straftätern fanden Berner u. Karlick-Bolten (1985) Werte, die von der Größenordnung her mit unserer Rate an Überlappungen übereinstimmten: Auf 41 Probanden mit ICD-9-Persönlichkeitsstörungen entfielen 89 Persönlichkeitsdiagnosen, während nach DSM-III 29 Probanden mit DSM-III-Persönlichkeitsstörungen 50 DSM-III-Persönlichkeitsdiagnosen erhielten.

Insgesamt wird der Vergleich der drei Systeme durch die Probleme der Überschneidungen und der Mehrfachdiagnosen außerordentlich erschwert. Die Probanden können in den verschiedenen Klassifikationen jeweils verschiedene Kombinationen von Persönlichkeitsstörungen in unterschiedlicher Zahl auf sich vereinen, wobei zwischen den einzelnen Systemen immer nur wenige Unterformen gleichartig konzipiert und benannt sind.

Als Beispiele seien einige Überlappungen in der Persönlichkeitsklassifikation innerhalb des DSM-III aufgeführt. Es werden nur die Probanden berücksichtigt, von denen die entsprechenden Kriteriensätze voll erfüllt wurden. Bei den 31 Untersuchten mit antisozialer Persönlichkeitsstörung lagen gleichzeitig 3 Borderline-Diagnosen,

2 histrionische, 2 schizoide, 2 narzißtische und 2 paranoide Persönlichkeitsdiagnosen vor, außerdem eine dysthyme und eine zyklothyme subaffektive Störung, also insgesamt 13 kombinierte Diagnosen. Unter den 13 Probanden mit histrionischer Persönlichkeitsstörung fanden sich als zusätzliche Diagnosen je 3 dysthyme und Borderline-, 2 antisoziale und 2 histrionische Persönlichkeitsstörungen, also 10 Überlappungen. Weitere Überschneidungsbereiche ergaben sich zwischen schizoiden, narzißtischen, paranoiden und antisozialen Persönlichkeitsstörungen. Wurden nicht nur die voll erfüllten Formen, sondern auch die einzelnen Persönlichkeitszüge berücksichtigt, so entstand ein sehr enges symptomatologisches Geflecht zwischen sämtlichen Persönlichkeitssyndromen, die in größerer Fallzahl vertreten waren. Die hohe Zahl multipler Persönlichkeitszüge/-störungen pro auffälligem Individuum ist ein gewichtiges Argument für den Vorschlag, beim gegenwärtigen Kenntnisstand die Klassifizierung durch Reduktion der Unterformen zu vereinfachen (vgl. Abschn. 3.3.3 und Tabelle 1, S. 24).

Neben dem Überschneidungsproblem erscheint von Bedeutung, wie gut sich die Diagnosen der einzelnen Klassifikationen in den korrespondierenden Systemen abbilden. In Tabelle 23 wird aufgeschlüsselt, in welche DSM-III-Persönlichkeitsstörungen sich die Unterformen der Typologie nach K. Schneider bei unseren Probanden verteilten. Die Übereinstimmung ist lediglich in Prozent ausgedrückt, auf eine statistische Berechnung wurde wegen der methodischen Beschränkung auf einen Untersucher verzichtet. Unter den häufiger vertretenen Persönlichkeitsstörungen zeigen eine relativ gute Übereinstimmung die geltungsbedürftigen/histrionischen, die depressiven/dysthymen und die willenlosen/antisozialen Formen. Mittlere Werte ergaben sich für die stimmungslabilen/Borderline- und gemütlosen/antisozialen Syndrome. Bei den übrigen Kategorien war die Übereinstimmung klein, mit Ausnahme der selten diagnostizierten, fanatischen und zwanghaften Formen nach K. Schneider, die sich zu 100 % in den DSM-III-Kategorien der paranoiden und zwanghaften Störungen abbildeten. Auffällig ist bei den häufiger diagnostizierten Formen die Auffächerung beim Übergang von einem ins andere System. So erhalten z. B. die 31 gemütlosen Psychopathen 27 Persönlichkeitsdiagnosen nach DSM-III, die sich über 4 Unterformen verteilen. Eine ähnliche Streuung über verschiedene Unterformen zeigen die übrigen Psychopathentypen. Beim umgekehrten Übergang vom DSM-III in die Typologie K. Schneiders erfolgt eine ähnliche Auffächerung in differente Unterformen.

Tabelle 24 zeigt die Entsprechungen der ICD-9-Diagnosen beim Übergang ins DSM-III und umgekehrt. Von den häufiger vertretenen Diagnosen finden sich höhere Übereinstimmungen bei den soziopathischen/antisozialen, den paranoiden/paranoiden, den schizoiden/schizoiden, den erregbaren/dysthymen und den hysterischen/histrionischen Persönlichkeitsstörungen. Auch hier sind jedoch die einzelnen Formen beim Übergang vom einen System ins andere relativ weit aufgefächert, jedenfalls bei den häufigeren Formen, die in jeweils 3 bis 5 Kategorien des anderen Systems wieder auftauchen.

Zusammengefaßt ergibt sich zur Kompatibilität der drei Klassifikationssysteme, daß die globale Gruppendiagnose sehr gut übereinstimmt, während auf der Ebene der Subtypen die Unterschiede größer sind als es die Gemeinsamkeiten in einigen Termini vermuten lassen. Diese Befunde ähneln den Ergebnissen bei Berner u. Karlick-Bolten (1985), die auf der Ebene der Unterformen geringe Übereinstimmungen, bei zusammenfassender Gruppierung jedoch bessere Entsprechungen fanden. Als wesentliche Ursachen für die Differenzen erscheinen die unterschiedliche Strenge der diagnosti-

Tabelle 23. Entsprechungen der Diagnosen beim Vergleich Typologie K. Schneider — DSM-III. (Die Prozentzahlen beziehen sich auf die Gesamtzahl der K. Schneider-Diagnosen in den senkrechten Spalten)

DSM-III	K. Schneider-Psychopathien											
	Gemüt-lose (n = 31)	Willen-lose (n = 21)	Stimmungs-labile (n = 16)	Geltungs-bedürftige (n = 10)	Explo-sible (n = 10)	Depres-sive (n = 10)	Asthe-nische (n = 5)	Fana-tische (n = 3)	Hyper-thyme (n = 3)	Sensitive (n = 2)	Zwang-hafte (n = 1)	Ohne Entsprechung n. K. Schneider
Antisoziale (n = 31)	13 (42 %)	15 (71 %)	2 (12,5%)									1
Dysthyme (n = 15)		3 (14 %)	2 (12,5%)		2 (20 %)	8 (80 %)	2 (40 %)					0
Histrionische (n = 13)		1 (5 %)		8 (80 %)					1 (33 %)			1
Borderline (n = 10)			7 (44 %)		3 (30 %)							0
Schizoide (n = 9)	9 (29 %)											1
Zyklothyme (n = 6)			3 (19 %)			1 (10 %)		2 (67 %)				0
Paranoide (n = 6)					2 (20 %)			3 (100 %)				1
Narzißtische (n = 7)	3 (10 %)			2 (20 %)	2 (20 %)							0
Hypersensitive (n = 3)						1 (20 %)				1 (50 %)		0
Dependente (n = 2)		1 (5 %)					1 (20 %)					0
Schizotypische (n = 2)	2 (6 %)	1 (5 %)										0
Zwanghafte (n = 1)											1 (100 %)	0
Passiv-Aggressive (n = 1)												1
Ohne Entsprechung im DSM-III	4 (13 %)	3 (14 %)	2 (13 %)	0	1 (10 %)	1 (20 %)	1 (20 %)	0	1 (33 %)	1 (50 %)	0	

Tabelle 24. Entsprechungen der Diagnosen beim Vergleich ICD-9 — DSM-III. (Die Prozentzahlen beziehen sich auf die Gesamtzahl der ICD-9-Diagnosen in den senkrechten Spalten)

DSM-III	ICD-9								
	Sozio-pathische (n = 38)	Hysterische (n = 21)	Schizoide (n = 15)	Zyklothyme (n = 14)	Erregbare (n = 10)	Asthenische (n = 9)	Paranoide (n = 9)	Anankasti-sche (n = 1)	Ohne Entspre-chung in ICD-9
Antisoziale (n = 31)	29 (76 %)	1 (5 %)	1 (7 %)						0
Dysthyme (n = 15)	5 (13 %)			2 (14 %)	6 (55 %)	2 (7 %)			0
Histrionische (n = 13)	1 (3 %)	11 (52 %)		1 (7 %)					1
Borderline (n = 10)	2 (5 %)	4 (9 %)		2 (14 %)	2 (18 %)				0
Schizoide (n = 10)			10 (67 %)						0
Zyklothyme (n = 6)				5 (36 %)					1
Paranoide (n = 6)							5 (56 %)		1
Narzißtische (n = 7)	2 (5 %)	2 (10 %)					2 (22 %)		1
Hypersensitive (n = 3)					1 (9 %)	2 (22 %)			1
Dependente (n = 2)						1 (11 %)			1
Schizotypische (n = 2)			1 (7 %)						0
Zwanghafte (n = 1)								1 (100 %)	0
Passiv/Aggressive (n = 1)						1 (11 %)			0
Ohne Entsprechung im DSM-III	0 (14 %)	3 (20 %)	3 (29 %)	4 (18 %)	2 (18 %)	3 (33 %)	4 (44 %)	0	

schen Regeln, die andersartige Aufteilung des Bereiches der Persönlichkeitsstörungen und das Überlappungsproblem. Die Schwierigkeiten werden sich im Rahmen kategorialer bzw. typologischer Systeme nur verringern lassen, wenn die Persönlichkeitsklassifikation einheitlich auf klar umrissene Symptomkataloge sowie operationalisierte Diagnoseschritte gestützt wird. Außerdem wird der Verzicht auf eine allzu differenzierte Subtypisierung erforderlich sein (vgl. Abschn. 3.3.3).

6.4 Multivariate statistische Analyse

6.4.1 Vorbemerkung

Nach der deskriptiven Darstellung der Ergebnisse besteht nun in der weitergehenden statistischen Bearbeitung die Aufgabe, aus der großen und heterogenen Datenmatrix grundlegende Strukturen, allgemeine Faktoren und Dimensionen herauszuarbeiten. Bisher wurde in einer Reihe großer multifaktorieller Untersuchungen über Fragen der antisozialen Persönlichkeiten, Delinquenz und Verwahrlosung versucht, eine Vielzahl von Variablen zu berücksichtigen und statistische Zusammenhänge zwischen den einzelnen Daten sichtbar zu machen (s. McCord u. McCord 1962, 1964; Glueck 1957, 1959; Hartmann 1977 u. a.). Allerdings begegnet die Anwendung anspruchsvollerer statistischer Verfahren bei Studien, die in zunächst idiographischer Methodik durch ausführliche Einzelfallerhebungen ein Bild über den Längs- und Querschnitt einer Lebensentwicklung gewinnen, erheblichen Problemen.

Mögliche Schwierigkeiten multivariater Methoden sind neben anderen vor allem von Göppinger (1983) in seiner partiell vergleichbaren Studie diskutiert worden. So bringt nach Göppinger die statistische Analyse bei Untersuchungen dieser Art einen Verlust an Wirklichkeitsnähe; auch bleibe trotz statistisch als gesichert geltender Zusammenhänge stets eine erhebliche Anzahl von Fällen offen, die ähnliche Merkmale aufwiesen, ohne daß es zu gleichen Konsequenzen, z. B. Straffälligkeit, komme. Manche der statistisch zwar richtigen Aussagen seien trivial oder irreführend, da die jeweiligen Merkmale sich grundverschieden, ja inhaltlich gegensätzlich auswirken könnten, je nach den übrigen individuellen Umständen des Einzelfalles.

Die rechnerische Bearbeitung von Datenmaterial im Bereich der psychiatrischen Persönlichkeitsforschung kann m. E. beim gegenwärtigen Wissensstand eher Anregungen und Orientierungspunkte für die Interpretation des Materials liefern, nicht jedoch zu einer quasi naturwissenschaftlichen, exakten Bestimmung objektiver Sachverhalte dienen. Das Zusammenspiel aus klinisch-intuitiv gewonnenen Eindrücken und hypothesengelenkter Revision der Auffassungen durch statistische Datenanalyse erlaubt eine gewisse Kontrolle der klinischen Interpretationen und der typologischen Begriffsbildungen. In diesem Sinne stellt die Analyse von Häufigkeitsverhältnissen, Korrelationen und Datenstrukturen ein unterstützendes Element in dieser Untersuchung dar.

6.4.2 Zur Bildung eines Psychopathiescores

Bereits in der historischen Übersicht war die konzeptuelle Vermischung von psychopathologischen und soziologischen Aspekten problematisiert worden, die sich als roter Faden durch die Geschichte der Psychopathielehren zieht. Entgegen den bisher meist globalen Betrachtungsweisen unternimmt der eigene Ansatz eine Gliederung des heterogenen Bereiches. Dabei sollen die psychopathologischen Besonderheiten abnormer Persönlichkeiten einerseits und ihre dissozialen Verhaltensweisen andererseits differentiell erfaßt werden. Interessanterweise ließ sich dieser aus der kritischen ideengeschichtlichen Analyse gewonnene theoretische Ansatz durch die empirischen Befunde und die rechnerische Analyse der erhobenen Daten teilweise stützen, wie sich im folgenden zeigen wird.

Die bis jetzt vorliegenden diagnostischen Instrumente zur Einschätzung psychopathischer Persönlichkeiten sind für die Aufgabe einer Differenzierung zwischen Persönlichkeitsstörung und Dissozialität nicht geeignet, da keine konzeptuelle Trennung zwischen diesen beiden unterschiedlichen Bereichen der Normabweichung vorgenommen wird. Dies gilt auch für die als Testinstrument gut abgesicherte Skala von Hare (1980), die 22 recht heterogene Aspekte der psychopathologischen und soziologischen Besonderheiten umfaßt, z. B. charakterologische Merkmale wie Gewandtheit und oberflächlichen Charme, Egozentrizität, grandioses Selbstwertgefühl und Mangel an Empathie; im psychopathologischen Bereich Impulsivität sowie Mangel an Affekt und emotionaler Tiefe; im Gebiet sozialer Abweichung reine Verhaltensmerkmale wie parasitären Lebensstil, Promiskuität in sexuellen Beziehungen, häufige Ehen, schlechte Bewährung bei Strafaussetzung, unterschiedliche Arten von Delinquenz. Einige andere Merkmale erfordern nicht nur ein hohes Maß von Interpretation, sondern belegen deutlich die hier gemeinte konzeptuelle Verquickung zwischen der psychopathologischen Ebene und der Beurteilung des Sozialverhaltens, etwa wenn von „pathologischem Lügen und Betrügen" gesprochen wird.

Um eine getrennte Einschätzung der Dissozialität und der pathologischen Auffälligkeiten zu ermöglichen, wurden aus den Items unseres Erhebungsbogens 2 Datensätze extrahiert, aus denen sich ein *Psychopathiescore* und ein *dissozialer Verhaltensscore* bilden ließen. Es wurden möglichst solche Kriterien benutzt, die im Rahmen anderer Untersuchungs- und Diagnoseverfahren, etwa in der Skala von Hare oder im DSM-III, eine ausreichende Reliabilität gezeigt hatten (Spitzer et al. 1979 a; Hare 1980; Mellsop et al. 1982).

Es genügte nicht, lediglich die vergebenen Diagnosen als Anhaltspunkt für den Ausprägungsgrad psychopathologischer Auffälligkeit zu benutzen. Ein Proband konnte z. B. eine ganze Reihe schwieriger Persönlichkeitsmerkmale aufweisen, obwohl nach DSM-III vielleicht nur die Kriterien bei einer speziellen Persönlichkeitsstörung voll erfüllt waren, möglicherweise sogar bei keiner. Ein anderer Proband hingegen, der in seinem Persönlichkeitsgefüge nach klinischer Einschätzung weniger beeinträchtigt erschien, konnte durch eine besondere Symptomkonstellation gleich mehrere DSM-III-Persönlichkeitsdiagnosen auf sich vereinen. Ähnliche Überlegungen gelten bei der Anwendung der anderen Diagnosesysteme. Das Ziel war ein Score, der sowohl das Erfüllen der diagnostischen Kategorien berücksichtigt als auch ein umfassendes Maß für die psychopathologischen Besonderheiten darstellt.

Aus diesen Gründen setzt sich unser Psychopathiescore aus zwei Teilen zusammen, einem diagnostischen und einem symptomatologischen. Durch geeignete Umrechnungsfaktoren wurden beide Anteile des Scores so konstruiert, daß sie bei maximaler Ausprägung je 50 % des Summenwertes ausmachen. Der erste Teil umfaßt die DSM-III-Persönlichkeitsstörungen, wie sie in Tabelle 23 aufgelistet sind. Abweichend von der Gliederung im Manual sind die dysthymen und zyklothymen Formen als subaffektive Persönlichkeitsstörungen wegen ihrer Bedeutung im dissozialen Umfeld einbezogen. Dagegen wird aus den diskutierten Gründen die vorwiegend durch deviante Verhaltensweisen definierte antisoziale Persönlichkeitsstörung hier nicht aufgenommen. Die somit resultierenden 12 Formen werden wie folgt skaliert:

0 = keine Persönlichkeitsauffälligkeiten,
1 = auffällige Persönlichkeitszüge nach DSM-III vorhanden,
2 = Kriterien einer DSM-III-Persönlichkeitsstörung erfüllt.

Der zweite Teil des Psychopathiescores setzt sich zuammen aus der Summe aller einzelnen psychopathologischen Merkmale, die bei den 12 genannten DSM-III-Persönlichkeitsstörungen aufgeführt sind. Auch hier wird skaliert:

0 = Symptom nicht vorhanden,
1 = mäßige Ausprägung des Symptoms,
2 = starke Ausprägung des Symptoms.

Bei jeder Persönlichkeitsstörung wird der Punktwert der Symptome mittels Division durch die theoretisch in dieser Störung maximal erreichbare Symptomzahl auf 1 normiert. Anderenfalls wäre das Gewicht einer Störung, für die DSM-III viele Symptome nennt, relativ zu hoch im Vergleich zu Störungen, bei denen nur wenige Symptome angegeben sind. Dieses Problem der ungleich hohen Symptomzahl pro Persönlichkeitsstörung ist übrigens im DSM-III-R nicht mehr vorhanden, dort werden für jede Form 8 bis 9 Items angeführt. Der so erhaltene Punktwert wird mit 2 multipliziert. Damit können beide Anteile des Psychopathscores maximal je 24 Punkte erreichen, die Gesamtpunktzahl beträgt maximal 48 Punkte.

Der auf diese Weise gewonnene Psychopathiescore bei den 144 Probanden (Tabelle 25) erstreckt sich über den Bereich von 0–21 Punkten (die Punktwerte sind auf- bzw. abgerundet). Der Mittelwert beträgt 7,9 Punkte. Bei der graphischen Darstellung in Abb. 1 zeigt sich eine eingipflige, linksschiefe Verteilung, es überwiegen also in unserer Klientel die Probanden mit höheren Werten gegenüber denjenigen mit niedrigeren Werten.

Tabelle 25. Psychopathie-score (n = 144)

Punktzahl	Probanden
0	2 (1,4 %)
1– 4	25 (17,4 %)
5– 8	56 (38,9 %)
9–12	38 (26,4 %)
13–16	19 (13,2 %)
17–21	4 (2,8 %)

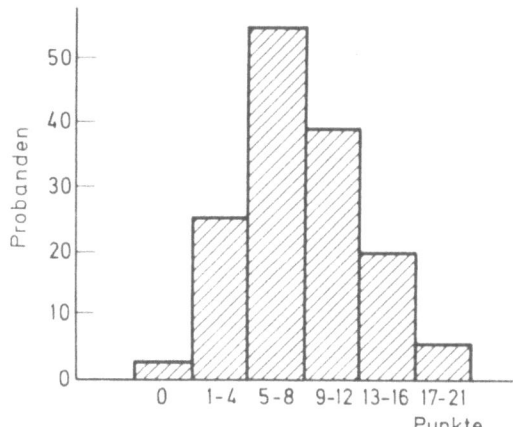

Abb. 1: Graphische Darstellung des
Psychopathiescores

6.4.3 Zur Bildung eines Dissozialitätsscores

Gemäß den Überlegungen zur differentiellen Erfassung von Psychopathie und Dissozialität dient der Dissozialitätsscore dazu, die sozial devianten und delinquenten Verhaltensweisen unserer Probanden zu registrieren. Exakt formuliert handelt es sich um
einen „dissozialen Verhaltensscore", nicht zu verwechseln mit der charakterologischen
Persönlichkeitseigenschaft der „dissozialen Charakterstruktur" (vgl. Abschn. 4.4).
    Für den Dissozialitätsscore wurden aus dem Datenblatt sämtliche Informationen
zusammengestellt, die mit dissozialen Verhaltensweisen in Verbindung stehen. Die
Items werden entsprechend den Grundsätzen, wie sie beim Psychopathiescore
beschrieben sind, der Schwere nach in den Stufen 0 – 1 – 2 skaliert und in ihrem
Gewicht durch Umrechnungsfaktoren begrenzt. Der Gesamtscore setzt sich aus drei
Teilen zusammen, wobei die beiden ersten maximal zusammen etwa 50 % und der
dritte ebenfalls 50 % ausmachen können. Teil 1 besteht aus der Zahl der Haftjahre,
Teil 2 aus der Zahl der bisherigen Delikte. Durch Umrechnungsfaktoren wird dem
unterschiedlichen Gewicht z. B. von Eigentumsdelikten und von Kapitalverbrechen
Rechnung getragen. Als leichte Delikte im Rahmen dieser Untersuchung gelten Ver-
kehrsdelikte, Meineid, Exhibitionismus/Pädophilie und Diebstahl (Faktor 0,33); als
mittlere Delinquenz Einbruch, Betrug, Körperverletzung (Faktor 1); als schwere
Delikte werden Vergewaltigung, Brandstiftung, Raub und Tötungshandlungen gewertet (Faktor 3). Der dritte Teil des Dissozialitätsscores besteht aus der Punktsumme im
Katalog aller sozial devianten Verhaltensweisen, die im Abschnitt A und B als Kriterien
bei der antisozialen Persönlichkeitsstörung des DSM-III aufgelistet sind (21 Items).
Der maximale Punktwert beträgt 18 bei den Haftjahren und 41 bei der Delinquenz. Die
Items der antisozialen Persönlichkeitsstörung erhalten, um etwa 50 % der Punktsumme erreichen zu können, den Faktor 3, das ergibt einen theoretischen Maximal-
wert des Scores von 122 Punkten.
    Der so erhaltene Dissozialitätsscore (Tabelle 26) erreicht bei den 144 Probanden
zwischen 0 und 102 Punkten (Punktzahlen auf- und abgerundet). Der Mittelwert
beträgt 38,1 Punkte. Das Balkendiagramm in Abb. 2 zeigt erneut eine eingipflige und

Tabelle 26. Dissozialitäts-score (n = 144)

Punktzahl	Probanden
0 – 9	18 (12,5 %)
10 – 19	19 (13,2 %)
20 – 29	27 (18,8 %)
30 – 39	20 (13,9 %)
40 – 49	18 (11,5 %)
50 – 59	15 (10,4 %)
60 – 69	10 (6,9 %)
70 – 79	8 (5,6 %)
80 – 89	7 (4,9 %)
90 – 102	2 (1,4 %)

linksschiefe Verteilung, also ein Überwiegen der Probanden mit höherem Dissozialitätsgrad gegenüber denjenigen mit niedrigerer Ausprägung sozial devianter Verhaltensweisen.

Bei den auf diese Weise gebildeten Scores für Psychopathie bzw. für Dissozialität handelt es sich, wie dargestellt, nicht um einen einfach additiven, sondern um einen zahlenmäßig gewichteten Summenwert. Dabei wurden die Regeln für die Gewichtung arbiträr festgelegt. Die so gewonnenen Punktwerte können also lediglich Richtungshinweise liefern, keineswegs liegt ihre Bedeutung darin, daß nun eine exakte Meßzahl für die Einschätzung des Probanden in beiden Bereichen vorliegt.

Von Göppinger (1983) wurde zu Recht kritisch auf die Probleme einer solchen Summenwertbildung hingewiesen, etwa die darin implizit enthaltenen, aber keineswegs gesicherten Voraussetzungen, daß schon das Vorliegen jedes einzelnen Merkmales für sich von Bedeutung sei, daß die Einzelvariablen in einem additiven Zusammenhang stünden und daß die Wirkungsrichtung aller Variablen gleichsinnig sei. Es ist im Einzelfall durchaus vorstellbar, daß eine Person in den Scores einen niedrigen Wert erhält, obwohl bei ihr in Hinblick auf Psychopathie oder Dissozialität eine erhebliche Störung

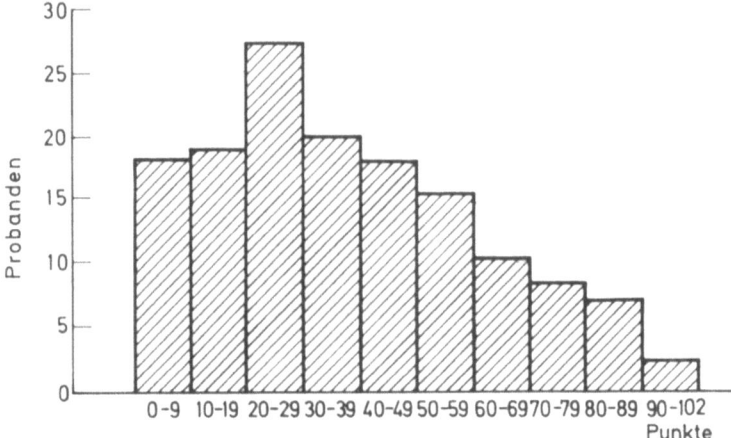

Abb. 2: Graphische Darstellung des Dissozialitätsscores

vorliegt, die sich jedoch nur in wenigen, dafür stark ausgeprägten Merkmalen äußert. Trotz der Einführung von Umrechnungsfaktoren können bei diesem zusammenfassenden Vorgehen einzelne, aber möglicherweise sehr bedeutende Variablen nicht so gewichtet werden, wie es bei einer idiographischen Untersuchung des Zusammenspieles verschiedener Einzelfaktoren möglich ist. Diese Vorbehalte sind zu berücksichtigen, wenn im folgenden Psychopathie- und Dissozialitätsscore als ein am Durchschnitt orientierter Anhaltspunkt für die relative Gestörtheit im einen oder anderen Bereich benutzt werden.

6.4.4 Verteilungsdiagramm

In zweidimensionaler Darstellung wurde das mit den genannten Summenwerten ermittelte Ausmaß der psychopathologischen Auffälligkeiten auf der senkrechten und der dissozialen Verhaltensweisen auf der waagerechten Achse aufgetragen (s. Abb. 3, S. 74). Je nach Ausprägungsgrad der beiden Scores erhielt jeder Proband einen bestimmten Ort im Verteilungsdiagramm. Insgesamt formieren die 144 Probanden eine „Punktwolke", die bei visueller Betrachtung keine klare Gliederung in konzentrierte Haufen und Verdünnungszonen erkennen läßt. Dies entspricht der eingangs formulierten Erwartung, daß in der hier untersuchten Klientel nicht psychisch kranker Delinquenten die unterschiedlichen Ausprägungsgrade von Psychopathie und Dissozialität ohne eindeutige Grenzen kontinuierlich aus einem unauffälligen Normalbereich über Zwischenstufen bis hin zu gravierenden Auffälligkeiten im jeweiligen Bereich verlaufen. Die Form der Punktwolke spricht gegen die Annahme sehr enger Beziehungen zwischen beiden Dimensionen, etwa von der Art, daß hohe Psychopathiewerte bevorzugt mit hohen oder niedrigen dissozialen Verhaltensscores kombiniert sind oder umgekehrt. Vielmehr finden sich die durch Ausprägungsgrade von Dissozialität und Psychopathie definierten Probanden im Verteilungsdiagramm ohne deutliche Regelhaftigkeit verstreut. Zwischen den beiden Dimensionen liegt allerdings keine Nullkorrelation vor, bei der die Verteilung der Punktwolke eine Kreisform annimmt. Der Zusammenhang läßt sich rechnerisch durch die Rangkorrelation nach Spearman ausdrücken. Sie beträgt hier R = 0,38, d. h., es liegt bei der Gesamtstichprobe eine schwach positive Korrelation zwischen Psychopathiescore und dissozialem Verhaltensscore vor.

6.4.5 Diskriminanzanalyse

Zur weiteren Aufklärung der Beziehungen zwischen Psychopathie- und Dissozialitätsscore wurde eine Diskriminanzanalyse durchgeführt. Bei dieser Gelegenheit soll die Eignung der charakterologischen Eigenschaftsgruppe „dissoziale Charakterstruktur" für die Analyse des Verteilungsmusters unserer Stichprobe überprüft werden.

Die „dissoziale Charakterstruktur" steht inhaltlich in Verbindung zu schlagwortartigen Begriffen wie „semantische Demenz", „Anethopathie", „Oligothymie" oder „moralische Anästhesie", mit denen versucht wurde, einen charakterlichen Grundzug dissozialer Persönlichkeiten zu erfassen (s. Kap. 4). Die allgemeinen Formeln wurden hier symptomatologisch näher expliziert mit den 6 Variablen unseres Erhebungsbo-

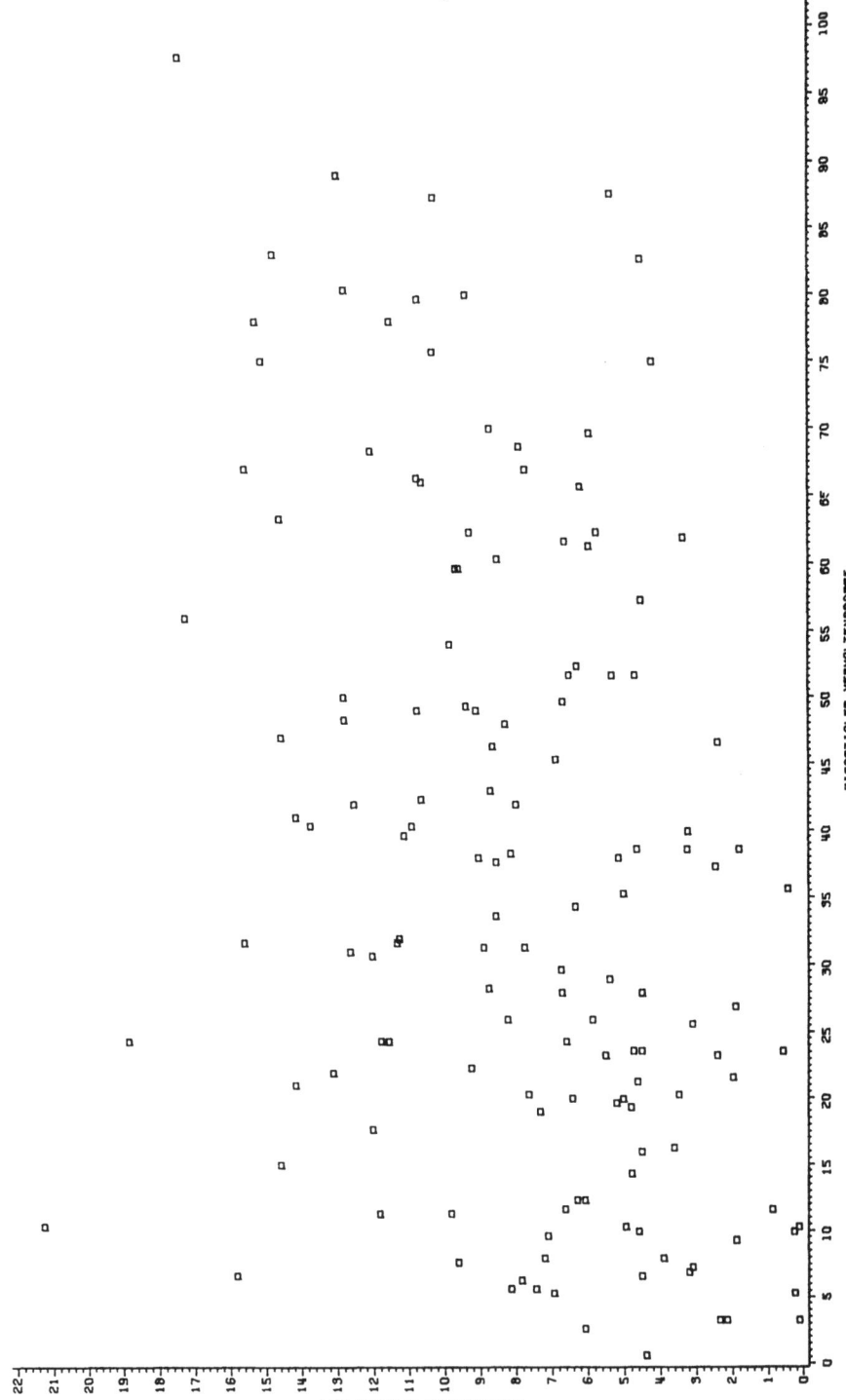

Abb. 3: Verteilungsdiagramm der 144 Probanden nach den Dimensionen der Psychopathie und des dissozialen Verhaltens

gens: Geringe Introspektion/Selbstkritik, Mangel an Empathie/Gefühlskälte, Egozentrizität, überhöhter Anspruch, paradoxe Anpassungserwartung, Unter-/Fehlbesetzung sozialer Normen (vgl. Tabelle 14, S. 55). Die Items wurden bei jedem Probanden in der bekannten Weise mit 0 – 1 – 2 skaliert. Der so entstandene Score konnte maximal 12 Punkte erreichen. Da das diskriminative Merkmal in der Diskriminanzanalyse eine dichotome Größe erfordert, wurde ein Wert von 7, d. h. > 50 % des maximal erreichbaren Scores, als unterster Wert bestimmt, bei dem das Merkmal als vorliegend beurteilt wurde. Auf diese Weise waren 100 Probanden hinsichtlich der „dissozialen Charakterstruktur" merkmalsnegativ, 44 Probanden merkmalspositiv.

Die Abb. 4 zeigt das Verteilungsdiagramm der Probanden nach dieser Dichotomisierung. Dabei ergeben sich bereits vor Berechnung der Diskriminanzanalyse interessante Unterschiede in der Position. Die mit + symbolisierten Merkmalsträger *mit* dissozialer Charakterstruktur finden sich deutlich vermehrt im Bereich hoher Psychopathiewerte, vor allem aber hoher dissozialer Verhaltenswerte, also im oberen und rechten Bereich des Diagramms. Dagegen sind die mit □ gekennzeichneten Probanden *ohne* dissoziale Charakterstruktur mehr im unteren linken Anteil der Abbildung konzentriert, also bei niedrigeren Werten für Psychopathie und Dissozialität. Allerdings kommen Ausreißer in beide Richtungen vor, wie es angesichts der fließenden Grenzen und Durchmischungen im Bereich von Psychopathie und Dissozialität nicht anders zu erwarten ist. Die mittels des dichotomen Merkmals „dissoziale Charakterstruktur" bei Durchführung einer Diskriminanzanalyse erreichte Aufteilung der Punktwolke wird durch die im Verteilungsdiagramm eingezeichnete Gerade markiert. Die Diskriminanzfunktion lautet $p = -0,194 \times D + 15,08$. Bei der Trennung der beiden Gruppen fällt insbesondere auf, daß nur 4 Merkmalsträger unterhalb der Geraden gelegen sind.

Durch die Korrelationsanalyse bei den beiden Gruppen (mit und ohne „dissoziale Charakterstruktur") ist es möglich, den Zusammenhang zwischen Psychopathiescore und dissozialem Verhaltensscore für jede Gruppe einzeln zu betrachten. In der Gruppe *mit* dissozialen Charaktereigenschaften (+) beträgt die Spearman-Rangkorrelation R = 0,02. Dies kommt einer Nullkorrelation ohne ersichtlichen Zusammenhang nahe. Das bedeutet, daß in dieser Gruppe die Höhe des dissozialen Verhaltensscores ohne systematischen Zusammenhang mit der Summe der psychopathologischen Auffälligkeiten ist und umgekehrt. Beim Vorliegen der dissozialen Charakterstruktur wird das Ausmaß des dissozialen Verhaltens des Probanden kaum von gleichzeitig vorhandenen psychopathologischen Auffälligkeiten beeinflußt. Dieses Ergebnis spricht für eine weitgehende Unabhängigkeit charakterologisch bedingter dissozialer Verhaltenstendenzen von begleitenden psychopathischen Merkmalen, jedenfalls bei statistischer Betrachtung im Gruppenvergleich.

In der Gruppe ohne dissoziales Charaktermerkmal (□) beträgt der Spearman-Rangkorrelationskoeffizient R = 0,30. Das bedeutet, daß ein – allerdings geringer – positiver Zusammenhang zwischen den beiden Scores besteht. Bei den Probanden ohne „dissoziale Charakterstruktur" wächst demnach mit Ansteigen des Psychopathiescores die Wahrscheinlichkeit des Auftretens dissozialer Verhaltensweisen und umgekehrt. Dieses Ergebnis sagt aus, daß bei den nicht charakterologisch zur Dissozialität disponierten Personen eine leichte gegenseitige Abhängigkeit zwischen der psychopathischen Gestörtheit und sozialer Devianz/Delinquenz besteht.

Die dargestellten Befunde sprechen für eine Eignung der charakterologischen Persönlichkeitsdimension „dissoziale Charakterstruktur" bei der Analyse der Beziehun-

76

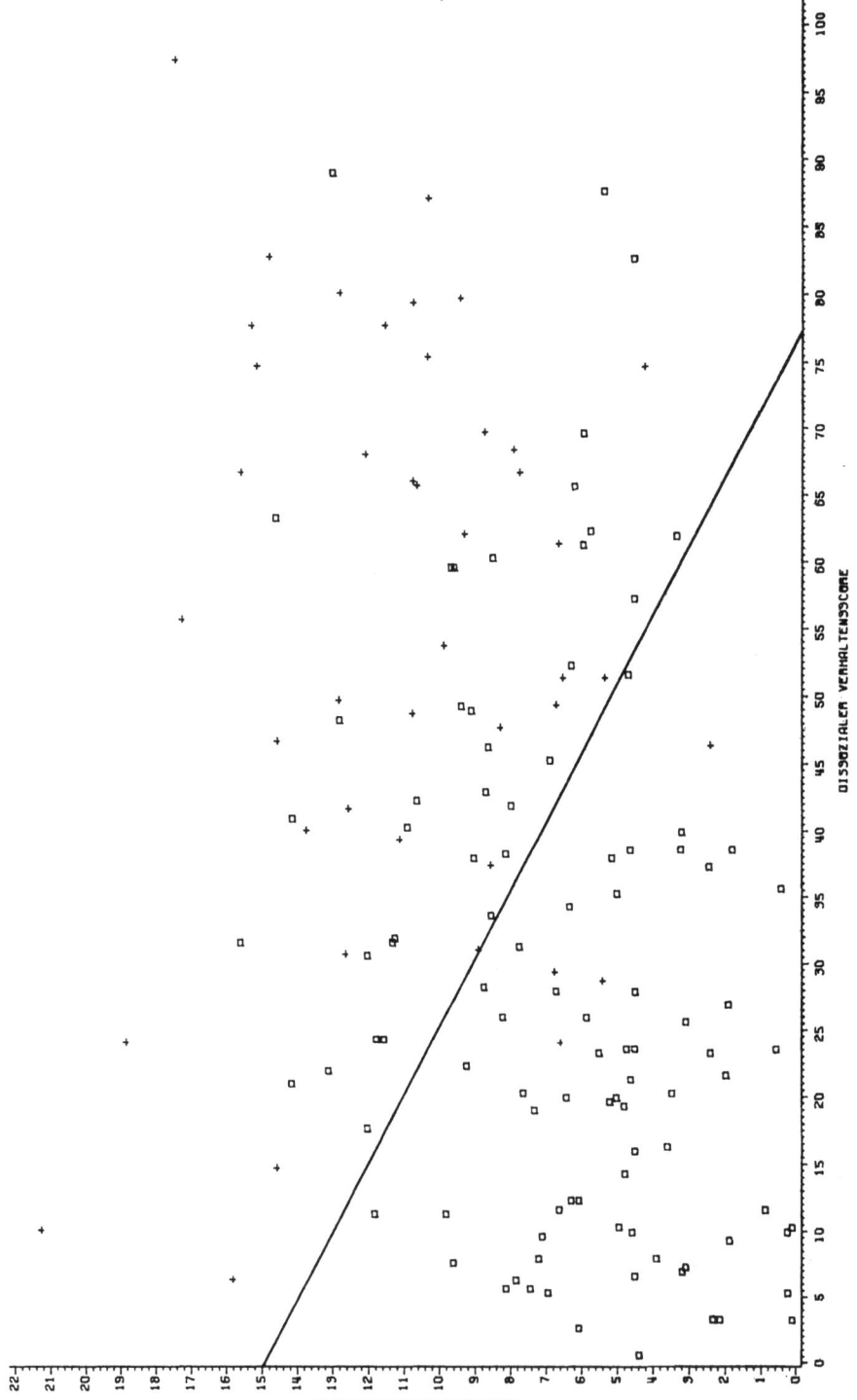

Abb. 4: Verteilungsdiagramm und Diskriminanzfunktion nach Aufteilung der 144 Probanden in eine Untergruppe *mit* (+, n = 44) und eine Untergruppe *ohne* (□, n = 100) dissoziale Charakterstruktur

gen zwischen Psychopathie und Dissozialität, doch darf ihre Bedeutung nicht überschätzt werden. Zwar lassen sich mit dem dichotomisierten Strukturmerkmal in der
Diskriminanzanalyse 75 % der Fälle zutreffend klassifizieren, doch beträgt rechnerisch die Wahrscheinlichkeit, durch Zufallsverteilung in die richtige Gruppe zu kommen, bei den vorliegenden Zahlenverhältnissen etwa 65 %. Statistisch liegt also der
Gewinn durch die Diskriminanzanalyse bei 10 %. Dieses Ergebnis erscheint lediglich
geeignet, von einem Trend zu sprechen, der sich allerdings klinisch, wie gezeigt, mit
einiger Plausibilität interpretieren läßt.

6.4.6 Faktorenanalyse

Ein Weg zur Datenreduktion bestand in der Bildung der Scores für Psychopathie und
Dissozialität sowie in der Diskriminanzanalyse mit dem Merkmal der „dissozialen Charakterstruktur". Die Faktorenanalyse stellt ein weiteres Verfahren dar, um aus der großen Zahl von Variablen und Korrelationen zu einer Beschreibung von Merkmalskom-
plexen in einfacherer Form zu gelangen. Die Vielfalt der Beziehungen zwischen den
einzelnen Items soll auf eine kleinere Zahl von Faktoren zurückgeführt werden, deren
Interpretation Aufschluß über eine zugrundeliegende Datenstruktur geben kann.
Allerdings entsteht beim Einsatz der Faktorenanalyse im Bereich psychiatrisch-psy-
chopathologischer und psychosozialer Untersuchungen eine Reihe von Schwierigkeiten.

Ein Problem besteht darin, daß nur selten exakte, mit einheitlicher Methodik
ermittelte Meßdaten zur Verfügung stehen, meist handelt es sich um Informationen,
die aus dem Erfahrungswissen über den Lebenslängsschnitt und den Lebensquerschnitt genommen werden. Auch im vorliegenden Untersuchungsgut findet sich eine
heterogene und inhomogene Merkmalsstruktur. Den verschiedenen Datenbereichen
liegen unterschiedliche Konstrukte aus somatisch-medizinischen, psychopathologischen, soziologischen und kriminologischen Betrachtungsebenen zu Grunde. Die
Daten liegen auf niedrigem Skalenniveau und erfüllen die parametrischen Bedingungen nicht, die streng genommen zu den mathematischen Voraussetzungen der multivariaten Zusammenhangsanalysen gehören.

Eine andere häufig geäußerte Kritik lautet, daß beim Versuch der Bestimmung
einer grundlegenden Datenstruktur mit der Faktorenanalyse oft nur eigene theoretische Präferenzen und Wünsche in die Ergebnisse projiziert werden, um vorausbeste-
hende klinische Anschauungen und syndromatische Gliederungen zu bestätigen. Göppinger (1983) weist darauf hin, daß bei multivariaten Verfahren wie etwa der Faktorenanalyse stets Annahmen über den Gegenstand zu Grunde gelegt werden, die ihn der
Form des statistischen Instrumentes künstlich anpassen.

Eine technische Schwierigkeit liegt in der großen Anzahl verschiedener Faktorenlö-
sungen, die aus einem einzigen Datensatz folgen können, ohne daß befriedigende Kriterien dafür vorliegen, welche Lösung adäquat ist. Die Typologien, die sich mit multivariaten Analyseprozeduren gewinnen lassen, sind wegen der Fülle der Möglichkeiten
bei der mathematischen Aufbereitung und Interpretation der Daten nur schwer zu vali-
dieren. In sarkastischer Zuspitzung wurde formuliert, jeder einigermaßen tüchtige Sta-
tistiker dürfte in der Lage sein, durch eine umsichtige Auswahl der Patienten und Items

sowie der Methoden zur Ermittlung der Faktorenstruktur und Clusterbildung mehr oder weniger genau das Ergebnis zu erzielen, das er haben möchte (Kendell 1978).

Trotz dieser methodologischen Einwände, die der Generalisierbarkeit möglicher Ergebnisse Grenzen setzen, wurde der Versuch unternommen, zur Ergänzung der statistisch-deskriptiv und klinisch-intuitiv gewonnenen Befunde und Eindrücke einige allgemeinere Faktoren für die weitere Interpretation zu bestimmen. Zunächst wurden aus den Items des Erhebungsbogens aufgrund der Häufigkeitsverteilung und nach klinischem Urteil 31 Variablen ausgewählt, die für die hier interessierenden Bereiche der Dissozialität und der psychopathologischen Auffälligkeiten von besonderer Bedeutung erschienen. Die einzelnen Merkmale gehen aus den später folgenden Faktorenaufstellungen hervor. Dabei bestand – wie häufig bei sozialwissenschaftlichen Untersuchungen – das Problem des Skalenniveaus. Die Forderung nach Intervallskalierung konnte nicht eingehalten werden, vielmehr wurden die Merkmale nach 0/1 (vorhanden/nicht vorhanden) skaliert.

Über diese 31 Variablen erfolgte bei den 144 Probanden mit dem statistischen Programmpaket SAS eine Faktorenanalyse. Zunächst waren mit der Hauptkomponentenanalyse 10 Faktoren zu extrahieren, deren Eigenwert höher als 1 lag. Diese wurden nach dem orthogonalen Transformationsverfahren Varimax und dem obliquen Rotationsverfahren Promax verrechnet. Bei der Promaxmethode ergab sich als höchste Faktoreninterkorrelation ein Wert von 0,31, alle anderen Werte lagen deutlich niedriger. Dies bedeutet, daß die Faktoren weitgehend unabhängig voneinander sind. Ladungsstruktur und Ladungsdichte zeigten bei den Verfahren nach Varimax und Promax ähnliche Ergebnisse. Im folgenden sind die Werte nach der obliquen Promaxmethode dargestellt, da bei unserem Untersuchungsgut die Modellannahme einer vollständigen Unabhängigkeit, wie es die orthogonale Methode vorsieht, nicht gerechtfertigt erschien. Die erhaltenen 10 Faktoren waren für 68,4 % der Gesamtvarianz verantwortlich, ein für Untersuchungen dieser Art befriedigender Wert.

Die ersten 8 Faktoren ergaben nach der Höhe der von ihnen erklärten Varianz und mit den nach ihrer Ladungsdichte gereihten Variablen die nachstehende Rangordnung:

Faktor 1 (17 % der Varianz)
- Polydelinquenz   (0,83)
- Antisoziales Verhalten als Jugendlicher   (0,75)
- Dissoziale Charakterstruktur   (0,74)
- Haftzeit über 3 Jahre   (0,71)
- Antisoziales Verhalten als Erwachsener   (0,69)
- Dissoziale Milieueinflüsse   (0,68)
- Situative Verführbarkeit   (0,65)

Dieser Faktor enthält Verhaltensweisen und Charaktereigenschaften, die in enger Beziehung zur Dissozialität und Delinquenz stehen. Er läßt sich daher als Dissozialitätsfaktor interpretieren.

Faktor 2 (10,6 % der Varianz)
- Verhalten dramatisch, reaktiv, expressiv   (0,79)
- Beziehungsstil oberflächlich, egozentrisch, fordernd   (0,74)
- Stimmungslabilität   (0,72)

Dieser Faktor enthält die Kriterien A und B der histrionischen Persönlichkeitsstörung nach DSM-III sowie das Merkmal Neigung zu Stimmungsschwankungen. Er läßt sich interpretieren als Faktor für emotionale Instabilität.

Faktor 3 (8,1 % der Varianz)

- Emotionale Distanziertheit   (0,86)
- Wenig enge Freundschaften   (0,86)

Bei diesen beiden Variablen handelt es sich um die Kriterien A und C der schizoiden Persönlichkeitsstörung nach DSM-III, so daß man von einem Schizoidiefaktor sprechen kann.

Faktor 4 (8,1 % der Varianz)

- Aggressive Überempfindlichkeit   (0,80)
- Ungerechtfertigtes Mißtrauen   (0,75)
- Eingeschränkte Affektivität   (0,70)

Diese Variablen stellen die Kriterien B, C und A der paranoiden Persönlichkeitsstörung im DSM-III dar. Es handelt sich also um einen Faktor für paranoide Persönlichkeitsmerkmale.

Faktor 5 (7,4 % der Varianz)

- Hereditäre Belastung beim Vater   (0,76)
- Unterdurchschnittliche Intelligenz   (0,73)
- Dissoziale Milieueinflüsse   (0,57)
- Hereditäre Belastung bei der Mutter   (0,54)

Dieser Faktor enthält 2 Variablen mit genetischer Belastung, ferner die unterdurchschnittliche Intelligenz, zu der ebenfalls genetische Einflüsse beitragen dürften. In Hinblick auf diese Merkmale kann man von einem Faktor konstitutioneller Belastung sprechen. Die Beziehungen zur Dissozialität werden schon durch die ebenfalls hoch geladene Variable der dissozialen Milieueinflüsse angedeutet. Interessanterweise findet sich zwischen dem Dissozialitätsfaktor 1 und diesem konstitutionellen Belastungsfaktor 5 die höchste Interfaktorkorrelation (0.31). Damit wird auch rechnerisch eine Beziehung zwischen dem Faktor 1 und dem Faktor 5 hergestellt, also zwischen den Faktoren mit dissozialen Verhaltensweisen, dissozialer Charakterstruktur und einer für Dissozialität relevanten konstitutionellen Belastung.

Faktor 6 (7,1 % der Varianz)

- Streben nach Aufmerksamkeit   (0,79)
- Narzißtische Beziehungsstörung   (0,79)

Bei diesen beiden Variablen handelt es sich um die Kriterien C und F der narzißtischen Persönlichkeitsstörung, so daß von einem Faktor narzißtischer Tendenzen gesprochen werden kann.

Faktor 7 (6,8 % der Varianz)

- Tötungsdelikt   (0,80)
- Explosive Störungen   (0,79)

In diesem Faktor sind das forensische Merkmal eines Tötungsdeliktes und die Kriterien des DSM-III für die explosiven Störungen am höchsten geladen. Die Verbindung dieser Variablen erscheint durchaus plausibel. Der Faktor weckt historische Reminiszenzen an die impulsive Monomanie und läßt sich interpretieren als Faktor für impulsiv-aggressives Verhalten.

Faktor 8 (6,8 % der Varianz)
- Asthenische Züge   (0,79)
- Überempfindlichkeit bei Mißerfolgen   (0,58)

Die erste Variable enthält die zusammengefaßten asthenischen Züge aus der dependenten und hypersensitiven Persönlichkeitsstörung, die zweite Variable steht für Kriterium D bei der narzißtischen Persönlichkeitsstörung nach DSM-III. Dieser Faktor läßt sich interpretieren als asthenische und überempfindliche Reaktionsweisen im zwischenmenschlichen Kontakt.

In Faktor 9 sind 2 Variablen der dysthymen Persönlichkeitsstörung hoch geladen, während in Faktor 10 eine weitere Variable aus der dysthymen Störung sowie die Variable »Gleichgültigkeit im zwischenmenschlichen Kontakt« aus der schizoiden Persönlichkeitsstörung am höchsten geladen sind. Diese weniger gut interpretierbaren Faktoren erklären nur je 4,9 % der Varianz.

Bei der gefundenen Faktorenstruktur fällt auf, daß eine Reihe von wichtigen Variablen mit Beziehungen zu dissozialen Verhaltensweisen und Charaktereigenschaften in den Faktoren 1 und 5 die höchsten Ladungen erhalten. In diesen beiden Faktoren, die auch noch die höchste Interfaktorenkorrelation aufweisen, wird offenbar der zur Dissozialität gehörende Anteil der Varianz in den überprüften Merkmalen am konzentriertesten ausgedrückt. Faktor 7 betrifft einen forensischen Spezialaspekt der Tötungsdelikte. In den übrigen 7 Faktoren erhalten dagegen ausnahmslos solche Variablen die höchsten Ladungen, die mit psychopathologischen Auffälligkeiten der Probanden in Verbindung stehen. Dabei haben sich auf den unterschiedlichen Faktoren mehrere Syndrome gestörter Persönlichkeit zusammengefunden, die z. T. mit einigen DSM-III-Persönlichkeitsstörungen korrespondieren. So bestehen Ähnlichkeiten zwischen den einzelnen Faktoren und der histrionischen sowie der narzißtischen Form der emotional instabilen Persönlichkeiten; ferner finden sich in anderen Faktoren Anklänge an die schizoide, paranoide und an die asthenischen Persönlichkeitsstörung, weniger deutlich auch an die dysthyme Form der subaffektiven Störungen. Der Ansatz einer konzeptuellen Differenzierung zwischen einer dissozialen Dimension mit verhaltensmäßigen und charakterologischen Eigenschaften einerseits sowie einer psychopathologischen Dimension mit Auffälligkeiten aus dem Kreis der Persönlichkeitsstörungen andererseits – unter Ausschluß der antisozialen Form – hat damit in der Faktorenanalyse eine gewisse Stütze erhalten.

6.5 Konsequenzen der Ergebnisse für die Differenzierung von Psychopathie, Soziopathie und Dissozialität

Welche Schlußfolgerungen lassen sich aus den empirischen Ergebnissen bei den 144 Probanden für die Aufgabe einer differentiellen Betrachtung der Persönlichkeitsstörungen ziehen? Aufgrund der historischen Analyse und der Kritik an der konzeptuellen Verquickung zwischen psychopathologischen und soziologischen Aspekten bei der Erfassung abnormer Persönlichkeiten war in Kap. 4 das Ziel formuliert worden, bei der Untersuchung der vorliegenden Stichprobe so zu differenzieren, daß psychopathologische Auffälligkeiten und Dissozialität gesondert erfaßt werden können.

Zu diesem Zweck wurden zunächst der Psychopathie- und der Dissozialitätsscore entwickelt, mit denen arbiträrisch eine Orientierung über das Ausmaß der psychopathologischen Auffälligkeiten und der dissozialen Verhaltensweisen bei jedem Probanden erfolgen konnte. Im einfachen Verteilungsdiagramm zeigten die beiden Dimensionen zunächst keine regelhaften Beziehungen. Erst die Merkmalsgruppe der »dissozialen Charakterstruktur« erwies sich – in begrenztem Ausmaß – als geeignet, in der Diskriminanzanalyse eine gewisse Trennung der Probanden unter den Gesichtspunkten von Psychopathie und Dissozialität durchzuführen. Schließlich ergab die Faktorenanalyse an den ausgewählten Variablen, die sowohl aus dem psychopathologischen wie aus dem dissozialen Gebiet stammten, eine zugrunde liegende Datenstruktur, in der die dissozialen Merkmale einerseits und die psychopathologischen Merkmale andererseits einen überzufälligen Zusammenhang besaßen.

Die Analyse der Daten hat also zunächst die enge Durchmischung von psychopathologischen und soziologischen Merkmalen bei unserer Klientel bestätigt. Sie hat aber auch Anhaltspunkte dafür ergeben, daß eine Differenzierung zwischen der dissozialen und psychopathologischen Dimension möglich ist, z. B. mit der Persönlichkeitseigenschaft der »dissozialen Charakterstruktur« oder durch den Aufweis von Zusammenhängen in der zugrunde liegenden Datenmatrix. Hierin kann ein Hinweis gesehen werden, daß die Konzeption einer differentiellen Erfassung der beiden Dimensionen eine Entsprechung im Datenmaterial besitzt.

Aufgrund dieser Tendenz in den Ergebnissen erscheint es möglich, einen Ausweg aus den diskutierten Problemen sowohl der Psychopathiedefinition als auch der angelsächsischen Konzeption von antisozialen Persönlichkeitsstörungen zu finden. Es ist nicht notwendig, den Gesamtbereich der Psychopathie so mit der Konnotation der Dissozialität zu versehen, wie es die Begriffsbestimmung von K. Schneider nahelegt. Andererseits braucht die Dissozialität aber auch nicht isoliert und aus den übrigen Persönlichkeitsstörungen herausgehalten zu werden, wie es beim angloamerikanischen Psychopathiebegriff geschieht, der auf reine Dissozialität eingeengt ist. Sinnvoll erscheint vielmehr eine Konzeption von Persönlichkeitsstörungen, in der die engen Beziehungen zwischen psychopathologischen und dissozialen Elementen zwar Berücksichtigung finden können, ohne daß beide Bereiche jedoch so miteinander verquickt werden, daß eine Differenzierung erschwert wird.

Die Lösung dieser Aufgabe kann m.E. unter Benutzung der in dieser Untersuchung bewährten Dimensionen erfolgen, also der psychopathologischen und der auf soziale Verhaltensweisen ausgerichteten Dimension. Allerdings erwies es sich angesichts der konzeptuellen Diffusion als zweckmäßig, statt der bisher gewohnten Zweiteilung des

Feldes in Psychopathie und Dissozialität eine Dreiteilung vorzunehmen. Dieses Vorgehen erlaubt eine Lösung des Psychopathiebegriffes von der bisher nahezu obligaten, oft fehlerhaften Verknüpfung mit Dissozialität, aber auch eine Befreiung des Dissozialitätsbegriffes von der ähnlich obligaten und fehlerhaften Konnotation psychischer Abnormität bzw. Krankheit. Wenn man jedoch im Felde der Persönlichkeitsstörungen die konzeptuelle Trennung zwischen Psychopathie und Dissozialität konsequent vornimmt, so gewinnt das dabei entstehende Überschneidungsgebiet zwischen beiden Bereichen an Bedeutung. Diesen dritten Bereich kann der Begriff »Soziopathie«, der sprachlich eine Mittelstellung zwischen Dissozialität und Psychopathie einnimmt, sinnvoll bezeichnen.

Bei der hier vorgeschlagenen Gliederung des Feldes abnormer Persönlichkeiten in die Bereiche der *Psychopathie, der Soziopathie* und der *Dissozialität* gelten zwei terminologische Einschränkungen. Erstens sind ausdrücklich alle Fälle auszuschließen, bei denen psychopathologische Auffälligkeiten und soziale Devianz Folge einer psychiatrischen Störung im engeren Sinne darstellen. Diese Zustände können phänomenologische Gemeinsamkeiten mit Persönlichkeitsstörungen aufweisen und lassen sich analog zu diesen unter den Aspekten der Dissozialität und der »pseudopsychopathischen« Merkmale analysieren, doch erfordern sie vordringlich die verschiedenen Untersuchungsschritte nach dem medizinischen Krankheitsmodell und sollen vom Konzept der Persönlichkeitsstörungen zunächst getrennt werden.

Zweitens ist auf die terminologische Schwierigkeit um den angelsächsischen Sprachgebrauch hinzuweisen, der Psychopathie und Soziopathie synonym verwendet und beide Begriffe mit der hartnäckig kriminellen, antisozialen Persönlichkeitsstörung gleichsetzt. Diese angloamerikanische Bedeutung ist ausdrücklich nicht gemeint, wenn im folgenden von Psychopathie und Soziopathie gesprochen wird.

Strukturiert man gemäß dieser Grundsätze das Feld der Persönlichkeitsstörungen unter den Aspekten einer psychopathischen und einer dissozialen Dimension, so lassen sich folgende Bereiche unterscheiden (vgl. Abb. 5):

1. Menschen mit psychopathologischen Auffälligkeiten, unter denen sie subjektiv leiden und/oder die zu Beeinträchtigungen der sozialen Kompetenz führen, allerdings nicht in Form von aktiv störendem Verhalten, sondern im pathischen Sinne einer Beeinträchtigung ihrer zwischenmenschlichen Kontakte und beruflichen Leistungen. Durch das Gesamt ihrer psychopathologischen Phänomene stehen diese Menschen in Nähe zu den psychiatrisch Kranken im engeren Sinne. Wegen ihres Leidens unter psychischen Symptomen erscheint es sinnvoll, hier von *psychopathischen Persönlichkeitsstörungen* zu sprechen.

2. Ein Teil der in diesem Sinne psychopathischen Persönlichkeiten weist darüber hinaus dauerhaft konfliktträchtige soziale Verhaltensweisen im Sinne aktiver Devianz und Delinquenz auf, die erkennbar mit den psychopathologischen Besonderheiten in Beziehung stehen, unter denen sie leiden. Hier ist keine zufällige Koinzidenz gemeint, sondern ein Zusammenhang in dem Sinne, daß die Psychopathie einen wesentlichen Begünstigungsfaktor für die soziale Devianz darstellt. Es handelt sich bei diesen Menschen um diejenige Untergruppe der Psychopathen, die ein aktives dissoziales Verhalten zeigt. Wegen des engen Zusammenhanges zwischen der sozialen Devianz und der psychopathischen Auffälligkeiten erscheint die Bezeichnung als *soziopathische Persönlichkeitsstörung* gerechtfertigt.

3. Daneben gibt es den großen Bereich der *Dissozialität* mit Menschen, die aus den unterschiedlichsten Gründen wichtige soziale Regeln nicht einhalten. Häufig ist bei der Tendenz zur sozialen Abweichung kein Zusammenhang mit psychopathologischen Störungen jener Art vorhanden, die wir aus dem Umfeld psychischer Krankheiten kennen. Beim Berufskriminellen liegt z. B. Dissozialität als eine Form relativ bewußter Lebensgestaltung vor. Andere Formen sozial devianten oder delinquenten Verhaltens, die keinen im obigen Sinne pathischen Hintergrund haben, finden sich z. B. bei Mitgliedern von Subkulturen, gesellschaftlichen „Aussteigern", anarchistischen Gewalttätern, Anhängern extremer Sekten.

4. Im heterogenen Gebiet der Dissozialität bilden jedoch aus psychiatrischer Sicht diejenigen Menschen eine identifizierbare Untergruppe, die im Sinne der beschriebenen dissozialen Charakterstruktur eine hartnäckige, im gesamten Lebenslauf erkennbare Disposition zu devianten und delinquenten Verhaltensweisen zeigen. Für diese charakterologisch und biographisch definierbare Gruppe, über die im angloamerikanischen Raum reiches empirisches Material vorliegt, erscheint die Bezeichnung als *antisoziale Persönlichkeitsstörung* gerechtfertigt. Bei zusätzlichen psychopathischen Zügen handelt es sich um ihre soziopathische Form.

Vereinfacht bedeutet dies: Psychopathische Persönlichkeitsstörungen liegen bei Menschen vor, die aufgrund psychopathologischer Phänomene leiden oder in ihrer sozialen Kompetenz beeinträchtigt sind, ohne aktiv sozial deviant zu sein. Liegt zusätzlich ein aktiv sozial deviantes oder delinquentes Verhalten vor, das erkennbar mit den psychopathischen Eigenschaften in Verbindung steht, so handelt es sich um eine soziopathische Persönlichkeitsstörung. Die Soziopathie, bei der Phänomene aus den Bereichen der Psychopathie und der Dissozialität in einer Kombination vorliegen, unterscheidet sich also von der Psychopathie durch die aktive soziale Devianz und von der

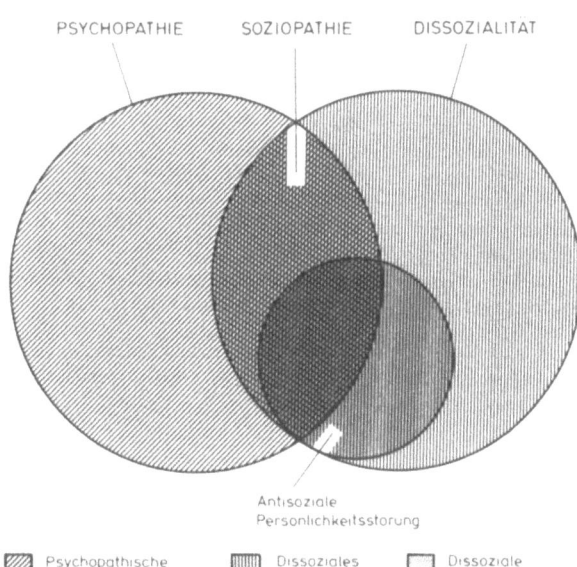

Abb. 5: Schematische Darstellung der Differentialtypologie von Persönlichkeitsstörungen

reinen Dissozialität durch psychopathologische Besonderheiten mit Nähe zu krankhaften Phänomenen. Neigt jemand aufgrund seiner dissozialen Charakterstruktur dauerhaft zu Devianz und Delinquenz, so besteht eine antisoziale Persönlichkeitsstörung.

Mit den arbiträr aufgestellten Orientierungshilfen des Psychopathiescores, des dissozialen Verhaltensscores und der dissozialen Charakterstruktur lassen sich die differentialtypologischen Unterscheidungen im Feld der Persönlichkeitsstörungen so skizzieren: Die Gruppe der psychopathischen Persönlichkeitsstörungen weist einen hohen Psychopathiescore und einen niedrigen, allenfalls durch Gelegenheitsvorfälle entstandenen Dissozialitätsscore auf. Die soziopathischen Persönlichkeitsstörungen erreichen hohe Werte sowohl im dissozialen Verhaltens- wie im Psychopathiescore. Der Typus der antisozialen Persönlichkeitsstörung ist erfüllt, wenn das dauerhafte Muster dissozialen Verhaltens durch die spezifische Persönlichkeitseigenschaft der dissozialen Charakterstruktur ergänzt wird. Schließlich sind in der vorliegenden Stichprobe neben Berufskriminellen solche Menschen enthalten, die selten oder erstmals mit Delinquenz in Erscheinung getreten sind und weder eine voll ausgeprägte Persönlichkeitsstörung noch eine stärkere Disposition zur Dissozialität aufweisen. In Tabelle 27 ist die Aufteilung unserer 144 Probanden nach dieser Konzeption dargestellt.

Dieser Gliederungsvorschlag beschreibt, wie die empirischen Ergebnisse gezeigt haben, selbstverständlich keine trennscharf voneinander abgrenzbaren Kategorien, sondern orientiert sich an Prägnanztypen, zwischen denen sämtliche Übergänge und Mischformen vorkommen (vgl. Kap. 7). Dennoch erscheint diese typologische Differenzierung, auch wenn sie von Fall zu Fall nur akzentuierend erfolgen kann, nicht unerheblich. Erst die Prüfung der Frage, ob mehr der dissoziale, der psychopathische oder der soziopathische Aspekt im Vordergrund steht, schafft die notwendige Grundlage für Aussagen über Verlauf, Prognose und therapeutische Versuche sowie für zahlreiche wichtige Entscheidungen, die im medizinischen, im sozialen und im forensischen Bereich beim Kontakt mit Persönlichkeitsstörungen zu treffen sind.

Tabelle 27. Zur Differenzierung in Psychopathie, Soziopathie und Dissozialität (n = 144)

	Psychopathie-score	Dissoziale Charakter-struktur	Dissozialer Verhaltens-score	n
Psychopathische Pers. Störungen	↑	↓	↓	22 (15,3 %)[a]
Soziopathische Pers. Störungen	↑	↓	↑	13 (9,0 %)
Antisoziale Pers. Störung	↓	↑	↑	18 (12,5 %)
Dissoziale Menschen (chron. Kriminelle)	↓	↓	↑	20 (13,9 %)
Ersttäter/ Gelegenheitstäter o. Pers. Störungen	↓	↓	↓	71 (49,3 %)

[a] einschließlich 3er Probanden, die zwar keine spezielle DSM-III-Persönlichkeitsstörung erfüllten, aber wegen hohen Psychopathiescores als atypische Persönlichkeitsstörung klassifiziert wurden.

7 Klinische Deskription und Interpretation

7.1 Vorbemerkung

Immer wieder erklingt in Zusammenhang mit den neurotisch-psychopatischen Persönlichkeitsstörungen die Forderung, über die Deskription äußerer Verhaltensmuster und innerer Erlebnisweisen hinaus eine Bestimmung von grundlegenden Wesenseigenschaften zu leisten. Das Streben nach einer transphänomenalen Struktur kennzeichnet vor allem die anthropologischen, tiefenpsychologischen, daseinsanalytischen und psychosozialen Verstehensansätze, die stärker geisteswissenschaftlich bestimmt sind. In modifizierter Form liegt es auch den biologisch-naturwissenschaftlichen Ansätzen zur Erforschung der Persönlichkeitsstörungen zu Grunde, die bei Orientierung am medizinischen Krankheitsmodell letztlich auf eine kausalgenetische Erklärung der Erscheinungsformen durch pathologische Prozesse zielen.

Die eigenen, aufgrund der empirischen Daten und der klinisch-intuitiven, bei idiographischer Betrachtung der Probanden gewonnenen Eindrücke legen Bescheidenheit nahe. Die Bestimmung *eines* Wesens als einheitlicher transphänomenaler Struktur, die für das ganze Spektrum der Persönlichkeitsstörungen Gültigkeit hat, erscheint gegenwärtig ebenso wenig möglich wie die Aufdeckung kausal wirksamer Ursachen für die Erscheinungsweisen abnormer Persönlichkeiten. Ein vielversprechender Weg, der über eine Differentialtypologie prägnanter Persönlichkeitsformen hinaus zu einer Diagnostik im strengen medizinischen Sinne führen könnte, ist nicht in Sicht. Vielmehr imponiert bei den Persönlichkeitsstörungen ein komplexes Gefüge heterogener Einflußfaktoren, zu denen beispielsweise die Ebene der konstitutionellen Ausstattung, der biographischen Prägungen, der situativen Konstellation und der körperlichen Verfassung gehören. Hieraus resultieren persönlichkeitsgebundene Dispositionen zu Verhaltens- und Erlebensweisen, die kontinuierlich in die Phänomene des normalen psychischen Lebens und in die Erscheinungen bei krankhaften Störungen des geistig-seelischen Gefüges übergehen. Für die meisten der pathophysiologisch weitgehend aufgeklärten Krankheitszustände im körperlichen Bereich erscheinen allenfalls hochkomplexe multifaktorielle Erklärungsansätze adäquat. Bei diesem Stand der Erkenntnismöglichkeiten leuchtet ein, daß natürlich auch bei den Persönlichkeitsstörungen, deren Erscheinungsweisen so innig mit den Wechselfällen des Lebens verflochten sind, kein globaler Nenner zur Aufklärung der Varianz gefunden werden kann. „Völlig wirklichkeitsfremd" nannte Kurt Schneider (1950) in diesem Zusammenhang den Versuch, ein einheitliches Wesen der Psychopathie zu fassen, wie es z. B. mit der allgemeinen Formel vom „Widerstreit zwischen Schein und Sein" bei Klages (1928) geschehen sollte. Die letzte große Bemühung dieser Art unternahm Häfner (1961), in dessen daseinsanalytischem Entwurf als wesentliches Strukturmerkmal der Psychopathie ein „existenzieller Stillstand", eine „Erstarrung des Daseins in uneigentlichen Seinsweisen" angesehen wurde.

7.2 Psychopathologische Persönlichkeitskonzeptionen

Trotz der Skepsis gegenüber einer umfassenden Wesensbestimmung stellt sich die Aufgabe, angesichts der zahllosen Merkmale und Eigenschaften geeignete Gliederungsaspekte zu erarbeiten, um eine Ordnung der Erscheinungsweisen und einen Verstehenshorizont für häufige Grundmuster gestörter Persönlichkeit zu ermöglichen. Diese Aufgabe bedeutet bei dem hier interessierenden Themenkreis von Psychopathie und Dissozialität den Versuch, sinnvolle Beziehungen zwischen disponierenden Persönlichkeitseigenschaften und sozial auffälligen Verhaltensweisen zu finden, die sich plausibel aus den empirischen Beobachtungen ableiten lassen. Ähnliche Überlegungen wurden seit langem in der Auseinandersetzung mit der ,,moral insanity" angestellt, so bei Berze (1897, 1908), Homburger (1912) und Kronfeld (1916), denen es bei den kriminellen Verhaltensweisen um die Herausarbeitung einer besonderen Reaktivität auf zu Grunde liegende psychologische Sachverhalte ging. Wesentlich an ihrem Ansatz erscheint die Entscheidung für eine Vertiefung der Verhaltensanalyse aus einer psycho-(patho)logischen Perspektive. Die gegenwärtig zunehmende Tendenz, sich bei der Erforschung der Persönlichkeitsstörungen ganz auf das beobachtbare Verhalten zu beschränken (Livesley 1985 b; APA 1985), dürfte mit einer zeitgebundenen Akzentuierung des Gesichtspunktes der Interrater-Reliabilität zusammenhängen (vgl. Abschn. 3.3.2). Für uns soll die Erörterung des manifesten Verhaltens im folgenden lediglich den Ausgangspunkt der Betrachtung bilden, seine Bedeutung aber erhält das Verhalten durch die Indikatorfunktion für psychopathologisch zu fassende Dispositionen des Persönlichkeitsgefüges.

Nun bezeichnet der Begriff ,,Persönlichkeitsgefüge", der hier als Ausdruck für ein personales Gesamt gedacht ist, zunächst nur ein vages Konstrukt, das die transphänomenalen Grundlagen der Verhaltensmuster und Erlebnisweisen eines Menschen meint. Die nähere Erläuterung kann auf Vorarbeiten zu einer psychologisch-charakterologischen Strukturanalyse aufbauen, wie sie etwa von Birnbaum (1909, 1919), Kretschmer (1921), Kahn (1928) begonnen wurde. Daraus entwickelten sich psycho-(patho)logische Persönlichkeitskonzeptionen, die bis in die Gegenwart lebendig geblieben sind. Bedeutung besitzen die aus der Schule von Krüger und Wellek hervorgegangenen strukturpsychologischen Persönlichkeitsentwürfe von Petrilowitsch (1966), dessen Pathocharakterologie allerdings in ihrem Ausbau unterbrochen wurde. Weiter fortentwickelt erscheint die psychologische Strukturanalyse in der strukturdynamischen Konzeption von Janzarik (1959, 1980). Zu ihrer Rezeption für die klinische Psychiatrie trug Berner (1982) bei, der es darüber hinaus unternommen hat, die psychopathologische Theorie Janzariks mit Modellvorstellungen der Neurophysiologie zu parallelisieren. Obwohl ursprünglich im Blick auf die idiopathischen Psychosen entwickelt, stellt die strukturdynamische Konzeption als ,,Psychopathologie auf menschenkundlicher Grundlage" (Janzarik 1985) gleichermaßen Gesichtspunkte für die Deskription und Interpretation der Persönlichkeitsstörungen zur Verfügung.

Die strukturdynamische Betrachtungsweise differenziert das geistig-seelische Gesamt vorwiegend in die Aspekte von *Dynamik* und *Struktur*. Ähnliche Aufgliederungen des psychischen Bereiches begegnen auch sonst immer wieder: Thymopsyche und Noopsyche, Emotionalität und Rationalität, affektive und kognitive Funktionen, Gefühl und Intellekt, Temperament und Charakter. Offenbar entspricht diese Dichoto-

mie beim Versuch der gedanklichen Erfassung von Persönlichkeiten der Denkökono-
mie. Einer der Begriffe meint jeweils die vitale Gemütsseite mit Antrieb, Emotionalität und Affektivität. Der Komplementärbegriff bezeichnet den strukturellen Aspekt
der Persönlichkeit mit Intentionen, Repräsentationen, Haltungen, Charakter, Gewissen, Wertgefüge. Im Bereich der Persönlichkeitsstörungen legen diese Gliederungsaspekte die Differenzierung auffälliger Menschen in Trieb-, Gemüts- oder Tempera-
mentspsychopathen einerseits und in Charakterpsychopathen andererseits nahe, eine
Unterscheidung, die auf Ewald (1924) zurückgeht und deren Fehlen bei Kurt Schneider
sowie in den Psychopathiekapiteln des Kraepelinschen Lehrbuches von Petrilowitsch
(1966) zu Recht kritisiert wird.

Selbstverständlich bestehen zwischen Persönlichkeitsaspekten wie Dynamik und
Struktur, Temperament und Charakter, Affektivität und Kognition enge Beziehungen.
Diese sind beispielsweise in der Konzeption Janzariks in die Modelle des strukturdynamischen Kohärenzprinzips und der strukturell-dynamischen Kreisprozesse
gefaßt. Die Beschreibung und Interpretation psychopathologischer Syndrome mit
strukturpsychologischen bzw. strukturdynamischen Mitteln kann sich auch bei den
abnormen Persönlichkeiten an bestimmten Prägnanzformen von Störungen der dynamischen Grundkonstellationen orientieren. Dabei sind die 4 von Janzarik ursprünglich
beschriebenen Formen der dynamischen Expansion, Restriktion, Unstetigkeit und
Insuffizienz um die dynamische Übersteuerung (Leuner 1962) und die Dysphorie (Berner 1965) zu erweitern.

7.3 Dynamische und strukturelle Aspekte bei den Persönlichkeitsstörungen

Besonderheiten der Dynamik spielen bei vielen abnormen Persönlichkeiten eine füh-
rende Rolle. Häufig lassen sich – in milderer Ausprägung als bei den Psychosen – fluktuierende oder dauerhafte Verschiebungen der dynamischen Grundkonstellationen
beobachten. Petrilowitsch (1966) sprach von den durch Anlagefaktoren bestimmten
Temperamentsvarianten mit Nähe zum endothymen Grund, die sich vor allem bei der
expansiven und hyperthymischen sowie auf der Minusseite bei der asthenischen und
depressiven Persönlichkeitsanomalie zeigen. Janzarik (1981) weist unter energetisch-
dynamischem Aspekt auf die Polarität zwischen sthenisch-expansiver und asthenischer
Wesensart hin, während er den emotionalen Aspekt seelischer Dynamik bei den bipolar schwingenden Verstimmungen thymopathischer Persönlichkeiten sowie den hyperthymischen und depressiven Psychopathen im Vordergrund sieht. Berner (1982) unterscheidet mehrere dynamische Besonderheiten bei den Psychopathen, z. B. chronische
dynamische Entgleisungen bei hyperthymen und depressiven Formen sowie dynamische Insuffizienz bei antriebsarmen ,,phlegmatischen'' Menschen.

Darüber hinaus zeigen viele Formen von Persönlichkeitsstörungen neben den dynamischen auch wesentliche strukturelle Besonderheiten. Eine Beteiligung der lebensge-
schichtlich determinierten Eigenart seelischer Struktur findet sich nach Janzarik (1981)
vor allem bei den neurotischen Störungen, jedoch auch bei einigen der von K. Schneider beschriebenen Psychopathentypen. Berner (1982) verweist auf die Reaktionsbil-
dungen in der Persönlichkeitsstruktur, welche die chronischen dynamischen Normab-
weichungen überformen.

88

Entscheidend gerade für den Zusammenhang zwischen Psychopathie und Dissozialität erscheint der Gesichtspunkt, daß bei den abnormen Persönlichkeiten häufig die
Strukturbindung der Dynamik gestört ist. Es bestehen gemüthafte Fehl- und Mangel-
besetzungen der sozialen Normen, Gebote und Verbote, so daß die Ausbildung eines
adäquaten Wertgefüges behindert ist. Wyrsch (1943), von dem eine differenzierte charakterologische Analyse des „moralischen Defektes" stammt, hebt das Kernsymptom
einer fehlenden oder verminderten Erlebnisfähigkeit für Wertgefühle hervor. Manche
Sonderformen devianten Sozialverhaltens, z. B. die Perversionen, lassen sich nach
Berner (1982) als Folge einer zu starken dynamischen Besetzung ungewöhnlicher Vor-
stellungsinhalte ansehen, die beim „Normalen" keine oder nur eine geringe dynamische Wertigkeit haben.

In unserer Klientel, die durch die häufige Verquickung von Delinquenz mit Persönlichkeitsstörungen gekennzeichnet ist, hoben sich einige dynamische und strukturelle
Auffälligkeiten mit besonderer Deutlichkeit hervor. Sie seien zunächst im zusammenfassenden Überblick dargestellt, spezielle Gesichtspunkte folgen im Abschn. 7.4. Zum
dynamischen Aspekt gehörten unterschiedliche Störungen im Bereich des Antriebes
und der Affektivität, die meist als dauerhafte Verschiebungen vorlagen, seltener als
kurze, reaktive Auslenkungen oder als unstetes Fluktuieren. Einigen chronischen
Anhebungen des Temperamentes mit flacher Euphorie und Betriebsamkeit stand eine
Fülle teils stabiler, teils instabiler Verstimmungen mit negativer Tönung gegenüber. Zu
unterscheiden waren die – seltenen – reinen Stimmungssenkungen mit Traurigkeit von
den – etwas häufigeren – Verfassungen mit unsicherer und ängstlicher Gefühlstönung.
Die wichtigsten Verstimmungsformen bildeten die dysphorischen, also gereizt-mißmu-
tigen und latent aggressiven Befindlichkeiten. Im Antriebsbereich waren bei unserer
Klientel die Aspekte von Ausdauer, Stetigkeit und Durchhaltevermögen von kritischer
Bedeutung, sowohl in Hinblick auf die zeitliche Erstreckung als auch auf die Wider-
standskraft gegenüber situativen Belastungen. In Energie, vitalem Tonus und „Stoß-
kraft des Wollens", ein Ausdruck von Petrilowitsch (1966), ließen sich erhebliche inter-
individuelle und intraindividuelle Schwankungen beobachten, die für die soziale
Bewährung in der Regel ausschlaggebend waren.

Häufig imponierte an der dynamischen Verfassung vor allem eine deutliche Labilität. Die Probanden waren von ihrer Umgebung stark beeindruckbar und zeigten
rasche, überschießende affektive Resonanz. Hiermit korrespondierte ein Mangel an
dauerhaft wirksamen Intentionen. Situative Verführbarkeit und Neigung zu impulsiven, kurzschlüssigen, bei ruhiger Prüfung als schädlich erkannten Reaktionen auf Ver-
lockungen und Belastungen werden in der Psychopathologie meist unter die Begriffe
der Halt- und Willensschwäche subsumiert. Unter dem Aspekt der Desaktualisierungsschwäche (Janzarik 1985) lassen sich die Phänomene einer erhöhten Situationsverhaf-
tetheit der psychischen Abläufe differenzierter betrachten. Danach besteht sowohl bei
inneren Triebansprüchen und Strebungen als auch bei positiven und negativen Umge-
bungsreizen eine relative Schwäche, sich von affektiv bestimmten Handlungsimpulsen
zu distanzieren. Eine solche deliktträchtige Konstellation ließ sich bei unseren Probanden vor allem dann feststellen, wenn der emotional-affektive Hintergrund dysphorische und agressive Regungen enthielt. Ferner trugen zur Desaktualisierungsschwäche
gewohnheitsmäßig eingeschliffene Neigungen zu bestimmten Verhaltensweisen und
Delikten bei, etwa im Eigentumsbereich und bei Tätlichkeiten.

Als vorwiegend *strukturell* bestimmte Charakterzüge, die ihre Tönung allerdings stets von der Temperamentskonstitution und affektiven Verfassung erhielten, erschien das komplexe Gesamt aus Werthaltungen, Normverpflichtetheit, Gewissen und Moral. Hier zeigten sich zahlreiche defiziente Verfassungen, die häufig, aber nicht immer in Verbindung mit dem Aufwachsen unter dissozialen Milieueinflüssen standen. Eng mit den genannten Strukturmerkmalen verknüpft, aber noch deutlicher von der biographisch überformten Ausstattung im emotional-affektiven Bereich beeinflußt war die Fähigkeit zum Empfinden von Schuld, Scham, Ehrfurcht und Liebe. Auch hier bestanden zahlreiche Mängel, vor allem bei ungünstigen Sozialisationsbedingungen. Hinsichtlich der Moralität, in die Wertgefüge, Gewissen, Schuldgefühl und Scham eingehen, bot unsere Klientel alle Abstufungen. Ein ideales Menschenbild sieht diese sozialen Funktionen gleichermaßen gemüthaft wie kognitiv in der Persönlichkeit verankert (Hoffmann 1979), doch erweist sich in der Realität die scharfsinnige Zergliederung des Moralbegriffes durch Berze (1908) als sehr nützlich. Danach ist zu unterscheiden zwischen einer gemüthaft besetzten Gefühlsmoral, einer auf Einsicht und ethischer Verpflichtung gegründeten Verstandesmoral und jenen pseudomoralischen Hemmungen, die lediglich ein opportunistisches Vermeiden von Bestrafungsrisiken bei eigentlich amoralischer Gesinnung darstellen. Alle drei Anteile waren bei unseren Probanden vertreten, häufig überwog jedoch die letztgenannte Konstellation.

Gleichermaßen zum dynamischen wie zum strukturellen Aspekt gehören die Besonderheiten des Kontakt- und Bindungsverhaltens sowie der Empathie, die bei unserer Klientel eine wichtige Rolle spielen. Oft bestand ein Unvermögen, emotional gefüllte und dauerhafte Beziehungen mit anderen Menschen zu unterhalten. Ergänzend fand sich in der Regel ein Mangel an Empathie, also der Fähigkeit und Bereitschaft zu einem affektiv mitschwingenden Einfühlen in die Situation und den Gemütszustand nahestehender Interaktionspartner. Für diese Defizienz erschienen angelegte und biographisch geprägte Züge des Charakters ebenso wichtig wie Besonderheiten der emotional-affektiven Temperamentskonstitution. Mit dem geringen empathischen Vermögen korrespondierten im Umgang mit anderen Menschen gemütsarme, egozentrische, rigide und selbstgerecht-ressentimenthafte Stile der Situationswahrnehmung und der affektiven Regiabilität. Allerdings handelte es sich nicht immer um ein generelles empathisches Unvermögen, sondern zuweilen schien eine interessengelenkte Selektion von Situationen vorzuliegen, in denen Empathie zugelassen wurde.

Resümierend lassen sich aus den Beobachtungen an unseren Probanden unter den Aspekten der Dynamik und Struktur drei Grundbereiche benennen, die im Zusammenwirken mit *Biographie* und *Milieueinflüssen* von entscheidender Bedeutung für Persönlichkeitsbild und Lebensgestaltung sind:

1. die konstitutionelle Temperamentsausstattung im Bereich von Emotionalität, Antrieb und Wille als dynamische Eigenschaften;
2. das im Charakter verankerte Wertgefüge mit Vorstellungen, Intentionen, Haltungen und Einstellungen zu Normen als strukturelle Persönlichkeitsseite;
3. Vermögen und Bereitschaft zu Empathie und sozialer Bindung, die als komplexe, spezifisch menschliche und für die Einordnung in die Gesellschaft wesentliche Eigenschaften aus den beiden zuvor genannten Bereichen bestimmt werden.

7.4 Sechs typologische Grundformen

7.4.1 Vorbemerkung

Die Literatur enthält ungezählte Einzelbeschreibungen und viele umfassende Typologien abnormer Persönlichkeiten. Manche Schilderungen wirken in der Fülle der Beobachtung und in der sprachlichen Darstellung zeitlos gültig. Zwar finden die z. T. höchst differenzierten Reaktions-, Konstitutions- und Schichttypologien gegenwärtig wenig Beachtung; dagegen erweisen sich die lebensnahen, auf allgemeine Menschenkunde und klinische Erfahrung gestützten unsystematischen Beschreibungen der einzelnen Typen abnormer Persönlichkeiten weiterhin als gut geeignet für den klinischen Gebrauch. Am einflußreichsten blieb die theoretisch voraussetzungsarme, psychologisch gesichtspunktreiche Typologie K. Schneiders (1950), zu der die feinsinnigen Persönlichkeitsanalysen von Petrilowitsch (1966) eine lebensvolle Ergänzung bilden. Vernachlässigt wurden dagegen im psychiatrischen Schrifttum der letzten Jahrzehnte die dissozialen Persönlichkeitsanomalien, und in den angelsächsischen Darstellungen blieben diese eingeengt auf den speziellen antisozialen Persönlichkeitstypus im Sinne von Cleckley und Robins. Angesichts dieser Situation erscheint die Behandlung einiger Grundformen abnormer und dissozialer Persönlichkeiten im Lichte neuerer Forschungslinien und Gliederungsaspekte gerechtfertigt.

Die Aufteilung des Bereiches von Persönlichkeitsstörungen folgt den beiden in dieser Untersuchung entwickelten Prinzipien: Zum einen werden die zahlreichen Typen abnormer Persönlichkeiten in sechs umfangreicheren Formen zusammengefaßt, wie es der gegenwärtige Stand der Persönlichkeitsdiagnostik nahelegt und wie es sich in dieser Studie bei der Erfassung der Persönlichkeitsstörungen bewährt hat (vgl. Tabelle 1, S. 24). Zum anderen gilt als konzeptueller Ansatz, der in den typologischen Beschreibungen und in den Klassifikationssystemen bisher nicht enthalten ist, die in Kap. 4 und Abschn. 6.5 begründete Differenzierung des Feldes abnormer Persönlichkeiten in die drei Bereiche von Psychopathie, Soziopathie und Dissozialität.

Es wurde bereits darauf hingewiesen, daß mit dem Auswahlkriterium der Delinquenz in unserer Klientel solche Persönlichkeitszüge überwiegen, die zu sozialen Auffälligkeiten disponieren. Daher sind jene wichtigen Formen abnormer Persönlichkeiten, die dem Kliniker als asthenische, depressive oder zwanghafte Störungen vor Augen stehen, im Vergleich zur Gesamtpopulation der Persönlichkeitsstörungen unterrepräsentiert. Die einzelnen Grundformen werden in der Reihenfolge abgehandelt, die ihrer Bedeutung in unserem Untersuchungsgut entspricht. Am Beginn steht die antisoziale Persönlichkeitsstörung, es folgen die emotional instabilen Formen, die schizoiden Verfassungen, die subaffektiven Persönlichkeitsstörungen, schließlich die asthenischen und die zwanghaften Formen.

7.4.2 Antisoziale Persönlichkeitsstörungen

Nach unserer Konzeption gehören in diese Kategorie die antisozialen, durch chronische Devianz und Delinquenz gekennzeichneten Menschen, bei denen auf charakterologischem Gebiet die Merkmale der „dissozialen Charakterstruktur" vorhanden sind.

Hierzu zählen: Geringe Introspektion/Selbstkritik, Mangel an Empathie/Gefühls-kälte, Egozentrizität, überhöhter Anspruch, paradoxe Anpassungserwartung, Unter-bzw. Fehlbesetzung sozialer Normen (vgl. Kap. 4 und Abschn. 6.2.7). Wenn darüber hinaus prominente psychopathologische Auffälligkeiten vorliegen, so handelt es sich um soziopathische Formen, also etwa um eine antisoziale Persönlichkeitsstörung mit emotional instabilen Zügen.

Die antisoziale Persönlichkeitsstörung nach DSM-III erzielte in empirischen Unter-suchungen die höchste diagnostische Reliabilität von allen Persönlichkeitsstörungen (Spitzer et al. 1979 a; Mellsop 1982). Allerdings wird von verschiedenen Autoren Kritik an der auf Robins (1966) zurückgehenden Konzeption der antisozialen Kategorie geübt. Einer der Einwände betrifft die erheblichen Überschneidungen mit den übrigen Persönlichkeitsstörungen, die sich bei Anwendung des DSM-III in vielen Untersuchun-gen und auch in dieser Studie gezeigt haben. Das Überlappungsproblem betrifft zwar mehr oder weniger alle Formen, doch besitzt es bei den antisozialen Persönlichkeitszü-gen und -störungen besonderes Gewicht, z. B. wegen der therapeutischen Implikatio-nen (Weiss et al. 1983; van Valkenburg 1983; Woody et al. 1985), aber auch wegen der forensischen Konsequenzen (s. Kap. 8). Die skizzierte Unterscheidung zwischen der rein antisozialen Persönlichkeitsstörung und verschiedenen psychopathologisch bestimmten soziopathischen Formen könnte einen Lösungsweg für die notwendigen Differenzierungen im heterogenen antisozialen Bereich darstellen.

Ein anderer Einwand gegen die antisoziale Persönlichkeitsstörung im Sinne von Robins und DSM-III kritisiert die weitgehende Beschränkung der diagnostischen Kri-terien auf antisoziale Verhaltensweisen. Dieses Vorgehen fördert zwar die Reliabilität und entspricht einem gegenwärtigen Trend in der Persönlichkeitsdiagnostik (Livesley 1985 b; APA 1985), andererseits werden dabei psychopathologische Auffälligkeiten und charakterologische Strukturmerkmale vernachlässigt, welche die antisozialen Ver-haltensweisen begleiten und zumindest in begünstigendem Zusammenhang mit ihnen stehen (Millon 1981; Lion 1981; Hare 1985). In der vorliegenden Untersuchung wurde die Verhaltensdiagnostik der antisozialen Persönlichkeitsstörung im DSM-III daher ergänzt um die oben genannte charakterologische Persönlichkeitsdimension der „dis-sozialen Charakterstruktur".

Die vorgeschlagene Differenzierung in rein antisoziale Persönlichkeitsstörungen und in soziopathische Formen kann z. B. mit Hilfe der DSM-III-Diagnostik erfolgen. Wenn die Kriterien einer antisozialen Persönlichkeitsstörung und gleichzeitig die einer anderen Persönlichkeitsstörung erfüllt sind, so liegt nach der hier entwickelten Kon-zeption eine soziopathische Form vor. Ein analoges Vorgehen ergibt sich bei Anwen-dung der ICD-9, der Typologie K. Schneiders oder der umfassenderen Gruppierung in sechs Formen von Persönlichkeitsstörungen, wie sie hier erfolgt. Andere Leitlinien konnten im Rahmen dieser Untersuchung aus dem Dissozialitäts- und dem Psychopa-thiescore gewonnen werden. Die rein antisozialen Persönlichkeitsstörungen haben einen relativ niedrigen Psychopathiescore bei hohem dissozialen Verhaltensscore, wäh-rend die soziopathischen Formen neben dem hohen Dissozialitäts- auch einen hohen Psychopathiescore aufweisen (vgl. Tabelle 27, S. 84).

Unter unseren 144 Probanden war die DSM-III-Diagnose einer antisozialen Per-sönlichkeitsstörung 31mal vertreten. Bei 18 dieser Probanden stellte dies die einzige Diagnose dar, sie wären also als rein antisoziale Persönlichkeitsstörung zu bezeichnen. Die übrigen 13 Fälle erfüllten nebenher eine oder mehrere andere Persönlichkeitsdiagnosen, bei ihnen handelte es sich also um soziopathische Formen mit einer Kombination aus psychopathischen und antisozialen Persönlichkeitszügen. Am häufigsten (7mal) waren emotional instabile Formen der antisozialen Persönlichkeitsstörungen vertreten. Auf der Ebene von Persönlichkeitszügen, also nicht voll erfüllten Persönlichkeitsstörungen, waren die Kombinationen weit häufiger. Einzelne antisoziale Züge wiesen 42 Personen auf, also fast ein Drittel unserer Probanden. Nach der Typologie K. Schneiders gehörten die meisten antisozialen zu den gemütlosen und haltschwachen Personen.

Von den Verhaltensmerkmalen, die das DSM-III für die antisoziale Persönlichkeitsstörung nennt, traten vor dem 15. Lebensjahr folgende am häufigsten auf:

1. Schule schwänzen,
2. Diebstähle,
3. ständiges Lügen,
4. mindestens 2maliges Wegbleiben über Nacht,
5. wiederholte Trunkenheit oder Substanzmißbrauch.

Bei den nach dem 18. Lebensjahr registrierten Merkmalen ergab sich folgende Rangordnung:

1. Unfähigkeit, ein ständiges Arbeitsverhältnis aufrecht zu erhalten,
2. wiederholtes nicht gesetzeskonformes Verhalten,
3. Versagen, finanziellen Verpflichtungen nachzukommen,
4. Unfähigkeit, eine dauerhafte Beziehung zu einem Sexualpartner zu unterhalten,
5. ungenügende Planung des Verhaltens und Impulsivität.

Eindrücklich hoben sich aus den Verhaltensweisen antisozialer Persönlichkeiten die zahlreichen Abbrüche während der Schule, in der Ausbildung und im Beruf hervor, bei denen meist keine Rücksicht auf nachteilige Folgen zu erkennen war. 42 % der 31 Probanden mit antisozialer Persönlichkeitsstörung hatten vorzeitig die Schule verlassen, 65 % wiesen mehrfache abrupte Abbrüche im Berufsleben auf, 39 % waren geschieden, 68 % boten ein Muster häufig wechselnder Beziehungen, die oft nur sporadischer Art waren, sich auf sexuelle Interessen beschränkten oder ausbeutenden Charakter trugen. Hinsichtlich der Art der Delikte zeichneten sich die antisozialen Probanden durch die große Palette möglicher Straftaten aus. Eine charakteristische Häufung ließ sich in der Gesamtgruppe nicht finden. Auch intraindividuell konnte es zu vielen verschiedenen, oft situativ angeregten Delikten kommen.

Von den charakterologischen Persönlichkeitseigenschaften der dissozialen Charakterstruktur traten am stärksten die Egozentrizität, die mangelhafte Empathie/Gefühlskälte und die paradoxe Anpassungserwartung hervor. Als sehr eindrücklicher Persönlichkeitszug erschien auch die in der Regel seit der Adoleszenz zu beobachtende pädagogische Unbeeinflußbarkeit der Probanden, deren Verhaltensdispositionen sich als weitgehend resistent gegenüber Erziehungseinflüssen und Strafen erwiesen.

Unter dem Aspekt der Temperamentskonstitution ergab sich bei den antisozialen Persönlichkeiten häufig eine gute energetisch-dynamische Ausstattung mit kräftigem vitalen Tonus und Neigung zu heftiger affektiver Resonanz in aggressiver Richtung (vgl. Dietrich 1968). Der Wille konnte passager sehr kräftig sein, doch fiel eine beträchtliche Unstetigkeit auf, wenn es um Durchhaltevermögen und Beständigkeit ging. Offenbar mangelte es an dauerhafter dynamischer Besetzung von Zielen. Intentionen wurden selten langfristig durchgehalten. Bei situativer Belastung erwiesen sich Stimmung und Antrieb als leicht störbar, so daß es zur großen Zahl der beschriebenen Abbrüche kam.

Unter strukturellem Gesichtspunkt fand sich bei den Probanden mit antisozialer Persönlichkeitsstörung oft als typische Konstellation, daß im Vergleich mit Leistungsvermögen und Einsatzbereitschaft das Geltungsbedürfnis und die Ansprüche an die Umgebung überhöht waren. Ihr Selbstverständnis und die Einschätzung ihrer Position in der Gesellschaft waren durch Egozentrizität und durch starke Ressentiments gekennzeichnet. Die Ursache für Schwierigkeiten und Mißerfolge wurde bevorzugt in der Umgebung gesehen. Sowohl aus der objektiven Vorgeschichte mit den häufigen Regelverletzungen als auch aus der Beobachtung der Probanden und ihrer Stellungnahmen zur Biographie ließ sich bei den meisten antisozialen Persönlichkeiten die von Berner (1982) beschriebene Konstellation ableiten, daß die Dynamik nur mangelhaft an Strukturelemente wie Normen, Ge- und Verbote gebunden war. Auf der psychologisch-charakterologischen Ebene besaßen die Störungen der Empathie, des Ein- und Mitfühlens eine ähnliche Bedeutung wie auf der Verhaltensebene die zahlreichen Abbrüche. Zur Empathie gehören das Mitleid, aber auch die Mitfreude, insgesamt die Fähigkeiten des teilnehmenden Verstehens und emotionalen Mitschwingens, die sich nicht nur auf die Gemütsverfassung eines konkreten Gegenübers, sondern auch auf die emotional-affektive Besetzung sozialer Regeln und kultureller Werte erstrecken. Dieses Vermögen war, soweit sich das aus der biographischen Anamnese und der Kontaktqualität in der Untersuchung entnehmen ließ, bei den Probanden mit antisozialer Persönlichkeitsstörung durchgängig reduziert.

Die Besonderheiten der Dynamik, der Beziehungsmuster und der Wertverhaftung hoben sich bei den antisozialen und soziopathischen Persönlichkeitsformen mit einer Regelmäßigkeit heraus, die einen zentralen Störungsbereich andeutet. Am wichtigsten erscheint eine basale Unfähigkeit zu einer gemüthaft besetzten moralisch-ethischen Einstellung gegenüber Menschen und Werten. Karpman (1941) prägte dafür den Begriff der ,,Anethopathie" bei der primären Psychopathie, Cleckley (1976) sprach von der ,,semantischen Demenz" der antisozialen Persönlichkeiten. Petrilowitsch (1966) bezeichnete diesen Doppelaspekt struktureller und dynamischer Fehlbildung als eine Störung des aus Gemüt und Gewissen zusammengesetzten Wertgrundes. Gemeinhin zieht sich dieser Mangel an sozialen Gefühlen sehr beständig durch die Lebensgeschichte, so daß manche Autoren die antisoziale Persönlichkeitsartung für ähnlich tiefgreifend wie eine Psychose und fast so irreversibel wie eine Demenz hielten. Aus den Eindrücken bei unserer Klientel schien eine leichte Besserung mit Entwicklung einiger empathischer Fähigkeiten allenfalls bei solchen Menschen möglich, die in Kindheit und Jugend unter sehr ungünstigen, depravierenden Bedingungen aufgewachsen waren. Einige der bei Prognosebegutachtungen gesehenen Probanden hatten offenbar in der langen Haftzeit Entwicklungen nachgeholt und eine gewisse Vertiefung ihrer Persönlichkeit auch im gemüthaften Bereich erfahren (vgl. Abschn. 7.5).

Abschließend ist auf drei Sondergruppen im Gebiet der Dissozialität hinzuweisen. Die Störung der Empathie und eines gemüthaft erfüllten Wertgrundes ist keineswegs auf die antisoziale Persönlichkeitsstörung beschränkt. Viele Beobachter haben darauf hingewiesen, daß es in der Gesellschaft nicht wenige erfolgreiche Menschen mit ähnlicher Kühle des Gemütes und pragmatisch-opportunistischer Einstellung gegenüber sozialen Normen gibt, die nicht in Konflikte mit Institutionen geraten (Widom 1977).

Oft sind solche Menschen in höheren Gesellschaftsschichten anzutreffen, wenn es gelingt, delinquente Situationen zu vermeiden oder zu beherrschen. Einzelne Züge der geschilderten dissozialen Persönlichkeitsstruktur können beim Erringen gesellschaftlicher Führungspositionen durchaus hilfreich sein. Beispiele relativ bedenkenloser, anpassungsfähiger und durchsetzungsbereiter Menschen finden sich etwa im Geschäftsleben, in der Politik oder im „Milieu". Dabei hilft in der Regel eine gute Intelligenz. Überhaupt steht eine Unzulänglichkeit der moralischen Ausstattung keineswegs in direkter Beziehung zu einer Intelligenzschwäche. Erhellend ist in diesem Zusammenhang der Ausspruch Bleulers (1896), daß bemerkenswert wenig Intelligenz dazu gehöre, um eine gute Moral zu haben. Als Umkehr erscheint ebenso gültig, daß auch bei bemerkenswert guter Intelligenz eine mangelhafte, bestenfalls auf pseudomoralischen Hemmungen beruhende moralisch-ethische Ausstattung vorkommen kann.

Neben diesen durch die gesellschaftliche Anpassung und Erfolg gekennzeichneten Menschen mit dissozialen Charaktereigenschaften finden sich als weitere Sonderform im Bereich der Dissozialität die chronischen Kriminellen. Bei diesen Personen sind die dissozialen Verhaltensweisen Folge einer offenkundig bewußt intendierten, mit der Zeit gewohnheitsmäßig eingeschliffenen Lebensführung, während die charakterologischen Strukturmängel der antisozialen Störung fehlen. Es handelt sich um jene quasi professionellen Straftäter, die mit Erfahrung sowie nüchterner Abwägung von Risiko und Nutzen zu häufig sehr geschickten Fachleuten für bestimmte Delikte geworden sind, meist im Eigentumsbereich. Diese dissozialen Menschen oder chronisch Kriminellen machten in unserer Klientel 20 von 144 Probanden (13,9 %) aus (vgl. Tabelle 27, S. 84). Im Vergleich zu den übrigen Straftätern mit psychopathischen und soziopathischen Zügen hoben sie sich durch ihr Persönlichkeitsbild deutlich ab. Sie wiesen einen niedrigen Psychopathiescore bei hohem dissozialem Verhaltenscore auf; die Persönlichkeitseigenschaft der dissozialen Charakterstruktur war gering ausgeprägt. Es handelte sich um recht willenskräftige, Ziele energisch verfolgende, oft auch affektiv ausgeglichene Personen. Ein wichtiges Differentialkriterium gegenüber den psychopathologisch und charakterologisch auffälligeren Personen bestand darin, daß die reinen Kriminellen bei Änderung der situativen Umstände oder der strafrechtlichen Bedingungen sehr viel leichter zu Verhaltensmodifikationen in der Lage waren.

Eine dritte Sondergruppe im Bereich der dissozialen Persönlichkeiten betrifft Menschen, die unter ungünstigen Milieubedingungen aufwuchsen und durch Fehlsozialisation früh verwahrlosten (vgl. Hartmann 1977). Von unseren 31 Probanden, welche die Kriterien der antisozialen Persönlichkeitsstörung erfüllten, verbrachten 18 ihre Kindheit unter mehr oder weniger deutlich dissozialen Milieueinflüssen. Frühe Deprivationserlebnisse, schlechte Umweltbedingungen in Kindheit und Jugend beeinträchtigen offenbar nicht nur die emotional-affektive und kognitive Entwicklung, sondern auch die Möglichkeiten zur Ausbildung einer gefestigten Persönlichkeitsstruktur mit wirksamer Gewissensinstanz und sozial adäquaten Wertorientierungen. Ähnlich schwerwiegende Schädigungen wie durch fehlende pädagogische Maßnahmen sahen wir übrigens wiederholt bei einer orientierungslos verwöhnenden Erziehung. Allerdings ist auch bei der milieubedingt erscheinenden Frühverwahrlosung der Faktor genetisch präformierter Persönlichkeitsanlagen zu berücksichtigen (vgl. Abschn. 3.4.1).

In Hinblick auf mögliche ätiologische Faktoren fiel bei unserer Klientel die Heterogenität im Spektrum der dissozialen Probanden auf. Menschen mit antisozialen Persönlichkeitszügen fanden sich in genetisch belasteten Familien, bei leichter frühkindlicher Hirnschädigung oder beim Aufwachsen unter verwahrlosenden Lebensumständen, oft aber auch ohne deutlich erkennbare Risikofaktoren. Frappierend waren zuweilen die Ähnlichkeiten in Lebensführung und in der dissozialen Charakterstruktur, die zwischen Menschen mit Frühverwahrlosung und isolierten „schwarzen Schafen" aus sozial unauffälligen, emotional nicht erkennbar gestörten Familien bestehen konnten.

Eine wichtige Rolle spielen bei den antisozialen Persönlichkeitsstörungen die vielfältigen psychoorganischen, psychosozialen und psychischen Einflüsse durch den Abusus von Rauschmitteln. Die genetischen Zusammenhänge zwischen Alkoholismus und Verhaltensstörungen sind in Abschn. 3.4.2 diskutiert. Der Abusus stellt einen komplizierenden Faktor bei allen Persönlichkeitsstörungen dar, doch begünstigt er offenbar besonders die Ausbildung von Dissozialität (vgl. Lewis et al 1984). Bei 20 unserer 31 Probanden mit antisozialer Persönlichkeitsstörung hatte irgendwann einmal ein über Jahre andauernder Mißbrauch vorgelegen (vgl. Abschn. 6.2.6). In 12 Fällen schien es dadurch zu einer diskreten bis mäßigen Vergröberung der Persönlichkeit mit Zuspitzung ungünstiger Temperamentseigenschaften und Schwinden des charakterlichen Haltes gekommen zu sein.

7.4.3 Emotional instabile Persönlichkeitsstörungen

Als gemeinsames und hervorstechendstes Merkmal der histrionischen, narzißtischen und Borderline-Syndrome erscheint die emotionale Instabilität, die es rechtfertigt, diese klinisch eng verwandten Formen in einer Gruppe zusammenzufassen. In überkommenen Psychopathielehren gehören in diesen Formenkreis neben den hysterischen auch die explosiblen und stimmungslabilen Psychopathen im Sinne Kurt Schneiders, die zykloiden Persönlichkeiten Kretschmers sowie nach ICD-9 die narzißtischen Neurosen. DSM-III kennzeichnet diese Gruppe als die Persönlichkeitsstörungen mit dramatischen, emotionalen sowie launenhaften Eigenschaften und rechnet hierzu auch die antisoziale Persönlichkeitsstörung. Wie gezeigt wurde, weist diese tatsächlich die häufigsten Überschneidungen mit den genannten Formen auf, doch nimmt sie nach unserer Konzeption die beschriebene Sonderstellung innerhalb der Persönlichkeitsstörungen ein. In einer Klientel mit Dissozialität spielt die emotionale Instabilität eine große Rolle. Unter den 108 Persönlichkeitsdiagnosen, die nach DSM-III in unserer Stichprobe gestellt wurden, war 28mal eine Diagnose aus dieser Gruppe enthalten.

Am schillerndsten in den Erscheinungen sind diejenigen Formen der emotionalen Instabilität, bei denen hysterische oder histrionische Züge im Vordergrund stehen. Sie kamen in unserer Klientel nach DSM-III als ausgeprägte Störungen 13mal, als auffällige Züge 25mal vor. Eine Kombination von teils leichter, teils schwerer ausgeprägten histrionischen und antisozialen Persönlichkeitsmerkmalen boten 17 Probanden. Histrionische Menschen werden im deutschsprachigen Schrifttum unter dem Begriff der Geltungssucht bzw. des Geltungsbedürfnisses beschrieben (Jaspers 1959; K. Schneider 1950; Petrilowitsch 1966). Allerdings liegt nach Tölle (1966) bei den sog. Hysterischen oft ein enger Zusammenhang zwischen dem Geltungsbedürfnis und Insuffizienzgefühlen vor, eine Konstellation, die sich auch bei unseren Probanden mehrfach zeigte. Jaspers und Tölle messen der Erlebnissucht als Kompensation einer mangelhaften Erlebnisfähigkeit bei diesen Menschen eine besondere Bedeutung zu. Hier bestehen interessante Parallelen zu den experimentell erforschten Phänomenen des besonderen Reizhungers und zur Hypothese des „under-arousal" bei Psychopathen (vgl. Abschn. 3.3.3). Eine erhöhte Risikobereitschaft, die dem „sensationseeking" vergleichbar war, zeigten eine ganze Reihe unserer dissozialen und emotional instabilen Probanden.

Als Besonderheit im dynamischen Bereich imponiert bei den vorwiegend histrionischen Persönlichkeiten die Beweglichkeit der affektiven Regungen, verbunden mit einem guten Gespür für die Atmosphäre und das in einer Situation Erreichbare. Diese Menschen besitzen ein ausgesprochenes Gefühl für Wirkung, sie genießen die Beachtung und wissen sich effektvoll in Szene zu setzen. Unter ungünstigen Umständen ruft ihr Verhalten jedoch negative Empfindungen in der Umgebung hervor, dann wird die Attitüde des Unechten, Demonstrativen oder Dramatisierenden als störend empfunden. Dies war bei Probanden mit geringerer intuitiver Begabung oder Intelligenz der Fall, außerdem bei einer Absenkung des vitalen Tonus durch Altern, nach sozialem Abstieg oder im Gefolge einer abususbedingten Vergröberung der Persönlichkeit. Die Fähigkeit zu tieferer Empathie fehlte durchgängig bei unseren histrionischen Probanden. Charakteristisch erschien eine erhebliche Egozentrizität, doch war sie häufig hinter einem guten oberflächlichen Einfühlungsvermögen kaschiert, das emotionale Regungen der Interaktionspartner geschickt erfaßte, um zumindest passager ein Sympathiegefühl zu erzeugen. Auf emotionale Anspannungen, äußere Belastungen und Kränkungserlebnisse, für die eine erhöhte Empfindlichkeit vorlag, folgten meist heftige affektive Reaktionen.

Unter mehr strukturellem Aspekt zeigt sich ein Mangel an gleichmäßig durchgehaltenen Intentionen. Darunter leiden sowohl die Beziehungen zu anderen Menschen als auch das Erreichen langfristiger Ziele. Den histrionischen Probanden fehlt ein positiv besetztes Selbstbild, das im Wechsel der Situationen einen ruhigen, sicheren Halt geben konnte. In diesem Zusammenhang sprach Petrilowitsch (1966) unter Benutzung einer Formulierung Welleks von einer „Struktur der Strukturlosigkeit". Gewissen und Wertgefüge waren durch die Unbeständigkeit der dynamischen Verfassung gekennzeichnet. Häufig erschienen die Verhaltensweisen vom Aufforderungscharakter der Situation oder von momentanen affektiven Impulsen bestimmt. Die Launenhaftigkeit und das unechte, theatralische Benehmen bei hysterischen Menschen werden von Berner (1982) als Folge von abrupt wechselnden Wertaktualisierungen gedeutet.

Im forensischen Zusammenhang, also in ihrer soziopathischen Ausprägung, fallen die histrionischen Persönlichkeiten bevorzugt durch Delikte im Eigentumsbereich auf, bei denen es häufig um Täuschen und Betrügen geht. Dies kann bei Hinzutreten von hyperthymen Zügen und Kritikschwäche bis zu hochstaplerischen Schwindeleien führen. Bei betrügerischen Handlungen erweist sich die emotionale Beweglichkeit insofern als hilfreich, als eine gute Ein- und Umstellungsfähigkeit in wechselnden Situationen besteht: Wenn in angloamerikanischen Beschreibungen des antisozialen Psychopathen immer wieder Charme und situative Gewandtheit als wichtige Merkmale genannt werden, so dürfte es sich um diese histrionischen Spielarten der Soziopathie handeln. Diese Menschen können soziale Verhältnisse schnell abschätzen und Vorteile mit raschem Blick erkennen. Durch changierende, geschickt im Vagen gehaltene Äußerungen und Andeutungen halten sie sich einen großen Verhaltens- und Interpretationsspielraum offen. Andererseits vermögen sie, wenn nötig, zu Täuschungszwecken auch recht bestimmt und sicher aufzutreten.

Im Zustand affektiver Erregung erscheint die kritische Selbstwahrnehmung und Realitätskontrolle gefährdet. Für unangenehme Ereignisse und eigenes Fehlverhalten liegen Mechanismen der Dissoziation, des Ausblendens, der Konversion und der psychogenen Amnesie nahe, wie überhaupt eine Bereitschaft zum Rückfall in rudimentäre Verhaltensmuster und primitive Schablonen bestehen kann. Von daher gibt es vor allem bei intelligenzschwachen Probanden mit emotionaler Labilität auch eine Gefährdung für abnorme Haftreaktionen.

Zu dauerhaften Bindungen im beruflichen und zwischenmenschlichen Bereich kommt es bei den soziopathischen Erscheinungsformen histrionischer Persönlichkeiten selten. Die intuitiven Fähigkeiten können meist nur zu kurzfristigem Ausnutzen von Chancen für momentanen Geltungserfolg und materiellen Vorteil nutzbar gemacht werden. Die häufigen Abbrüche und Enttäuschungen lasten die Probanden in aller Regel dem Verhalten anderer an, wobei die Realität mit beweglicher Phantasie umgedeutet werden kann. Dies führt gelegentlich in Delikte wie Betrug, Falschaussage, Titelanmaßung, Beleidigung.

Bei der Borderline-Persönlichkeitsstörung, die in unserer Klientel 10mal diagnostiziert wurde, bestehen ähnliche strukturelle und dynamische Verhältnisse, allerdings mit anderen Akzentsetzungen (vgl. Saß u. Koehler 1983 b). Die emotionale Instabilität erscheint hier in einer sozial meist weniger angepaßten Form. In erster Linie finden sich Impulsivität, deutliche Stimmungsschwankungen und eine Neigung zu sehr intensiven Reaktionen bei zwischenmenschlichen Konflikten. Das heuristische Konzept einer Desaktualisierungsschwäche (Janzarik 1985) erscheint hier besonders geeignet. Spannungsvolle strukturelle Verhältnisse führen zu einer mangelhaften Distanzierungsfähigkeit von den oft heftig aufschießenden affektiven Regungen. In emotionalen Belastungssituationen kommt es bei Borderline-Syndromen zu den bekannten aggressiven und autoaggresiven Impulsen, die zu drastischen Selbstbeschädigungshandlungen führen können. In milderer Form zeigen sich die Störungen der Impulskontrolle im Bereich von Geldausgeben, Tätlichkeiten, Sexualität, Glücksspiel und Sucht. Die kontinuierliche Disposition zu überschießender affektiver Resonanz, die in ungesteuerte Verhaltensweisen und soziale Verwicklungen führt, wurde zutreffend in das Bild der „Stabilität in der Instabilität" gefaßt (Schmiedeberg 1959). Hinsichtlich der Typologie von K. Schneider besteht eine Affinität zwischen den Borderline-Syndromen und den stimmungslabilen Psychopathen.

Gerade wegen des Mißverhältnisses zwischen der Heftigkeit der affektiven Impulse und den Ordnungsstrukturen entstehen bei den Borderline-Persönlichkeiten häufig soziale Konflikte. In der Regel handelt es sich um isolierte Delikte, die den Charakter von Durchbruchshandlungen tragen können, doch gibt es auch soziopathische Verlaufsformen mit einem Einschleifen delinquenter Verhaltensweisen. Zwischen den Borderline-Syndromen und der antisozialen Persönlichkeitsstörung bestanden in unserer Klientel ähnlich häufige Überschneidungen wie in anderen empirischen Untersuchungen; auf der Ebene von Persönlichkeitszügen lag 12mal eine Kombination vor. Die Deliktformen betrafen bevorzugt die Bereiche von Sucht und Sexualität, z. B. Vergewaltigung. Stimmungslabilität und aggressive Reaktionsbereitschaften bei Frustrationen führten darüber hinaus auch zu massiver Gewaltanwendung bis hin zu Tötungshandlungen, vor allem wenn zusätzliche enthemmende Wirkungen durch Alkohol und Drogeneinfluß vorlagen. Die Neigung zu Suizidhandlungen war in unserer Klientel anamnestisch nachweisbar. Einige Probanden zeigten bei den Gewalthandlungen der

Indexdelikte eine ähnliche, nun nach außen gerichtete Impulsivität und Brutalität, wie sie früher bei autoaggressiven Selbstbeschädigungshandlungen vorgekommen war.

Bei der dritten Unterform, den Persönlichkeiten mit narzißtischen Zügen im Sinne des DSM-III, imponiert die emotionale Instabilität ebenfalls als eine deutliche Verstimmbarkeit. Allerdings kommt es bei den narzißtischen Personen offenbar wegen abweichender struktureller Verhältnisse zu anderen sozialen Auswirkungen als bei den Borderline-Syndromen. Die narzißtischen Formen, die 7mal als deutlich ausgeprägte Störungen und 12mal als entsprechende Persönlichkeitszüge in unserer Klientel vorlagen, zeigten durchgängig eine Überhöhung des Selbstbildes und der Ansprüche. Dadurch schien eine ständige Bedrohung des Selbstwertgefühls zu bestehen. Kränkungen wurden empfindlich registriert und lösten nachhaltige Verstimmungen aus. Heimliche Größenideen ließen sich aus inadäquaten Reaktionen auf Kritik und Mißerfolge schließen. Leistungen und Anerkennungen bei anderen Menschen wurden mißtrauisch registriert und gaben zu Neidgefühlen Anlaß. Den eigenen Wert sahen diese Persönlichkeiten häufig verkannt. Diese vor allem im Anspruchsbereich liegenden Strukturbesonderheiten führten auf emotional-affektivem Gebiet zwar auch zu aggressiven Reaktionen, jedoch in schwächerer Ausprägung als bei den Borderline-Syndromen. Häufiger kam es zu depressiven oder dysphorischen Auslenkungen, in denen auch Suizidhandlungen erwogen wurden, zuweilen mit deutlichem Vorwurfscharakter. Impulsive Durchbruchshandlungen wie bei den Borderline-Störungen fanden sich bei unseren narzißtischen Persönlichkeiten seltener. Ähnlich wie die antisozialen und die schizoiden Probanden zeigten auch die narzißtischen Personen eine Einschränkung der Empathie, hier jedoch auf der psychologischen Basis von Egozentrizität und einer Selbstwertproblematik, während bei den Antisozialen die Gemütsarmut und bei den Schizoiden die kühle Distanz als Grundlage der empathischen Schwäche erschien.

Forensisch traten unsere narzißtischen Probanden mit Eigentumsdelikten sowie mehrfach mit Vergewaltigungshandlungen in Erscheinung, denen zuweilen ein überhöhter Anspruch und ein etwas paradoxes Gefühl zu Grunde zu liegen schien, sich etwas zu nehmen, was ihnen eigentlich zustand. Bei einigen Tötungshandlungen im Rahmen von Partnerschaftskonflikten lag ebenfalls eine narzißtische Persönlichkeitsproblematik vor, die mit erhöhter Verletzlichkeit und starker reaktiver Wut bei Kränkung verbunden war.

7.4.4 Schizoide und paranoide Persönlichkeitsstörungen

Schizoide, paranoide und schizotypische Formen werden im DSM-III zum Cluster der „seltsamen" und „exzentrischen" Persönlichkeitsstörungen zusammengefaßt. Allerdings ist die nosologische Stellung der stärker schizophrenieähnlichen schizotypischen Formen noch umstritten. Tölle (1966, 1986), der in seinem Untersuchungsgut alle psychoseverdächtigen Probanden ausschied und nur eine kleine Gruppe schizoider Persönlichkeiten sah, hielt es für unzweckmäßig, den Bereich der Schizoidie bei den abnormen Persönlichkeiten über die von Bleuler und Kretschmer gesteckten Grenzen auszudehnen. Kurt Schneider (1950) nahm in seine Typologie bekanntlich keine schizoide Form auf, dies offenbar im Gegensatz zur Lehre Kretschmers (1921) von den fließenden Übergängen zwischen schizoiden Persönlichkeiten und schizophrenen Psychosen. Allerdings sah K. Schneider (1938) durchaus die Bedeutung der schizoiden Persönlichkeitskonstitution und rechnete die fanatischen sowie die gemütlosen Psychopathen den schizoiden Menschen zu. Hinsichtlich der Verwandtschaft zwischen paranoiden und schizoiden Persönlichkeitsmerkmalen bestehen weniger Auffassungsunterschiede. Die klinisch geläufigen Beziehungen wurden in genetischen (Kendler u. Gruenberg 1982) sowie in faktorenanalytischen (Presly u. Walton 1973) Untersuchungen bestätigt.

10 unserer Probanden erhielten die Diagnose einer schizoiden, 2 die einer schizotypischen Persönlichkeitsstörung. Überraschend häufig, nämlich 29mal, wurden schizoide Persönlichkeitszüge registriert. Hierbei handelte es sich jedoch nicht um die nach klinischem Eindruck als schizophrenienahe erscheinenden schizoiden Merkmale, z. B. leicht bizarre Verhaltensweisen, Kontaktarmut und autistische Tendenzen. Die große Zahl schizoider Züge bei unserer Klientel mit dissozialen Verhaltensweisen resultiert vielmehr aus Merkmalen wie emotionaler Kälte und Distanziertheit, Fehlen warmer, zärtlicher Empfindungen, seltene Freundschaften. Diese im DSM-III als Kriterien für Schizoide genannten Eigenschaften und Verhaltensweisen kommen bei Persönlichkeiten mit antisozialen Zügen oft vor. Auch das Merkmal fehlender Empathie, das in einem dissozialen Untersuchungsgut große Bedeutung hat, überschneidet sich wegen seiner Beziehungen zur emotionalen Kälte und Distanziertheit mit den Phänomenen des schizoiden Formenkreises. Von K. Schneider (1950) wurde eine gewisse Ähnlichkeit zwischen manchen schizophrenen und den kalten, gemütlosen Psychopathen gesehen, darüber hinaus verwies er auf die Beschreibungen dissozialer Neigungen im Rahmen der ,,Heboidophrenie" von Kahlbaum.

Die schizoiden Persönlichkeiten bieten Besonderheiten gleichermaßen im Bereiche des Temperamentes wie des Charakters. Kühle, Egozentrizität, geringe Fähigkeit zum Einfühlen in andere Menschen, Bindungsschwäche und Abneigung gegen Nähe hängen mit Eigenschaften der dynamischen Konstitution, aber auch angelegten oder biographisch entstandenen Besonderheiten der Persönlichkeitsstruktur zusammen. Im Vergleich zu den paranoiden Formen dieser Gruppe von Persönlichkeitsstörungen erschienen die schizoiden Probanden energetisch-vital häufig schwächer ausgestattet.

Der Aspekt der Insuffizienz verweist auf den Überschneidungsbereich der Schizoidie mit der Asthenie. Zuweilen bestand bei unseren Probanden eine Tendenz in Richtung auf ein ängstlich-unsicheres Selbstverständnis und eine Hypersensitivität im Kontakt. Die syndromatologischen Beziehungen zwischen den Bereichen der Schizoidie und Asthenie wurden auch anhand der neuerdings stärker beachteten Basissymptome diskutiert (Saß u. Koehler 1985). Unter Hinweis auf die dimensionale Konzeption Kretschmers (1921) haben Livesley et al. (1985) die enge Verbindung der schizoiden mit den hypersensitiven Persönlichkeitszügen betont und die im DSM-III vorgenommene Trennung dieser Formen kritisiert. Tatsächlich erwies es sich auch in unserer Klientel als schwer durchführbar, zwischen einer schizoiden und einer hypersensitiven Kontaktschwäche zu unterscheiden, was nach DSM-III durch das Merkmal des subjektiven Leidens unter der Kontaktstörung beim Hypersensitiven im Gegensatz zum Schizoiden geschehen soll.

Paranoide Merkmale waren in 6 Fällen so ausgeprägt vorhanden, daß eine Persönlichkeitsstörung diagnostiziert wurde. Als auffällige Züge kamen sie 13mal vor. Im Vordergrund standen Eigenschaften wie gedankliche Starre, Neigung zu Projektion und Eifersucht, Empfindlichkeit gegenüber Kränkungen bei gleichzeitiger Bereitschaft zu rücksichtslosem Angriff nach außen und ein übernachhaltiges Verharren in aggressivdysphorisch getönter Affektivität. Es zeigten sich symptomatologische Überlappungen mit antisozialen Persönlichkeiten, stärker jedoch mit den schizoiden Störungen und interessanterweise mit den subaffektiven Verstimmungen. Bereits Specht (1905) hat auf die engen Beziehungen zwischen kämpferisch-paranoiden und affektiven Störungen sowie auf die forensische Bedeutung dieser Konstellation hingewiesen. Die Temperamentsausstattung der paranoiden Persönlichkeitsstörungen in unserer Klientel erschien kraftvoll, mit einer Entgleisungsbereitschaft in hyperthyme und dysphorische Verfassungen. In struktureller Hinsicht boten sie eine Neigung zu Egozentrizität, Rigidität, Mißtrauen und ressentimenthaften Vorurteilen, die affektiv hoch besetzt waren. Das Selbstbewußtsein und die Ansprüche an die Umgebung waren in der Regel überhöht, die Fähigkeit zur Empathie nur schwach ausgebildet.

Die soziopathischen Erscheinungsweisen in der Gruppe der schizoiden und paranoiden Persönlichkeitsstörungen erschienen bei den schizoiden Syndromen vorwiegend durch die schwache gemüthafte Ausstattung bedingt. Den schizoiden soziopathischen Probanden waren die Mitmenschen und die Normen offenbar zu gleichgültig, als daß sie sich um Kontakt und soziale Anpassung bemühten. Bei den paranoid gefärbten soziopathischen Formen kam es dagegen nicht durch soziale Gleichgültigkeit zu Normenverletzungen, sondern durch hohes Selbstwertgefühl und übersteigerte Empfindlichkeit, die ihnen bei einigen Delikten ein mehr oder weniger untergründiges Gefühl zu geben schienen, im Recht zu sein. Diese Konstellation in Verbindung mit biographisch wichtigen, komplexhaft besetzten Themen kann zu den häufig sehr massiven fanatisch-querulatorischen Fehlentwicklungen führen, wie es zuletzt von Baeyer (1967) in einer interessanten Fallstudie geschildert hat.

Unter den Delikten der schizoiden Persönlichkeiten fanden sich Eigentumsdelikte, Vergewaltigungen, Raubhandlungen und Tötungen. Die paranoiden Persönlichkeiten waren deutlich zu aggressiven Delikten disponiert, die von Beleidigungen bis zu Tötungsdelikten reichten, vor allem wenn Eifersucht im Spiel war. Hier bestanden strukturelle Ähnlichkeiten zu den narzißtischen Syndromen. Die Themen der Eifersucht und Gekränktheit, die bei den paranoiden Persönlichkeiten dominierten, spielten bei den schizoiden Probanden keine erkennbare Rolle. Beide Formen von Persönlichkeitsstörungen zeigten zuweilen eine erhebliche Rücksichtslosigkeit bei der Deliktausführung, die bei den paranoiden Probanden mehr mit überschießendem Ärger, bei den schizoiden eher mit einer Empathieschwäche verbunden schien.

7.4.5 Subaffektive Persönlichkeitsstörungen

Probanden mit affektiven Veränderungen, die zwar in der Intensität schwankend waren, aber doch ein überdauerndes biographisches Merkmal darstellten, bildeten mit 21 voll ausgeprägten Persönlichkeitsstörungen und 20 auffälligen Persönlichkeitszügen die vierte Gruppe unter den persönlichkeitsdevianten Menschen unserer Klientel. Die Symptomatologie ist im DSM-III bei den zyklothymen und dysthymen affektiven Störungen aufgeführt, die bei K. Schneider den depressiven und hyperthymen sowie den stimmungslabilen Psychopathen entsprechen, bei Kretschmer den zykloiden Menschen. Die nosologisch-taxonomischen Diskussionen um die Einordnung dieser Persönlichkeitsstörungen sind noch offen, die empirischen Studien geben derzeit keine eindeutige Richtung vor (vgl. Abschn. 3.2.3). Wegen der großen Bedeutung, die passagere Auslenkungen und dauerhafte Verschiebungen von Affektivität und Antrieb bei dissozialen Probanden haben, erschien es im Kontext dieser Untersuchung sinnvoll, abweichend von der Gliederung des DSM-III die subaffektiven Persönlichkeiten hier aufzunehmen. Dies war auch deswegen gerechtfertigt, weil zwischen den subaffektiven Formen und anderen Persönlichkeitsstörungen deutliche symptomatologische Überlappungszonen bestanden, vor allem hinsichtlich der antisozialen und der asthenischen Persönlichkeitsstörungen, doch kamen affektive Veränderungen in leichterer Ausprägung auch bei den meisten anderen Persönlichkeitssyndromen vor.

Ein knappes Drittel der subaffektiven Persönlichkeitsauffälligkeiten unserer Klientel betraf die von K. Schneider als stimmungslabile Psychopathen bezeichneten Menschen mit offenbar stärker temperamentsgebundenen Schwankungen im Antriebs- und Stimmungsbereich. Die kurzwelligen, Stunden bis wenige Tage dauernden Auslenkungen in Richtung beider Pole ließen sich etwa gleich häufig als reaktiv und als autochthon auftretend explorieren. 4 unserer subaffektiven Probanden zeigten eine hyperthyme Persönlichkeit mit milder dynamischer Expansion. Die überwiegende Mehrzahl der Klientel mit subaffektiven Störungen bot unterschiedlich gefärbte, recht lang anhaltende hypothyme Verfassungen, teils als depressive Formen mit Niedergeschlagenheit, häufig als dysphorische, d. h. mißmutig gereizte und aggressive Menschen, wie sie K. Schneider als egoistische, mürrische, verbissene, unzufriedene und nörgelnde Psychopathen schilderte.

Eine auffallend geringe Rolle spielten bei unserer Klientel jene strukturellen Besonderheiten des Charakters, die gemeinhin als prämorbide Züge bei den affektiven Störungen beschrieben werden, so unter Betonung der Eigenschaften des Anankasmus (Abraham 1924), der Ordentlichkeit (Tellenbach 1983) und der Hypernomie (Kraus 1977). Diese Merkmale dürften in den Umkreis der zu unipolar depressiver Erkrankung disponierten Menschen gehören, bei denen eher eine verminderte Affinität zur Dissozialität besteht (Böker u. Häfner 1973), obwohl es in der ausklingenden depressiven Phase oder in Residuen zu gelegentlichen Delikten kommt (Mundt 1981). Nivellierungen und Vergröberungen der Persönlichkeit, die aus dem Formenkreis bipolarer Erkrankungen sowie zykloider und hyperthymer Persönlichkeiten bekannt sind (Bürger-Prinz 1950; Janzarik 1974), fanden sich bei einem Drittel unserer Probanden mit subaffektiven Persönlichkeitsstörungen mehr oder weniger deutlich ausgeprägt. Äthiologisch waren diese Phänomene allerdings in einigen Fällen nicht sicher von den Auswirkungen eines schon seit längerer Zeit bestehenden Abusus zu unterscheiden.

Für soziopathische Entwicklungen besitzen die hypothymen subaffektiven Persönlichkeitsstörungen nur wenig Bedeutung. Manchmal schien es bei asthenischem Versagen und vermehrter Beschäftigung mit der eigenen Befindlichkeit zu einer verringerten Besetzung des Wertgefüges zu kommen, wodurch die Fähigkeit abnahm, gewohnheitsmäßig eingeschliffenen Tendenzen zu Eigentumsdelikten Widerstand zu leisten. Häufiger spielte dagegen die emotional-affektive Ausgangslage der Dysphorie mit gereizter und aggressiver Tönung der Gestimmtheit eine Rolle für das Entstehen sozialer Konflikte. Solche Verfassungen schienen die Bereitschaft zu Normenverstößen deutlich zu erhöhen, wobei es vorwiegend um Eigentumsdelikte ging, manchmal auch um Tätlichkeiten. Neben einer allgemeinen Labilisierung in der dynamischen Besetzung des Wertgefüges waren die Straftaten offenbar mit einer Entlastung von aggressiven Spannungen verbunden.

Wiederholt wurden eigenartige, z. T. von vegetativen Dysregulationen begleitete Unruhezustände angegeben, in deren Rahmen es bei einigen Männern mit subaffektiver Persönlichkeitsstörung zu dranghaft wirkenden Eigentumsdelikten und umtriebigem Verhalten kam. Hier bestand eine Beziehung zu den „endoreaktiven Drangzuständen" von Göppinger (1983) und den stimmungslabilen Psychopathen von K. Schneider. So lagen z. B. bei dreien unserer Brandstifter, die aggressiv gehemmte, innerlich gespannte, emotional instabile Menschen waren, an den Tattagen Symptome einer dysphorischen Verstimmung mit Getriebenheit und untergründiger Aggressivität vor. Begünstigend für die Handlungsmanifestation wirkte zusätzlicher Alkoholeinfluß.

Bei Frauen kam es im Rahmen solcher dysphorischen Verstimmungen bevorzugt zu Ladendiebstählen. Auch hier wurden häufig gleichzeitig vegetative Dysregulationen und in einigen Fällen eine zeitliche Nähe zur Menstruation angegeben. Diese Konstellation lag einigen sonst schwer verständlichen Diebstahlshandlungen zu Grunde, die offenbar nicht allein durch Bereicherungsabsichten motiviert waren. Zum Teil standen die zu Delikten disponierenden Verstimmungszustände mit situativen Belastungen in Zusammenhang, die ebenfalls zu einer dysphorisch-aggressiven Auslenkung führen konnten, z. B. unbefriedigende Ehesituation, Sorgen durch Krankheit in der Familie, ständige ängstliche Spannung wegen eines drogenabhängigen Kindes.

Bei den dynamisch expansiven Formen der subaffektiven Persönlichkeitsstörungen waren die soziopathischen Tendenzen begründet in Merkmalen wie Antriebssteigerung, oberflächlichem Optimismus und Kritikschwäche, also Veränderungen, die sämtlich mit einem relativen Zurücktreten von Gewissenshemmungen einherzugehen pflegen. Die hyperthymen Probanden neigten zu Eigentumsdelikten, vor allem aber bestand eine besondere Affinität zu Betrugshandlungen. Selbstvertrauen, Kontaktfreude, soziale Gewandtheit und ein Schuß Dreistigkeit begünstigten den Erfolg bei z. T. trickreichen Diebstählen, Zechprellerei, Heiratsschwindel und anderen Hochstapeleien.

Insgesamt entstand der Eindruck, daß für die soziopathischen Verhaltensweisen bei den subaffektiven Persönlichkeitsstörungen weniger die stilreinen Auslenkungen von Stimmung und Antrieb von Bedeutung waren, sondern vielmehr fluktuierende dynamische Verfassungen, die mit einer Destabilisierung des Wertgefüges und Disharmonien einhergingen, in denen latente, bei guter Komponiertheit beherrschte Impulse zur Manifestation in dissozialen Verhaltensweisen kommen konnten. Bedeutsam waren in erster Linie dysphorische, hyperthyme und asthenische Tönungen, wobei zum Hintergrund des Motivationsgefüges offenbar neben dem Bedürfnis nach Entlastung von psychischer Spannung auch der Wunsch nach Gewährung einer Gratifikation gehörte.

7.4.6 Asthenische Persönlichkeitsstörungen

In neueren Klassifikationssystemen und im DSM-III wird die asthenische Persönlichkeitsstörung nicht mehr als gesonderte Form aufgeführt. Die Begründung liegt in der Heterogenität asthenischer Zustände, die in unterschiedlichsten klinischen Zusammenhängen begegnen können. Selbst von K. Schneider (1950), in dessen Typologie die Asthenie eine große Rolle spielt, wurde die Berechtigung in Frage gestellt, eine besondere, einzig durch Asthenie ausgezeichnete Psychopathieform hervorzuheben, u.a.

wegen der großen Überschneidungen mit den depressiven, selbstunsicheren und willenlosen Psychopathen. Tölle (1966, 1986) sieht bei den Asthenischen darüber hinaus enge Beziehungen zu den dauernd mißmutig und depressiv Gestimmten, zu den sensitiven sowie interessanterweise zu den hysterischen Persönlichkeiten. Hiermit korrespondieren die von Tyrer u. Alexander (1979) mit clusteranalytischer Methodik gefundenen Hinweise, wonach ein Zusammenhang zwischen der asthenischen und histrionischen Persönlichkeit in der Form bestehen soll, daß das Asthenische eine Steigerung der histrionischen Dimension darstellt. Auch unter neurotischen Störungen kommen die asthenischen Persönlichkeiten in bis zur Hälfte der Fälle vor (Andrews et al. 1978).

Wenn Kurt Schneider (1950) die Astheniker als „aus charakterlichen Gründen leicht versagende und bestimmte sich seelisch unzulänglich Fühlende" bezeichnet, so liegt der Akzent vielleicht zu sehr auf dem strukturellen Aspekt. Petrilowitsch (1966) formuliert offener, wenn er feststellt, die Versagenszustände der Astheniker seien tief in der vitalen Schwäche und Brüchigkeit verwurzelt. Dabei benennt der Ausdruck der vitalen Schwäche einen energetisch-dynamischen Gesichtspunkt, während der Begriff der Brüchigkeit Raum läßt für strukturelle Eigenheiten, die z. T. als Reaktion auf vitale Mängel entstanden sein mögen. Auch Berner (1982) hebt bei den Asthenikern die dynamische Schwäche hervor. Besonders subtil hat Petrilowitsch (1966) die biographische Gefährdung durch Asthenie, aber auch die ungemein aktivierende, zu Leistungen anspornende Wirkung beschrieben, die aus der ständig drohenden Gefahr von Leistungsversagen erwachsen könne.

Im DSM-III fungieren als mögliche Nachfolgekategorien für die asthenische Psychopathie die hypersensitiven, die passiv-aggressiven und die dependenten Persönlichkeitsstörungen, deren klinische und theoretische Plausibilität allerdings unterschiedlich beurteilt wird (Millon 1981; Gunderson 1983; Kernberg 1984; Tölle 1986). In unserer Klientel fanden sich einzelne asthenische Merkmale der genannten Formen 18mal, eine voll ausgeprägte Persönlichkeitsstörung aus der asthenischen Gruppe wurde nur 6mal diagnostiziert. Die häufigsten Überlappungen bestanden mit den hypothymen subaffektiven Syndromen.

Symptomatologisch standen bei den Probanden mit asthenischen Zügen die Merkmale dynamischer Insuffizienz im Vordergrund, die sich in Schwunglosigkeit und Verstimmbarkeit mit Neigung zu Dysphorie, Niedergeschlagenheit und Versagensängsten zeigten. Häufig waren sie kombiniert mit einer erheblichen psychovegetativen Störbarkeit, die z. T. in enger Wechselwirkung mit vermehrter Selbstbeobachtung und hypochondrischer Empfindlichkeit stand. Kam ein Abusus hinzu, was bei den Asthenikern als Entlastungsversuch zur Kupierung von selbstunsicheren, depressiven, dysphorischen und unruhigen Verfassungen nicht selten war, so führte dies meist zu einer Zunahme der Versagenserscheinungen und auch der psychovegetativen Labilität.

Eine Kombination asthenischer Persönlichkeitsmerkmale mit ausgeprägten dissozialen Verhaltensweisen war in unserer Klientel selten. Die asthenischen Züge fanden sich weniger bei soziopathischen Probanden, sondern meist bei eher zufällig in diese Population geratenen Erst- und Gelegenheitstätern. Delinquenz setzt offenbar ein aktives, mehr oder weniger risikofreudiges, kraftvolles Vorgehen voraus, das sich mit den asthenischen Eigenschaften kaum vereinbaren läßt. In einigen Fällen hatte sich allerdings ähnlich wie bei den depressiven Verstimmungen ein Abgleiten in eine relativ harmlose Form von Eigentumsdelinquenz ohne große kriminelle Energie ergeben, wobei es bevorzugt dann zu Delikten kam, wenn unter dem Druck äußerer Belastungen oder durch untergründige Stimmungsschwankungen der psychophysische Tonus absank und die Widerstandskräfte gegen Rückfalltendenzen in alte Verhaltensmuster erlahmten.

7.4.7 Zwanghafte Persönlichkeitsstörungen

Diese werden im DSM-III zum Cluster asthenischer Persönlichkeitsstörungen gerechnet, bei Kurt Schneider stellen sie eine Untergruppe der selbstunsicheren Psychopathie dar. In unserer Klientel waren zwanghafte Züge nur bei 4 Probanden feststellbar, einmal wurde die Diagnose einer zwanghaften Persönlichkeitsstörung nach DSM-III gestellt. Die Personen mit anankastischen Zügen boten symptomatologische Überlappungen mit depressiven, selbstunsicheren und asthenischen Persönlichkeitsformen.

Die wesentlichen Besonderheiten liegen bei zwanghaften Menschen im Bereich des Charakters und der hohen dynamischen Besetzung bestimmter Strukturmerkmale, etwa der Gewissenhaftigkeit, Ordentlichkeit, Normentreue. Daraus und aus dem seltenen Vorkommen zwanghafter Persönlichkeitszüge in unserer Klientel wird plausibel, daß diese Eigenschaften offenbar mehr noch als eine asthenische Verfassung einen Schutz gegen dissoziale Verhaltensweisen bedeuten.

Mehrfache Delirquenz bot keiner unserer Untersuchten mit zwanghaften Merkmalen. Der Proband mit voll erfüllter zwanghafter Persönlichkeitsstörung war durch ein zufälliges, aus einer unglücklichen situativen Konstellation entsprungenes Gelegenheitsdelikt in die Population geraten. Er hatte aus unerschütterlichem Besserwissertum bei mangelnder sozialer Anpassungsfähigkeit in einem Meineidsverfahren eine Falschaussage aufrecht erhalten, ohne die ihm gebotenen Gelegenheiten zur Relativierung der eigenen Position und Umkehr wahrnehmen zu können. Erschwerend kam hier allerdings noch eine gewisse Altersrigidität hinzu. Ein solches Überbetonen der subjektiven Wertskala und selbstgerechtes Bejahen der eigenen Wesensart, das nach Petrilowitsch (1966) auch eine Form des Überspielens von Schwächen im Charakteraufbau darstellt, wird aber nur selten zur Delinquenz führen. Im allgemeinen überwiegen bei den zwanghaften Persönlichkeiten die Regeltreue und hohe Gegenbesetzung gegenüber den – klinisch häufig so eindrucksvollen – aggressiven Regungen der intrapsychischen Dynamik.

Ein weiterer Proband bot eine interessante Kombination von zwanghaften mit asthenischen und schizoiden Zügen. Seine Lebensführung war im allgemeinen durch Fleiß, Ordentlichkeit und Zuverlässigkeit geprägt, doch litt er unter Selbstunsicherheit und Kontaktschwäche. Zuweilen geriet er in Perioden dranghafter Unruhe, in denen er mit fast ritualisierter Methodik Einbrüche beging. Sie brachten kaum materiellen Nutzen, sondern wurden von ihm angeblich wegen des „Nervenkitzels" und der anschließenden Entspannung durchgeführt. Allerdings lagen hier zusätzliche strukturelle Beeinträchtigungen vor, da der Proband als Heranwachsender durch Kriegswirren und eine wohl unverschuldete Zuchthaushaft in Bautzen in der Entwicklung seiner Persönlichkeit beeinträchtigt worden war.

7.5 Verlaufsaspekte

Gesichtspunkte der diagnostischen Stabilität und des sozialen Verlaufes waren bei den Persönlichkeitsstörungen lange Zeit unter der Annahme einer ungünstigen Prognose und einer weitgehenden Unbeeinflußbarkeit durch therapeutische Bemühungen außer acht gelassen worden. Kahn (1928) beschrieb zwar eine gewisse Dämpfung psychopathischer Schwierigkeiten durch das Altern, doch komme es auch in späteren Jahrzehnten noch zu Verwicklungen durch Disharmonien zwischen unreifen Verhaltensstrebungen und der Lebenssituation. Kahn unterschied bestimmte Verläufe von Psychopathenschicksalen im höheren Alter, z. B. Resignation oder Suizid, eine Saturierung etwa des Geltungssüchtigen, der gewisse Befriedigungen gefunden hat, eine Beruhigung durch Einmünden in gefestigte Lebensformen oder Religiosität, ein Ausweichen in einen Scheinsieg bei Paranoikern, Querulanten oder fanatischen Märtyrern, die vermeintlich recht behalten haben. In ähnlicher Weise konnte Tölle (1966) besondere Formen der Daseinsbewältigung in den Biographien abnormer Persönlichkeiten herausarbeiten, wobei er eine Synthese aus klinisch-psychopathologischen und psychodynamischen Sehweisen vornahm. Bei etwa einem Drittel der früher mit Psychopathie auffällig gewordenen Probanden beurteilte er das spätere Leben als erfolgreich und sinnerfüllt, bei einem weiteren Drittel waren die Lebensläufe durch eine gelungene Anpassung trotz der problematischen Persönlichkeitsmerkmale gekennzeichnet, nur ein letztes Drittel nahm einen ausgesprochen ungünstigen Verlauf mit Versagen in der Daseinsbewältigung. Als typische Lebenswege abnormer Persönlichkeiten schilderte er beispielsweise die Veräußerlichung, eine Vertiefung in Religion, ein Beharren in Opposition, die Abwendung und Abwehr oder eine Einengung, die bei einem Drittel der Nachuntersuchten in Form eines psychodynamisch interpretierten Residualzustandes vorlag. Die dissozialen und soziopathischen Persönlichkeitsstörungen wurden in dieser Untersuchung jedoch nicht erfaßt, da alle Probanden mit Straftaten ausgeschlossen waren.

Relativ günstige Verläufe mit Möglichkeiten der Besserung sind zuweilen auch bei den antisozialen Psychopathenformen mit ihren hervorstechenden Merkmalen der Gemütlosigkeit sowie Halt- und Willensschwäche gesehen worden, insbesondere von Psychiatern der Schweizer Schule (Wyrsch 1943; Glaus 1951; Binder 1967). Vor allem C. Müller (1981) wendet sich aufgrund seiner Verlaufsstudien gegen eine allzu pessimistische Prognose und betont die große Buntheit in der Entwicklung der Charakterstörungen/Psychopathien bis ins hohe Alter. Er bemerkt hinsichtlich der äußeren Folgen gestörten Verhaltens und Reagierens, etwa gehäuften Scheidungen, Abusus, Suizidalität und Delinquenz, daß Änderungen mit der Entwicklung einer verbesserten Anpassungsfähigkeit durchaus vorkommen.

In unserer Untersuchung ließen sich Verlaufsgesichtspunkte über Entwicklungsrichtungen der strukturellen und dynamischen Konstellationen sowie der dissozialen Tendenzen bei der Mehrzahl der Probanden überblicken, da in der Regel umfangreiche Informationen über Lebensführung, Persönlichkeitsbild und psychische Verfassung auch in früherer Zeit vorlagen. Danach bestand der Eindruck, daß zwei Drittel der Probanden, bei denen eine Persönlichkeitsstörung diagnostiziert wurde, recht stabile Dauerverfassungen boten. Bei einem weiteren Drittel fand sich für den Zeitraum vor der Untersuchung ein gewisser sozialer Niedergang, der mit einer Zuspitzung psychopathischer Persönlichkeitseigenschaften zusammenfiel. Nur bei wenigen Probanden, bei denen es sich ausnahmslos um Prognosebeurteilungen früher Kapitaldelinquenten nach langer Haft handelte, wiesen die letzten Lebensjahre eine gewisse Beruhigung und Stabilisierung auf. Dies stand meist in drastischem Gegensatz zur nachgerade katastrophalen Persönlichkeitsschilderung dieser Menschen in früheren Berichten und Gutachten. Insgesamt aber ergab die Analyse der Persönlichkeitsentwicklung und der Verhaltenstendenzen ein deutlich ungünstigeres Bild als bei den zitierten Untersuchungen Tölles (1966), was mit der unterschiedlichen Klientel zusammenhängen dürfte.

Die Formulierung Weitbrechts (1972) von der Wandelbarkeit im Gefüge von Konstitution, Persönlichkeit und Umwelt bestätigte sich also nur bei einem kleineren Teil unserer persönlichkeitsgestörten Probanden, während bei der Mehrzahl die überdauernde Disposition zu psychopathischen und dissozialen Auffälligkeiten als wichtigste Determinante im Lebensweg erschien, vor allem bei den antisozialen Störungen. Milieubedingungen und einschneidende Lebensereignisse traten demgegenüber an Bedeutung zurück. Großes Gewicht für die Verlaufstendenz im Sozialverhalten konnte in Einzelfällen allerdings die Frage erhalten, an welche Partner die Probanden gerieten. Doch selbst wenn es über eine günstige Beziehung zu einer Stabilisierung kam, erwies sich diese häufig als wenig dauerhaft. Die für die psychischen Schwierigkeiten und sozialen Verwicklungen relevant erscheinenden Besonderheiten der dynamischen Konstitution und der strukturellen Eigenschaften, die sich meist über einen langen Zeitraum zurückverfolgen ließen, machten somit in der Regel einen recht dominierenden Eindruck.

Der Beginn eines Abusus war fast immer mit einer Änderung der Verlaufstendenz in negative Richtung verbunden. Einerseits ließ der Mißbrauch von Alkohol, Medikamenten und Drogen einen Zusammenhang mit problematischen Persönlichkeitszügen erkennen, andererseits wurden diese als Folge des Abusus und durch das Hinzutreten sozialer Belastungen in ihrer Auswirkung verstärkt. Häufig bestand ein desolater Circulus vitiosus aus spannungsreicher Persönlichkeitsstruktur, emotional-affektiver Labilität, zunehmendem Verfall an psychotrop wirksame Substanzen und Straftaten, welche die gesamte Lebenssituation erneut komplizierten. Entziehungsversuche und Haftzeiten konnten der Entwicklung meist nur passager Einhalt gebieten, häufiger führten sie über das Abbrechen sozialer Bezüge und die Entwurzelung zu einer weiteren Verschlechterung der Lage.

Einschränkend muß allerdings zu der überwiegend negativen Einschätzung der Verlaufstendenzen in unserer Studie noch einmal auf das Auswahlkriterium der Delinquenz hingewiesen werden. Hierdurch kam es sicherlich zu einer Anhäufung gescheiterter Lebenswege. Andere Untersuchungen an – diagnostisch jedoch heterogenen – soziopathischen Persönlichkeitsstörungen zeigten bessere Ergebnisse mit bis zu einem Drittel sozial einigermaßen angepaßter Entwicklungen (Glueck u. Glueck 1963; Robins 1966). Dagegen kam Maddocks (1970) im Rahmen einer allerdings nur 5jährigen Katamnese zu einem ähnlich ungünstigen Bild mit nur wenig Beruhigung im Lebensgang der dissozialen Psychopathen. Den methodologisch schwierigen Problemen der Delinquenzentwicklung im Zusammenhang mit Persönlichkeitsstörungen, über die prospektive Langzeitstudien derzeit nicht vorliegen (zur Übersicht s. Tölle 1986), gehen wir gegenwärtig in einer prospektiven Verlaufsbeobachtung nach. Dabei wird ein Mehrebenenmodell der Delinquenzentstehung verwandt, das aufgrund der Ergebnisse dieser Arbeit das Zusammenwirken biologischer, biographischer, psychopathologischer, sozialer und verhaltensmäßiger Einflußfaktoren untersuchen soll.

8 Forensische Schlußfolgerungen

8.1 Vorbemerkung

Divergenzen zwischen medizinischen und juristischen Positionen über die Schuldfähigkeitsfrage und die dafür grundlegende Abgrenzung von Gesundheit und Krankheit hat es immer gegeben. Die Schwierigkeiten begannen mit der konzeptuellen Überleitung der klinisch-psychiatrischen „manie sans délire" Pinels (1809) in die auch forensisch relevante „moral insanity" Prichards (1835) (vgl. Abschn. 2.3). Besonders mißverständlich wurde dann die ausufernde Monomanienlehre, die mit der Schaffung zahlreicher „Krankheitsbilder" für verschiedene Delikttypen die Voraussetzungen schuf, um eine große Zahl von Rechtsbrüchen als Handlungen von psychisch abnormen Menschen erscheinen zu lassen. Noch zu Beginn dieses Jahrhunderts standen die forensischen Diskussionen ganz im Bezugsrahmen der „moral insanity" (Bleuler 1896; Berze 1897, 1908). Um sie rankte sich, wie Kronfeld (1916) formulierte, ein fast undurchdringliches Gestrüpp von anthropologischen, psychologischen, ethischen, psychiatrischen und forensischen Fragen. Die Vielgestaltigkeit dieses Themenkreises begünstigte immer wieder die Ausbildung von sehr unterschiedlichen, häufig diffusen Konzeptionen. War es früher die Monomanienlehre, die zu forensischen Problemen führte, so trugen später tiefenpsychologische Spekulationen über die Determiniertheit strafbarer Handlungen aus dem Unbewußten zur Verunsicherung bei. Heute bezeichnen Begriffe wie „psychosoziale Syndrome" oder „Soziose" die konzeptuellen Unklarheiten, und immer noch muß sich die Psychiatrie von der Rechtswissenschaft die Unbestimmbarkeit und Dehnbarkeit ihres Krankheitsbegriffes vorhalten lassen.

8.2 Problemkategorie „schwere seelische Abartigkeit"

Die forensische Beurteilung der Persönlichkeitsstörungen gehört zu den besonders umstrittenen Fragen im Grenzbereich zwischen Psychiatrie und Rechtwissenschaft. Zur Erfassung von Neurosen, Psychopathien und Triebstörungen ist in den Schuldfähigkeitsparagraphen 20, 21 StGB die vierte Kategorie der „schweren anderen seelischen Abartigkeit" vorgesehen. Dies ist eine höchst unglückliche Benennung (Rasch 1982) für psychische Zustände, die sich in fließendem Übergang von der Normalität bis zu gravierenden Persönlichkeitsstörungen und darüber hinaus in die Grenzbezirke der eindeutigen psychiatrischen Krankheiten erstrecken. Die nosologische wie rechtliche Stellung dieser Persönlichkeitsanomalien war lange unklar.

Kurt Schneider (1948), der seinerzeit erheblichen Einfluß auf das juristische Denken ausübte, hatte mit der grundsätzlichen Unterscheidung zwischen den Krankheiten und den bloßen Variationen der Norm den Status der abnormen Persönlichkeiten als psychische Krankheit und als mögliche Voraussetzung für verminderte Zurechnungsfähigkeit weitgehend verneint. Allerdings führte die bei K. Schneider gedanklich noch offen gehaltene Konzeption eines somatopathologisch fundierten Krankheitsbegriffes bei einer verengten Anwendung in foro zu einer schwer erträglichen Überbewertung der – bekannt oder postuliert – hirnorganisch bedingten Störungen. Dies erzeugte allmählich gegenläufige Bestrebungen in der Rechtssprechung, bei manchen Psychiatern und bei der Mehrzahl der forensischen Psychologen (vgl. Saß 1985 b). Zunehmend wurde für starke Ausprägungsgrade nichtkrankhafter psychischer Abnormität die Möglichkeit gewünscht, mindestens in Einzelfällen die Vorschriften für verminderte Zurechnungsfähigkeit anwenden zu können.

Als Marksteine einer divergierenden Entwicklung zwischen psychiatrischem und juristischem Krankheitsbegriff gelten zwei Urteile des Bundesgerichtshofes, die sich auf eine schon beim Reichsgericht erkennbare Tendenz stützten. Die erste Entscheidung betrifft die möglichen Bewußtseinsstörungen gesunder Täter im Rahmen von Affektdelikten. In BGH St 11, 20 heißt es, auch ein in äußerster Erregung handelnder Täter könne unter den § 51 StGB fallen, obwohl er an keiner Krankheit leide und sein Affektzustand auch nicht von sonstigen Ausfallserscheinungen wie Fieber, Schlaftrunkenheit, Hypnose oder ähnlichen Mängeln begleitet sei. Diese Argumentationslinie führte zur Kategorie der „tiefgreifenden Bewußtseinsstörung" der §§ 20, 21 StGB in der Strafrechtsreform von 1975 (vgl. Saß 1983 a).

Das zweite Grundsatzurteil befaßt sich mit den Persönlichkeitsabnormitäten. Der BGH entschied 1959 (BGH St 14, 30): „Als krankhafte Störung der Geistestätigkeit können alle Störungen der Verstandestätigkeit sowie des Willens-, Gefühls- oder Trieblebens in Betracht kommen. Das gilt auch für eine naturwidrige Triebhaftigkeit geschlechtlicher Art, wenn ihr der Täter in Folge Entartung seiner Persönlichkeit nicht ausreichend widerstehen kann. Auf die Veränderung körperlicher Merkmale kommt es nicht an." Mit dieser und ähnlichen Entscheidungen waren die Weichen für die Aufnahme der „schweren anderen seelischen Abartigkeit" in die §§ 20, 21 StGB gestellt. In der DDR führten analoge Tendenzen zur Kategorie der „schwerwiegend abnormen Entwicklung der Persönlichkeit mit Krankheitswert", die eine Strafmilderung zur Folge haben kann (Friemert 1983).

Als höchst problematisch erwies sich allerdings, was der BGH im selben Urteilstenor zur Erläuterung der Persönlichkeitsabnormitäten ausführte: „Willensschwäche oder sonstige Charaktermängel, die nicht Folge krankhafter Störung der Geistestätigkeit sind, rechtfertigen die Annahme erheblich verminderter Schuldfähigkeit nicht" (BGH St 14, 30). Von Baeyer (1967) beklagt, daß hier die Sachverständigentätigkeit im Bereich der Psychopathie auf einen schwankenden Boden gestellt wurde. Nach Bresser (1978) verlangt man damit eine Unterscheidung zwischen „Willensschwäche oder sonstigen reinen Charaktermängeln" einerseits, die für die Schuldfähigkeit irrelevant sind, und einer nicht krankheitsbedingten „Entartung der Persönlichkeit" andererseits, die als „krankhafte Störung der Geistestätigkeit" für die Frage der Schuldfähigkeit mitbestimmend sein soll. Verläßliche empirische Kriterien für diese vom BGH gestellte Differenzierungsaufgabe fehlen. Zutreffend hatte Wilmanns schon 1927 hinsichtlich dieses Problemkreises betont, daß die Entscheidung, ob ein „krankhafter Zustand" oder eine „bloße sittliche Verfehlung eines gesunden Menschen" vorliege, vielfach auf Willkür hinauslaufe.

Angesichts dieser unklaren Situation wird in der täglichen Gutachtenpraxis meist pragmatisch festgestellt, Haltschwäche, Willensschwäche, Geltungsbedürfnis oder Neigung zu Hochstapelei und Betrug stellten Chrakterschwächen und Normvarianten dar, die nicht zu den Voraussetzungen einer verminderten oder aufgehobenen Schuldfähigkeit gehörten. So führt Venzlaff (1977) aus, daß kriminelles, auch rezidivierendes Verhalten allein noch kein Indikator für das Vorliegen einer Psychopathie, also einer qualifizierten psychiatrischen Ströng, sei, ebensowenig erscheine die Orientierung an einem veränderten Wertsystem, das von einem großen Teil der Kriminellen bejahend erlebt und gelebt werde, selbst unter tiefenpsychologischen Aspekten als krankhaft. Solche und ähnliche Aussagen spiegeln jedoch lediglich eine inzwischen eingespielte juristisch-medizinische Konvention wider, für deren Fortentwicklung Gesetzestext und Rechtsprechung einen gewissen Spielraum lassen.

Einige „gnostische" Richtungen in der forensischen Psychiatrie haben versucht, vertiefte Gesichtspunkte für die Differenzierung des neurotisch-psychopathischen Bereiches in Hinblick auf die Schuldfähigkeit zu entwickeln. Von Baeyer (1959, 1967) stützte sich im Gefolge von Satre, Riquoer und Keller auf eine willensphänomenologische Methode, um näherungsweise die „Freiheitsgrade des menschlichen Handelns" bzw. die „Seinsgradminderung" zu bestimmen. In diese Konzeption wurde auch die daseinsanalytische Beschreibung eines „Restriktionsprozesses" integriert, der nach Häfner (1961) ein wesentliches Merkmal des Psychopathen darstellt. Venzlaff (1977) sah frühkindliche Deprivationssituationen, Reifungskrisen, in depressive Reaktionen kulminierende neurotische Verstrickungen sowie abnorme Entwicklungen des höheren Lebensalters, also die sensitiven, querulatorischen und paranoiden Syndrome mit z. T. erheblicher kriminogener Brisanz, als Beispiele für die „schwere andere seelische Abartigkeit", wobei diese Formen erheblich schwerere, auch undankbarer zu behandelnde Krankheiten seien als die meist gut zu therapierenden Psychosen. Luthe (1982, 1985) konstatiert eine „krankhafte Strukturabweichung" bei der als Bindungslosigkeit zum Ausdruck kommenden Integrationsschwäche des Psychopathen; seine „volitive Funktionsstörung" hänge mit der Gemütlosigkeit zusammen.

In den letzten Jahren gewannen im Rahmen gesellschaftlicher Reformbewegungen einige sozialpsychologische Aspekte an Bedeutung für die Beurteilung abnormer Persönlichkeiten. Rasch (1982) schlug einen „strukturell-sozialen Krankheitsbegriff" vor, mit dem die Beurteilung psychischen Krankseins am sozialen Feld ausgerichtet werden sollte. An diesem Krankheitsbegriff wird allerdings von Witter (1983) die Umfunktionierung sozialpsychologischer, charakterologischer und pädagogischer Probleme zur „Krankheit" kritisiert, weil dabei mit dem „Krankheits"-Begriff wiederum das bereits überstrapazierte Krankheitsparadigma – nunmehr soziogen ausgeweitet – den Wertmaßstab abgeben solle. Tatsächlich dürfte die Formulierung von Rasch (1982), der entscheidende Grund psychischen Krankseins bestehe in der Verminderung sozialer Handlungskompetenz und im Herausfallen aus den gewohnten sozialen Bezügen, den Akzent zu einseitig auf mögliche Folgen psychischen Krankseins im Sozialverhalten legen, während die Orientierung an klar faßbaren psychopathologischen Phänomenen vernachlässigt wird.

8.3 Das Lösungsmodell des Referenzsystems

Nur aus zeitgeschichtlichen Strömungen und der Reaktion auf die Überbetonung eines somatopathologischen Krankheitskonzeptes läßt sich verstehen, wie es zur Verunsicherung der bewährten Rechtstradition kommen konnte, die Schuldfähigkeitsfrage an der mit unmittelbarem Evidenzerleben verbundenen Kenntnis der geistig-seelischen Krankheiten auszurichten. Als Folge hat man bei der Strafrechtsreform von 1975 die neugeschaffenen Kategorien der ,,tiefgreifenden Bewußtseinsstörungen" und der ,,schweren anderen seelischen Abartigkeit" vom psychiatrischen Krankheitsbegriff abgekoppelt (Krümpelmann 1976). Dabei blieb allerdings ungeklärt, welche Orientierungsgröße bei der Beurteilung der Erheblichkeit nun an die Stelle des gewohnten Krankheitskriteriums treten sollte. Griffig zwar, im Grunde aber wenig ergiebig, erscheint die in der Strafrechtsreformdiskussion geprägte Formel, bei der verminderten Schuldfähigkeit sei das Persönlichkeitsgefüge erschüttert und bei der Zurechnungsunfähigkeit weitgehend zerstört. Lenkner (1972) kommentiert zutreffend, damit werde lediglich das Bestehen eines quantitativen Unterschiedes zum Ausdruck gebracht, eine genaue Festlegung der Bereiche sei jedoch nicht erfolgt.

Allzu weitgehend erscheint der auf die Relativierung des Krankheitskonzeptes folgende Vorschlag der forensischen Psychologen, die Schuldfähigkeitsbeurteilung nunmehr genau entgegengesetzt am ,,Modell der normalen Handlung" und einer ungestörten Entwicklung der ,,sozial-kulturellen Persönlichkeit" auszurichten sowie die forensische Untersuchung ganz auf die psychologische Ebene zu konzentrieren (Undeutsch 1974). Demgegenüber hat Rasch (1982) zu Recht betont, daß an der zentralen Stellung des Krankheitsbegriffes festzuhalten sei, weil sonst das ganze Konzept der Schuldfähigkeitsbeurteilung zerfließe. Es erscheint wesentlich, unter Relativierung der Extrempositionen wieder zu dem im Grunde nie völlig verlassenen Konsens einer Schuldfähigkeitsnorm zurückzukehren, die zwar die skizzierten sozialpsychologischen Aspekte integriert, aber doch als wesentlichen Rückhalt für die Beurteilung der Schuldunfähigkeit die Orientierung an prototypischen psychischen Krankheiten beibehält (vgl. Lenkner 1972; Luthe 1977, 1982; Saß 1983 a).

Allerdings reicht die in der forensischen Praxis geläufige Berufung auf die Krankheitswertigkeit ohne eine nähere Erläuterung nicht aus, um die Erheblichkeit der verschiedenen Störungen und Persönlichkeitsanomalien zu beurteilen. Der Jurist Lenkner (1972) meint zwar, das schon bisher in der Rechtssprechung bei Psychopathien benutzte Kriterium des ,,Krankheitswertes" besitze auch in den §§ 20, 21 StGB seine Bedeutung. Dagegen ist einzuwenden, daß ,,krankheitswertig", wie es im juristischen Sinne gebraucht wird, ein psychopathologisch nur schwer zu bestimmender Begriff ist. Die abstrakten Formeln der Krankhaftigkeit und Krankheitswertigkeit können per se nicht zum geregelten Vergleich der Erheblichkeit in den einzelnen Störungskategorien dienen. Vielmehr erscheint uns – in Fortführung von Gedanken Witters (1972) – die Entwicklung eines differenzierten symptomatologisch-syndromatologischen Bezugssystemes als erforderlich, das zur relativen Schweregradbestimmung der verschiedenen seelischen Störungen geeignet ist (Saß 1985 c).

Die Konzeption eines *psychopathologischen Referenzsystemes* wurde ursprünglich im Hinblick auf die Bewußtseinsveränderungen bei hochgradiger affektiver Erregung formuliert (Saß 1983 a, 1983 b). Das Prinzip besteht im *Vergleich der vorliegenden psy-*

chischen Phänomene mit dem breiten psycho(patho)logischen Erfahrungshintergrund
von den krankhaften seelischen Störungen, die als ,, Kernkategorie" und ,,Höhen-
marke" (Krümpelmann 1976) bei der Schuldfähigkeitsbeurteilung dienen. Für die Frage
der ,,tiefgreifenden Bewußtseinsstörung" bieten nach dieser Auffassung die Kennt-
nisse von den krankheitsbedingten Bewußtseinsstörungen einen empirisch gut gesicherten Bezugsrahmen auch für die Einschätzung der nicht aus krankhafter Ursache
entstandenen Bewußtseinsveränderungen bei hochgradiger affektiver Erregung. Dies
gilt jedenfalls dann, wenn man einen engen sachlichen Zusammenhang zwischen
pathologisch gestörter, normvarianter und gesunder Bewußtseintätigkeit anerkennt.

Das Prinzip des psychopathologischen Referenzsystems, die zu prüfenden psychischen Auffälligkeiten nach Konstellation und Ausprägungsgrad mit entsprechenden
psychopathologischen Symptomen bei geistig-seelischen Krankheiten zu vergleichen,
erscheint auch für die Aufgabe geeignet, bei der ,,schweren anderen seelischen Abartigkeit" den notwendigen Bezug zu den übrigen für die Schuldfähigkeit relevanten seelischen Störungen herzustellen. Es bietet die Möglichkeit, angesichts der fließenden
Übergänge zwischen Normalität und allen Schweregraden psychopathischer Veränderungen Orientierungspunkte für die Beurteilung der forensischen Relevanz von Persönlichkeitsstörungen zu gewinnen. Einige Aspekte für ein derartiges Referenzsystem
nennt der folgende Abschnitt.

8.4 Psychopathologischer Syndromvergleich

Für den Vergleich der psychischen und sozialen Auffälligkeiten bei Persönlichkeitsstörungen mit der Symptomatologie bei den eindeutigen Krankheitsbildern verfügt die
Psychopathologie über reiches empirisches Material. Die Übergänge zwischen den
großen Krankheitsgruppen und den Persönlichkeitsvarianten stellten schon für Autoren wie Kraepelin, E. Bleuler und Kretschmer ein wichtiges Thema dar (vgl. Abschn.
2.3 sowie 3.2.3). Bis in die Gegenwart werden die symptomatologisch-syndromatologischen Verbindungen der Persönlichkeitsstörungen zu den endogenen Psychosen, zu
den Hirnkrankheiten und zu den Charakterneurosen herausgestellt (Tölle 1980 b).

Zunächst sei auf die Beziehungen zwischen hirnorganisch begründbaren psychischen Störungen und Persönlichkeitsvarianten hingewiesen, die als Anknüpfungs-
punkt für das psychopathologische Referenzsystem dienen können. Besonderes Interesse verdienen in diesem Zusammenhang die Entsprechungen zwischen neurotisch-
psychopathischen Fehlentwicklungen und den psychopathologischen Veränderungen
bei organischen ,,Pseudopsychopathien", die auf pathologische körperliche Prozesse
zurückgehen. Die Auswirkungen in der sozialen Anpassung können sich in beiden Fällen zum Verwechseln ähnlich sein (von Baeyer 1967). Mit direktem Bezug zu forensischen Problemstellungen nannte Haddenbrock (1967) als Prototyp für die dissozialen
Auswirkungen von Persönlichkeitsanomalien auf der Einsichtsseite den gesinnungs-
mäßig depravierten Paralytiker, während ein Beispiel für die Störung der Hemmungs-
seite im enthemmten Triebverhalten des Stammhirnenzephalitikers bei erhaltener
sozial-sittlicher Einsichtsfähigkeit zu finden sei. Huber (1964) konnte in neuroradiolo-
gischen Untersuchungen zeigen, daß viele der als psychopathisch angesehenen psychiatrischen Syndrome von Verhaltens- und Kontaktstörungen, Gehemmtheit sowie

Mangel an Umweltbezug, Aktivität und Ausdauer Folgezustände von frühkindlichen oder im Erwachsenenalter erworbenen Hirnschädigungen sein können. Auch als Vorläufersymptomatik finden sich psychopathisch anmutende Erscheinungen bei vielen Hirnkrankheiten, z. B. dementiven Prozessen, Hirntumoren oder der Chorea Huntington (Koehler u. Saß 1984). Rein psychopathologisch kann eine Unterscheidung zwischen Psychopathie und Pseudopsychopathie kaum getroffen werden (Baer 1980), und für Weitbrecht (1972) war dieses Problem einmal mehr Anlaß, auf die nosologische Unspezifität psychopathologischer Syndrome hinzuweisen.

Andere forensisch wichtige Beispiele pseudopsychopathischer Störungen finden sich beim Affektsyndrom des Temporallappen-Epileptikers (Peters 1969), das Ähnlichkeiten zu manchen Erscheinungen bei emotional instabilen, verstimmbaren und explosiblen Psychopathen zeigt, etwa rasche Wechsel der affektiven Gesamthaltung, Neigung zu gereizt-aggressivem Verhalten, infantil-egozentrische, hypochondrische und parasoziale Züge. Auch die pseudopsychopathischen Symptome bei Erkrankungen des limbischen Systems können zu phänomenal ähnlichen Erscheinungen wie bei psychopathischen Personen im Bereich der Zornreaktionen, kognitiver Auffälligkeiten und bestimmter Verhaltensstörungen führen (Peters 1983).

Gute Vergleichsmöglichkeiten für das psychopathologische Referenzsystem bietet ferner die Symptomatologie der posttraumatischen Wesensänderungen aller Schweregrade. Erinnert sei an die Antriebsstörungen im Rahmen von Stirnhirnschädigungen, an die Enthemmung und affektive Verflachung bei orbitalen basisnahen Veränderungen, an die Zwischenhirnsyndrome mit Hemmung oder Enthemmung elementarer Triebimpulse. Forensisch besonders bedeutsam sind die Veränderungen „zentraler" Persönlichkeitsbereiche, etwa mit Abbau moralischer und ethischer Werte oder mit Verlust sozialer und sittlicher Motivationen (Lauter 1973). Organische Wesensänderungen zeigen teilweise ähnliche Syndrome mit Kritikschwäche, Haltlosigkeit, Sprunghaftigkeit, situativer Verführbarkeit und Verstimmbarkeit, wie es bei den soziopathischen Persönlichkeiten zu beobachten ist. Sicherlich ist bei den Wesensänderungen die Konstellation der einzelnen Merkmale häufig anders als im Rahmen von psychopathischen Persönlichkeitsstörungen, doch erscheint der klinische Erfahrungshintergrund hilfreich für die Schweregradsbeurteilung emotionaler, affektiver und charakterologischer Besonderheiten bei den nichtkrankhaften Varianten.

Andere Residualverfassungen mit Beziehungen zu den Persönlichkeitseigenschaften psychopathischer Menschen kennen wir als Folge von chronischem Mißbrauch psychotroper Substanzen. Dabei können die Syndrome je nach dem Suchtmittel und den situativen Einflüssen beim Konsum charakteristische psychopathologische Formen annehmen, z. B. als unterschiedliche Prägnanztypen der Persönlichkeitsänderung nach Alkoholmißbrauch mit Vergröberung, nach Barbituraten mit Reizbarkeit und Affektlabilität, nach Haschisch mit einem Apathiesyndrom oder nach Heroin mit drastischer Depravation.

Ein klinisch besonders reichhaltiges Gebiet stellen die schwachen Verlaufsformen sowie die Prodromal- und Residualstadien der idiopathischen Psychosen dar (Huber 1966). Hier finden sich zum einen gute syndromatologische Anhaltspunkte für den Vergleich mit Persönlichkeitsstörungen, andererseits stellt sich auch häufig die Frage der Übergänge zwischen neurotisch-psychopathischen Störungen und Psychosen. Am Beispiel von Basissymptomen wurden symptomatologische Überlappungen von asthenischen, schizoiden und dysthymen Phänomenen bei heterogenen Zuständen gestörter

Persönlichkeit einschließlich der uncharakteristischen psychotischen Verläufe darge-stellt (Koehler u. Saß 1985; Saß u. Koehler 1985). Die unproduktiven Stadien des schi-zophrenen Formenkreises zeigen Bilder dynamischer Insuffizienz mit Antriebs- und Kontaktstörungen, emotional-affektiver Verflachung, Kühle und Distanziertheit sowie fehlender Empathie, die sämtlich auch im Rahmen schizoider Persönlichkeitsstörun-gen begegnen können. Analoge Entsprechungen gibt es zwischen den manisch-depres-siven Erkrankungen und den subaffektiven Persönlichkeitsstörungen. Ähnlich wie bei den schizophrenen Psychosen begegnen auch beim affektiven Formenkreis überdau-ernde Residualbildungen mit Syndromen der Vergröberung, Nivellierung, Stimmungs- und Antriebsverschiebung, Enthemmung oder Deformierung moralisch-ethischer Werthaltungen, die sämtlich auch zum Erscheinungsbild bestimmter Persönlichkeits-störungen gehören können.

Insgesamt erscheint somit die Einbeziehung auch der Persönlichkeitsanomalien unter das Prinzip eines an den krankhaften seelischen Störungen ausgerichteten Refe-renzsystemes durchführbar, da zahlreiche psychopathologische Phänomene und Ver-haltensstile sich in ähnlicher Weise bei Psychopathien und Pseudopsychopathien, bei Neurosen, bei Schizophrenien und affektpsychotischen Bildern sowie den dazugehöri-gen Residuen finden, außerdem als Folgezustände von Suchten, Extremsituationen und depravierenden Lebensumständen. Die Kenntnis dieser klinischen Bilder und ihrer Auswirkungen auf das Sozialverhalten stellt einen Orientierungsrahmen für die differenzierte Beurteilung der unterschiedlichen Persönlichkeitsstörungen ohne bekannte krankhafte Ursachen zur Verfügung.

8.5 Zur Schuldfähigkeit bei Persönlichkeitsstörungen

Mit Nuancierungen zwar, die von Schulmeinungen ebenso wie von individuellen Ein-stellungen der Sachverständigen abhängen, grundsätzlich jedoch mit weitgehender Übereinstimmung herrscht unter den meisten forensischen Psychiatern die Auffassung vor, bei der Zuerkennung verminderter Schuldfähigkeit für Persönlichkeitsstörungen zurückhaltend zu sein, während Schuldunfähigkeit beim Fehlen zusätzlicher Faktoren sehr selten anzunehmen sei. Hier zeigt sich nach Katschnig u. Steinert (1973) ein eigen-tümlicher „Zielkonflikt" zwischen Psychiatrie und Strafrecht, da üblicherweise vor Gericht und anderswo psychiatrische Diagnosen eher „entschuldigend" wirken, wäh-rend die Diagnose Psychopathie meist einen umgekehrten Effekt zeigt. Sicherlich tra-gen zu diesem Vorgehen auch allgemeinere Grundhaltungen bei, etwa wenn Kurt Schneider (1948) formuliert, man solle an die Anwendung des § 51 Absatz 2 StGB auf psychopathische Persönlichkeiten nur sehr zögernd herangehen, sonst entstünde eine jedenfalls kriminalpolitisch unheilvolle Lage.

Diese von Rechtsprechung und forensischen Wissenschaften überwiegend geteilte Einstellung muß allerdings nicht im angepaßten Selbstverständnis einer repressiven Kriminalpsychiatrie begründet sein, die sich für eine staatstragende Instanz der sozia-len Kontrolle hält und darüber ihre therapeutischen Aufgaben versäumt, wie manche Autoren nahelegen (vgl. Moser 1971; Rasch 1982; Rasch u. Volbert 1985). Zum einen wird die herkömmliche Einschätzung der Psychopathie bereits durch die klinische Erfahrung nahegelegt, wonach gravierende Unterschiede zwischen den meisten Persönlichkeitsvarianten und den floriden psychiatrischen Krankheiten hinsichtlich der Auswirkungen auf die Integrität des psychischen Lebens bestehen. Zum anderen ist bei der Erwägung einer verminderten oder aufgehobenen Schuldfähigkeit bei abnormer Persönlichkeit auch die Relativierung jener Selbständigkeit und Eigenverantwortlichkeit zu bedenken, die zum Menschenbild dieser Gesellschaft gehören und nur sehr überlegt für mögliche Prozeßvorteile zur Disposition gestellt werden sollten.

Der häufig geäußerten Kritik, daß gerade bei Affektdelikten und Persönlichkeitsstörungen die subjektiven Vorstellungen des Sachverständigen eine große Rolle spielen, so daß mit seiner Auswahl eine Vorentscheidung für den Prozeß getroffen sei, kann nur durch den Versuch begegnet werden, das Vorgehen bei der Begutachtung transparent zu machen. Nach unserer Auffassung hat die Schuldfähigkeitsuntersuchung bei Probanden mit Persönlichkeitsstörungen derselben zweistufigen, durch den strukturellen Aufbau der Schuldfähigkeitsparagraphen vorgeschriebenen Methode zu folgen, die auch für die anderen Kategorien gilt. Eine Schwierigkeit liegt allerdings darin, daß bei der ,,Abartigkeit'' ähnlich wie bei der ,,Bewußtseinsstörung'' der §§ 20, 21 StGB auf beiden Beurteilungsebenen eine Schweregradeinschätzung gefordert wird. So muß zuerst eine *schwere* seelische Abartigkeit vorliegen, deren Auswirkungen auf die Einsichts- und Steuerungsfähigkeit dann *erheblich* zu sein hat, um forensisch relevant zu werden. Diese doppelte Quantifizierung stört die logische Abfolge der Untersuchung, wie sie zumindest bei krankhaften seelischen Störungen vorgesehen ist. Dort kommt es im ersten Schritt nur auf die kategoriale Zuordnung an, eine Schweregradeinschätzung erfolgt erst bei der Beurteilung der Auswirkungen.

Folgt man den Ausführungen von Lenkner (1972), so ist das Merkmal ,,schwer'' bei der anderen seelischen Abartigkeit so zu verstehen, daß die Abartigkeit bezüglich der Wirkung auf die Einsichts- und Steuerungsfähigkeit von einer ähnlichen Schwere sein muß, um insoweit den krankhaften seelischen Störungen gleichwertig zu sein. Diese juristische Argumentation gibt für den Sachverständigen zunächst nur wenig her, außerdem erscheint sie mit einer problematischen Vermischung der beiden Ebenen im zweistufigen Vorgehen verbunden. Wegen der höchst unterschiedlichen Schweregrade bei ,,krankhaften seelischen Störungen'' können durch den globalen Bezug auf diese Kategorie keine definierenden Kriterien für das Erfüllen der ,,schweren anderen seelischen Abartigkeit'' gewonnen werden. Da nach unserer Auffassung auf der ersten, diagnostischen Ebene vor allem die psychopathologischen Kriterien Bedeutung haben, sollte aus Gründen der konzeptuellen Einheitlichkeit auch die Zugehörigkeit zur ,,schweren anderen seelischen Abartigkeit'' zunächst psychopathologisch bestimmt werden. Die Einschätzung etwaiger Auswirkungen auf die Einsichts- und Steuerungsfähigkeit ist beim zweistufigen Vorgehen nur sehr bedingt geeignet, um etwas über das Ausmaß der psychopathologischen Störung auf der ersten Ebene auszusagen, vielmehr könnte es im Rahmen der Schuldfähigkeitsuntersuchung einen Zirkelschluß bedeuten, wenn man mit einem Beurteilungsschritt von der zweiten Ebene die Quantifizierung als ,,schwer'' auf der ersten Ebene begründen wollte.

Die Äußerung Lenkners kann allerdings einen Lösungsweg angeben für das in BGH St 14, 30 so unbefriedigend erörterte Problem, welche Arten von psychologischen und charakterologischen Besonderheiten geeignet sein sollen, um einen Probanden in die Kategorie der ,,schweren anderen seelischen Abartigkeit'' einzuordnen. Nach Lenkner dürften dafür solche psychischen Störungen in Betracht kommen, die auf qualitativ ähnliche Weise zu einer Desintegration des seelischen Gefüges führen, wie es bei krankhaften seelischen Störungen bekannt ist. Hier wird man aus psychiatrischer Sicht in erster Linie an Zustände denken, die mit deutlichen *dynamischen* Auslenkungen oder Verschiebungen einhergehen, während charakterliche Abweichungen oder Verformungen der seelischen Struktur nur in Ausnahmefällen eine Rolle spielen, etwa bei wahnähnlichen fanatisch-querulatorischen Fehlentwicklungen. Unter psychologisch-charakterologischem Aspekt bedeutet dies, daß bei den Persönlichkeitsstörungen in erster Linie die Besonderheiten des Antriebes, der Temperamentsausstattung, der Triebseite und der Emotionalität eine Relevanz für die Schuldfähigkeit besitzen, weniger die sog. Charaktermängel. Diese Unterscheidung knüpft an die von der psychiatrischen Empirie gut belegte Auffassung an, daß die Entwicklung der Charakterseite eines Menschen ab einem gewissen Alter mehr unter die Selbstverfügung und Eigenverantwortlichkeit fällt, während die Temperamentsseite stärker anlagemäßig determiniert ist und nur in bestimmten Grenzen willentlich überformt werden kann.

Eine ähnliche Haltung nimmt unter Berufung auf den Juristen Metzger von Baeyer (1959) ein, der die Schuldfähigkeitsfrage bei Persönlichkeitsabweichungen erst dann stellen will, wenn „vitale" Mängel wie Anomalien der Stimmungslage und der Reagibilität vorliegen, nicht aber, wenn es um innere Haltlosigkeit und ethische Gefühllosigkeit geht. Insgesamt wird die Auffassung, daß charakterologische Besonderheiten der Persönlichkeitsstruktur in der Regel nicht zu den seelischen Störungen im Sinne der Schuldfähigkeitsparagraphen gehören, von den Strafrechtskommentaren überwiegend geteilt. Sie findet sich z. B. auch in einem BGH-Urteil aus dem Jahre 1966 (5 StR 190/66), wonach die aufgeführten Charaktermängel des Angeklagten (Eigensinn, Rechthaberei, Egozentrik, Skrupellosigkeit, Rücksichtslosigkeit) keinen Zustand verminderter Zurechnungsfähigkeit begründen.

Betont sei allerdings bei der hier favorisierten Lösung die Notwendigkeit einer weiteren Diskussion darüber, ob überhaupt und nach welcher Logik die „krankheitsnahen" Beeinträchtigungen normentreuen Verhaltens eher zu einer Dekulpierung geeignet sein sollen als die zuweilen sehr nachhaltigen charakterlichen Fehlprägungen, wie sie z. B. aus ungünstigen Milieueinflüssen resultieren.

Nach diesen grundsätzlichen Überlegungen können einige praktische Leitlinien für das Vorgehen bei der Begutachtung von Probanden mit Persönlichkeitsstörungen formuliert werden. Für die Entscheidung auf der *ersten, diagnostischen Ebene* über die Zuordnung zur „schweren anderen seelischen Abartigkeit" stehen aufgrund der Fortschritte im Gebiet der Diagnostikforschung zunehmend geeignete Orientierungshilfen zur Verfügung. Verwiesen sei auf die standardisierten Untersuchungsinstrumente für Persönlichkeitsstörungen (Spitzer u. Williams 1985; Stangl et al. 1985; Loranger et al. 1985), mit deren weiterer Verbesserung zu rechnen ist. In der vorliegenden Untersuchung hat sich der Psychopathiescore bewährt, der auf eine operationalisierte, breitgefächerte und einigermaßen reliable Aufarbeitung der gesamten Symptomatologie von Persönlichkeitsstörungen im DSM-III zurückgreifen konnte. Einschränkend muß allerdings betont werden, daß DSM-III nicht für die speziellen Aufgaben der forensischen Psychiatrie entwickelt wurde. Daher blieb aus den diskutierten Gründen die antisoziale Persönlichkeitsstörung mit ihrem Katalog dissozialer Verhaltensweisen aus dem Psychopathiescore ausgenommen. Oft passen besonders hartnäckige Straftäter gut zur Beschreibung der antisozialen Persönlichkeiten, daraus allein folgt noch nichts für die Schuldfähigkeit, vielmehr stellen sie gerade die typischen Adressaten für die Strafrechtsnormen dar.

Einige andere Kategorien des DSM-III sind in rechtlicher Hinsicht ähnlich problematisch und können die Begutachtung in die Irre führen, sofern aus dem Vorliegen einer bestimmten DSM-III-Form automatisch auf das Bestehen einer psychischen Erkrankung geschlossen wird. Diese Vorbehalte gelten für Kategorien wie Kleptomanie, das pathologische Spielen oder die verschiedenen Störungen der Impulskontrolle. Viele Ladendiebe erfüllen die Kriterien der Kleptomanie, ohne daß daraus im forensischen Sinne eine ,,krankhafte seelische Störung'' oder eine ,,schwere andere seelische Abartigkeit'' gefolgert werden kann. Ähnlich liegen bei vielen unserer Probanden mit Tötungsdelikten die DSM-III-Kriterien einer isolierten explosiblen Störung vor, doch dürfte diese Tatsache erst beim Vorhandensein weiterer psychopathologischer Kriterien forensisch relevant werden.

Das DSM-III kann somit nicht ohne weiteres als diagnostische Eintrittspforte in die vier Kategorien der §§ 20, 21 StGB dienen, also auch nicht in die ,,schwere andere seelische Abartigkeit'' (Saß 1985 c). Tendenziell dürfte jedoch die kategoriale Voraussetzung einer relevanten Persönlichkeitsanomalie um so eher erfüllt sein, je mehr psychopathologische Symptome aus dem Bereich der Persönlichkeitsstörungen vorliegen. Dabei sind Konstellation und Ausprägungsgrad der Merkmale in den einzelnen Unterformen differenziert zu gewichten. Wegen der bekannten Überlappungsphänomene bei den Syndromen gestörter Persönlichkeit kann die Orientierung nicht streng an den Grenzen der im DSM-III festgelegten speziellen Formen erfolgen. Ein Proband kann z. B. viele auffällige Persönlichkeitsmerkmale besitzen, ohne die vollständigen Kriterien einer bestimmten Kategorie zu erfüllen. Außerdem sind einige der DSM-III-Persönlichkeitsstörungen theoretisch noch umstritten und zumindest klinisch nicht allgemein akzeptiert, so daß sie teilweise mehr für Forschungsaufgaben geeignet erscheinen und möglicherweise nur von kurzer Dauer sind. Ihre Verwendung in forensischen Zusammenhängen könnte beträchtliche Verwirrung stiften. Besser geeignet erscheinen für den klinischen Gebrauch und die Aufgaben der psychiatrischen Begutachtung die sechs umfassenderen Grundtypen, bei deren Bildung verschiedene Klassifikationskonzepte einschließlich der Typologie K. Schneiders und des DSM-III integriert werden (vgl. Tab. 1, S. 24 u. Abschn. 7.3). Je nach klinischer oder forensischer Situation können diese sechs Grundformen – also die antisozialen, die emotional instabilen, die schizoiden, die subaffektiven, die asthenischen und die zwanghaften Persönlichkeitsstörungen – in ihre psychopathischen und soziopathischen Erscheinungsweisen differenziert sowie in weitere Subtypen gegliedert werden, z. B. die emotional instabilen Persönlichkeiten in die histrionischen, narzißtischen und Borderline-Syndrome im Sinne des DSM-III. Andererseits erlauben die Grundformen auch die Berücksichtigung mancher Prägnanztypen K. Schneiders, die gerade für die Dissozialität von Bedeutung sind, z. B. die willenlosen, gemütsarmen und stimmungslabilen Psychopathen.

Die Schweregradseinschätzung mit der Entscheidung, ob es sich um eine ,,*schwere* andere seelische Abartigkeit'' handelt, wird sich beim gegenwärtigen Kenntnisstand nicht durch bestimmte Untersuchungsinstrumente normieren lassen. Hier bleibt somit ein gewisser Beurteilungsspielraum, den der klinisch wie forensisch erfahrene Gutachter mit seinen Kenntnissen von psychischen Störungen unterschiedlichster Art und Intensität darlegen muß. Dabei kann gemäß dem Prinzip des psychopathologischen Referenzsystems versucht werden, die diagnostische Bewertung durch einen geregelten Syndromvergleich zwischen den neurotisch-psychopathischen Persönlichkeitsstörungen und den geistig-seelischen Erkrankungen möglichst fest in der klinischen Empirie zu verankern (vgl. Abschn. 8.4). Auf diese Weise lassen sich klinisch-psychopathologische Gesichtspunkte gewinnen, die dem Gericht die diagnostische Einschätzung als „schwere andere seelische Abartigkeit" plausibel machen oder nicht. Dabei sind neben dem psychopathologischen Befund auch die übrigen medizinischen und psychologischen Untersuchungen zu berücksichtigen, wobei vor allem die testpsychologischen Verfahren zuweilen eine wichtige Rolle spielen können.

Nach der hier entwickelten Konzeption soll also die Entscheidung auf der ersten Ebene der Schuldfähigkeitsuntersuchung sich in erster Linie an der psychopathologischen Persönlichkeitsdiagnostik orientieren, die über ein symptomatologisch-syndromatologisches Referenzsystem mit den übrigen seelischen Störungen verknüpft ist. Mit diesem Vorgehen dürfte der Großteil der neurotisch-psychopathischen Menschen zu erfassen sein, für welche die Kategorie der Abartigkeit gedacht ist. Eine Sonderstellung nehmen allerdings die Probanden mit reiner antisozialer Persönlichkeitsstörung ein, bei denen das dauerhafte Muster sozial devianter Verhaltensweisen mit den charakterologischen Merkmalen der dissozialen Persönlichkeitsstruktur kombiniert ist. Sie würden, wie oben diskutiert, nicht zum Bereich derjenigen seelischen Störungen gehören, für die verminderte Verantwortlichkeit besteht. Das bedeutet, daß Charaktereigenschaften wie geringe Empathie, Gefühlskälte, Egozentrizität, überhöhte Ansprüche und Mangel- bzw. Fehlbesetzung des sozialen Normengefüges bei den Persönlichkeitsstörungen nicht zu einer beeinträchtigten Schuldfähigkeit führen.

Eine weitere Sonderstellung nehmen möglicherweise einige der ausgesprochenen Triebtäter ein. Bei unseren Probanden war das sexuell abweichende Verhalten häufig mit auffälligen Persönlichkeitszügen verquickt, so bei 20 der 23 Vergewaltigungstäter und bei allen 6 Probanden mit Exhibitionismus/Pädophilie. Meist dürfte die diagnostische Beurteilung sog. Triebtäter also den allgemeinen Grundsätzen folgen können, die für die Persönlichkeitsstörungen aufgestellt sind. Für die seltenen, schwerer in das Persönlichkeitsgefüge eingreifenden Triebstörungen können zusätzliche Beurteilungsgrundlagen erforderlich sein. Über die tiefenpsychologisch orientierten sexualwissenschaftlichen Aspekte informieren u. a. Schorsch (1971), Sigusch (1972), Schorsch u. Becker (1977) sowie Schorsch et al. (1985), während in dem Klassifikationsvorschlag von Benkert et al. (1985) stärker die biologisch-medizinischen Gesichtspunkte berücksichtigt sind.

Schwierigere Probleme als auf der diagnostischen Ebene ergeben sich bei der zweiten Stufe der Schuldfähigkeitsuntersuchung, also der Einschätzung der Auswirkungen einer „schweren anderen seelischen Abartigkeit" auf die Einsichts- und Steuerungsfähigkeit. Auf dieser Ebene der Folgen psychopathologischer Störungen für das Verhalten kommen einige der sozialpsychologischen Aspekte stärker zum Tragen. Allerdings erscheint es nicht sinnvoll, die Bedeutung des Sozialverhaltens zu hoch zu bewerten. Es ergeben sich sonst die Gefahren weiterer Zirkelschlüsse, bei denen das Gewicht der psychischen Abnormität aus dem antisozialen Verhalten abgeleitet wird, während andererseits das anitsoziale Verhalten als Beleg für psychische Abnormität steht. Am deutlichsten hat Lady Wootton (1959) diese paradoxe Situation in folgendes Argument gefaßt: Jemand, der nur hartnäckig genug gegen die Gesetze verstößt, kann damit rechnen, als nicht verantwortlich für seine Taten angesehen zu werden; wer dagegen nur selten zum Übeltäter wird oder gelegentliche Zeichen der Besserung aufweist, der muß damit rechnen, für sein Verhalten voll verantwortlich gemacht und bestraft zu werden. Diese Überlegungen·bedeuten, daß Intensität und Chronizität sozialer Devianz, die wir z. B. beim Rückfalltäter finden, ohne begleitende psychopathologische Störungen für die Frage der Schuldfähigkeit keine ausschlaggebende Bedeutung haben können.

Die forensische Einschätzung der Auswirkungen einer Persönlichkeitsstörung auf die Einsichts- und Steuerungsfähigkeit eines Probanden erfordert den ganzen Hintergrund der biographischen Entwicklung, der sozialen Beziehungen sowie der im bisherigen Leben erkennbaren Gestörtheit von Verhalten, Erleben und Steuerungsmöglichkeiten in vergleichbaren Situationen. Auch hier kann das psychopathologische Referenzsystem einen Orientierungsrahmen zur Verfügung stellen, mit dem die Beurteilung an die klinische Empirie gebunden wird. Darüber hinaus gibt es eine Reihe von Gesichtspunkten, die speziell zur Einschätzung der Erheblichkeit psychopathologischer Phänomene bei Persönlichkeitsstörungen entwickelt wurden. So nannte von Baeyer (1959) als Anhaltspunkte, die für die Verantwortlichkeit von Tätern mit psychopathischer Persönlichkeit sprechen, Tatvorbereitungen und planmäßiges Vorgehen, die Fähigkeit, warten zu können, einen zeitlich hingestreckten Tatverlauf aus zielbewußt zusammengefügten Einzelaktionen, den vorsorglichen Schutz vor Entdeckungen, die Möglichkeit zu anderem Verhalten unter vergleichbaren Umständen. Witter (1972) wies auf die Bedeutung hin, die zusätzliche konstellative Faktoren für die Auswirkungen von Persönlichkeitsanomalien auf die Verhaltenssteuerung haben können, z. B. der Einfluß von Alkohol und Medikamenten, Schlafentzug, Hirnerschütterung, gelegentlich auch psychogene Verhaltensdeterminanten in Form einer vorausgegangenen affektiven Aufladung. Als Indizien für gravierende Auswirkungen der psychopathologischen Phänomene, die für eine erhebliche Beeinträchtigung vor allem des Steuerungsvermögens sprechen können, erscheinen ferner die von Rasch (1982) genannten Merkmale hilfreich: Das Herausfallen aus den gewohnten sozialen Bezügen, die Einengung der Lebensführung, die Stereotypisierung des Verhaltens, die Häufung sozialer Konflikte auch außerhalb strafrechtlicher Belange.

Unter tiefenpsychologisch-psychoanalytischen Aspekten lassen sich Hypothesen zum Verständnis des Motivationshintergrundes von Taten entwickeln, die in Fällen mit erheblichen symptomneurotischen oder charakterneurotischen Störungen manchmal auch Anhaltspunkte für eine Einengung der Handlungsmöglichkeiten liefern können. Mundt (1985) nennt als tiefenpsychologische Gesichtspunkte die Art der Konfliktkonfiguration mit möglicherweise vorhandenen Beziehungen zur frühen Kindheit und zu einer Primordialsymptomatik; eine große Bedeutung besitzen auch die Zusammenhänge einer evtl. nachzuweisenden Konfliktdynamik mit der aktuellen Tat. Venzlaff (1977) sprach von dem verwandten Gesichtspunkt einer Deformation der Abwehr- und Realitätsprüfungsmechanismen. Hier wird man an die neuerdings stärker beachteten Borderline-Syndrome denken. Schließlich sind bei sexuellen Deviationen die Grade der Festlegung der Deviation, die Intensität der Deviation und das Progredienzphänomen zu berücksichtigen (Maisch 1983). Tiefenpsychologisch zu deutende Anteile des Motivationsgefüges und einer komplexhaften Hintergrundproblematik werden sich darüber hinaus in Einzelfällen durch spezielle Untersuchungsmethoden auffinden lassen, z. B. mit projektiven Testverfahren, die ergänzende Hinweise für die Einschätzung des Schweregrades von Persönlichkeitsstörungen liefern können.

Abschließend seien – in Analogie zu den Merkmalskatalogen für die Beurteilung von Affektdelikten (Saß 1983 b, 1985 a) – zwei Gruppen von Gesichtspunkten zusam-

Tabelle 28. Gesichtspunkte, die *für* die Beeinträchtigung der Schuldfähigkeit beim Vorliegen einer „schweren anderen seelischen Abartigkeit" sprechen

1. Psychopathologische Disposition der Persönlichkeit
2. Chronische konstellative Faktoren, z. B. Abusus, depravierende Lebensumstände
3. Schwäche der Abwehr- und Realitätsprüfungsmechanismen
4. Einengung der Lebensführung
5. Stereotypisierung des Verhaltens
6. Häufung sozialer Konflikte auch außerhalb des Delinquenzbereiches
7. Emotionale Labilisierung in der Zeit vor dem Delikt
8. Aktuelle konstellative Faktoren, z. B. Alkohol, Ermüdung, affektive Erregung
9. Hervorgehen der Tat aus neurotischen Konflikten bzw. neurotischer Primordialsymptomatik
10. Bei sexuellen Deviationen Einengung, Fixierung und Progredienzphänomen

Tabelle 29. Gesichtspunkte, die *gegen* eine erhebliche Beeinträchtigung der Schuldfähigkeit sprechen

1. Tatvorbereitungen
2. Planmäßiges Vorgehen bei der Tat
3. Fähigkeit zu warten
4. Lang hingezogenes Tatgeschehen
5. Komplexer Handlungsablauf in Etappen
6. Vorsorge gegen Entdeckung
7. Möglichkeit anderen Verhaltens unter vergleichbaren Umständen
8. Hervorgehen des Deliktes aus dissozialen Charakterzügen

mengestellt (Tabelle 28 und 29), die *für* bzw. *gegen* die Annahme einer erheblich verminderten oder aufgehobenen Einsichts- und Steuerungsfähigkeit sprechen können, nachdem zunächst im ersten, diagnostischen Schritt durch den Nachweis relevanter psychopathologischer Auffälligkeiten das Vorliegen einer „schweren anderen seelichen Abartigkeit" plausibel gemacht worden ist. Die Kataloge stützen sich auf die Darstellungen der zitierten Autoren und auf die eigenen Erfahrungen mit der hier vorgestellten Klientel von Straftätern mit Persönlichkeitsstörungen.

Betont sei, daß die Merkmale lediglich indiziellen Charakter besitzen und vor dem gesamten Hintergrund des Persönlichkeitsbildes, der Lebensumstände und der Tatkonstellation gewichtet werden müssen. Vor allem bei den in Tabelle 28 genannten Gesichtspunkten wird die Schweregradeinschätzung der einzelnen Merkmale häufig auf einen psychopathologischen Syndromvergleich im Sinne des Referenzsystemes zurückgreifen können. Einer festen, skalierbaren Regelung allerdings muß sich die Beurteilung der Schuldfähigkeit bei Persönlichkeitsstörungen wegen der fließenden Übergänge zwischen Normalität sowie allen Schweregraden und Konstellationen abnormer Persönlichkeit auch weiterhin entziehen.

9 Zusammenfassung

Mit dieser Arbeit über Persönlichkeitsstörungen und Dissozialität wurden zwei gleichwertige Ziele verfolgt: Eine ideengeschichtlich orientierte Analyse der Psychopathiekonzepte bis hin zum gegenwärtigen Wissensstand und eine empirische Untersuchung zur Differenzierung zwischen den Bereichen psychischer Krankheit, abnormer Persönlichkeit und sozialer Devianz.

Der *historische Überblick* zeigte die engen Beziehungen zwischen Psychopathie und abweichendem Verhalten, aber auch die Notwendigkeit einer konzeptionellen Differenzierung bei der Erfassung der Persönlichkeitsstörungen. Die heute führenden Sehweisen, die Typologie K. Schneiders und die angloamerikanische Psychopathiekonzeption, gelangen zu unterschiedlichen Lösungen. *K. Schneider* will das soziologische Verständnis Kraepelins fortentwickeln zu einer psychologisch-charakterologischen Typologie, er vermischt allerdings in seiner Psychopathiedefinition den soziologischen und den psychopathologischen Aspekt, wenn er ohne nähere Differenzierung die Alternative von subjektivem Leiden oder gesellschaftlichem Stören zum Kriterium des Psychopathen macht. Als Folge stehen in seiner Typologie auf der symptomatologischen Ebene psychische Störungen und dissoziales Verhalten gleichberechtigt nebeneinander. Damit blieb es bei der Belastung der Psychopathiekonzeption mit der Konnotation von Dissozialität, die vielen nichtdevianten psychopathischen Persönlichkeiten Unrecht tut und den Psychopathiebegriff nahezu obsolet werden ließ.

Einen anderen Weg gingen die *angloamerikanischen Konzeptualisierungen* abnormer Persönlichkeiten. Es kam zu einer Aufteilung in die unterschiedlichen Neuroseformen, die tiefenpsychologisch interpretiert und unter dem Gesichtspunkt subjektiven Leidens behandelt wurden; auf der anderen Seite standen die psychopathisch/soziopathischen Persönlichkeiten, die vor allem durch ihr abweichendes, aber Ich-syntones Verhalten auffielen. Der Psychopathiebegriff wurde synonym mit der Bezeichnung „Soziopathie" gebraucht und auf die gesellschaftlichen Störer eingeengt. Mit der Konzentration der Dissozialität in der Kategorie der antisozialen Psychopathie werden die übrigen Formen von Persönlichkeitsstörungen von der Assoziation mit Dissozialität gelöst, doch geht der bei K. Schneider zu Recht enthaltene Gesichtspunkt, daß sozial störendes Verhalten bei den verschiedensten Persönlichkeitsanomalien auftreten kann, durch die akzentuierte Fassung der antisozialen Persönlichkeitsstörung verloren.

Im Mittelpunkt der *eigenen Überlegungen* stand dagegen, die Aspekte der Persönlichkeitsabnormität und der sozial störenden Verhaltensweisen zwar als Bestandteile eines vielfach verflochtenen Bedingungsgefüges, aber doch als zwei kategorial unterschiedliche Erscheinungsformen im psychischen und gesellschaftlichen Leben zu erfassen. Drei grundlegende Problembereiche hoben sich bei der Beschäftigung mit abnormen Persönlichkeiten hervor:

1. Subjektives Leiden unter psychischen Störungen,
2. soziales Versagen infolge dieser Erscheinungen,
3. die gesellschaftliche Anstoßnahme wegen Verhaltensweisen, die aktiv gegen soziale Regeln verstoßen.

Mit diesen Unterscheidungen ist die Richtung angegeben, wie das Zusammenhangs- und Differenzierungsproblem zwischen Persönlichkeitsstörungen und Dissozialität untersucht werden kann. Dabei wird die folgende *Definition,* die vorhandene Konzeptionen integriert, zu Grunde gelegt: *Eine Persönlichkeitsstörung liegt vor, wenn durch Ausprägungsgrad und/oder die besondere Konstellation von psychopathologisch relevanten Persönlichkeitszügen erhebliche subjektive Beschwerden und/oder nachhaltige Beeinträchtigungen der sozialen Anpassung entstehen.* Zu dieser Definition sind zwei Erläuterungen erforderlich:

1. Die Aussage „psychopathologisch relevant" betont im Unterschied zum DSM-III, daß es um Merkmale geht, die in Beziehung zu psychischen Störungen stehen, nicht um reine Verhaltensweisen, wie sie z. B. bei der antisozialen Persönlichkeitsstörung angeführt sind.
2. Das bei K. Schneider genannte Kriterium des gesellschaftlichen Störens wird modifiziert zu Beeinträchtigungen der sozialen Anpassung, die in zwei unterschiedlichen Wirkrichtungen vorliegen können, nämlich einerseits als mehr pathisch bestimmtes Versagen im Beziehungs- und Leistungsbereich, andererseits als eine mehr aktive Tendenz zu ständiger Regelverletzung.

Die Diskussion des *gegenwärtigen Wissensstandes* zeigt Kontroversen hinsichtlich der Differenzierung zwischen Psychopathie und Neurose, hinsichtlich einer typologischen, kategorialen oder dimensionalen Erfassung von Persönlichkeitsstörungen, hinsichtlich der Abgrenzungsprobleme zu Normalität und Psychosen. Zwischen den Klassifikationssystemen ICD-9, DSM-III und der Typologie K. Schneiders bestehen mehr Unterschiede als Gemeinsamkeiten in der Gliederung des Spektrums von Persönlichkeitsstörungen. Als wichtigste Probleme in der Persönlichkeitsdiagnostik erweisen sich das Fehlen allgemein anerkannter Kriterien und die zahlreichen Überschneidungen bei den Subtypen. Die Klassifikation von Persönlichkeitsstörungen begegnet daher besonderen Schwierigkeiten: Die Reliabilität ist unbefriedigend, die Validität vieler Formen ungewiß, eine Diagnostik im medizinischen Sinne nicht absehbar. Vorliegende Erklärungsmodelle auf genetischen, neurologischen, neurophysiologischen, psychosozialen und psychopathologischen Argumentationsebenen lassen keine allgemein gültige Aufklärung für das gesamte Spektrum von Persönlichkeitsstörungen erwarten. Partielle Fortschritte werden nur bei genau definierten Unterformen möglich sein, doch bleibt auch beim Auffinden einer genetischen Belastung, einer hirnorganischen Funktionsbesonderheit, einer milieubedingten Verwahrlosung oder bestimmter Charakter- und Temperamentseigenschaften eine große Vielfalt von Erscheinungsformen möglich. Die genannten Bereiche können bei Persönlichkeitsstörungen lediglich die Bedeutung von Begünstigungsfaktoren für bestimmte Erlebensweisen und Verhaltensmuster annehmen, ohne daß eine Aufklärung des überwiegenden Teiles der Varianz mit messenden Verfahren geleistet werden kann. Ein entscheidender Einfluß rührt von den biographisch geprägten Dispositionen im Persönlichkeitsgefüge, die sich einer objektivierenden Bestimmung entziehen.

Die *eigene Untersuchung* wurde in den klassischen Übergangsbereich zwischen Krankheit, Persönlichkeitsanomalien und Kriminalität verlegt, in dem die Konzeptualisierungen abnormer Persönlichkeit seit je angesiedelt waren. 144 nicht psychisch kranke Probanden, die wegen Delinquenz und des Verdachtes auf psychische Störungen an der Heidelberger Psychiatrischen Klinik zur Begutachtung kamen, wurden prospektiv zwischen 1980 und 1985 in eingehenden Fallstudien hinsichtlich der Bereiche analysiert, die für die Problemkreise von Persönlichkeitsstörungen und Dissozialität relevant erschienen. Besonderes Augenmerk galt der differentiellen Erfassung der psychischen Störungen in einer psychopathologischen Dimension und der sozialen Abweichung in einer Dimension devianter/delinquenter Verhaltensweisen. Zusätzlich wurde das Konstrukt einer „dissozialen Charakterstruktur" überprüft, in dem charakterologische Merkmale zusammengestellt sind, die eine Bedeutung für die Manifestation dissozialen Verhaltens bei Persönlichkeitsstörungen haben können. Das Konstrukt stellt eine symptomatologische Explikation von schlagwortartigen Begriffen wie „moralischer Schwachsinn", „semantische Demenz", „Anethopathie", „Oligothymie" oder „moralische Anästhesie" dar, in denen seit je ein Grundzug dissozialer Persönlichkeitsstörungen gesehen wurde. Die „dissoziale Charakterstruktur" umfaßt folgende Merkmale: Geringe Introspektion/Selbstkritik, Egozentrizität, Mangel an Empathie/ Gefühlskälte, überhöhter Anspruch, paradoxe Anpassungserwartung, Unter-/Fehlbesetzung sozialer Normen.

In der *deskriptiven Statistik* zeigte die Klientel eine Belastung in verschiedenen Bereichen: Hohe Rate von Persönlichkeitsstörungen und dissozialen Auffälligkeiten in der Familie, ungünstige Milieueinflüsse während der eigenen Entwicklung, schlechter Schul- und Ausbildungsverlauf, Migration in untere soziale Schichten und schlechte Berufsposition, hohe Rate von Alkohol- und Drogenabusus mit daraus resultierenden Einbußen auf körperlichem, psychischem und sozialem Gebiet. Gehäuft lagen spezifische, offensichtlich für Delinquenz disponierende psychopathologische und charakterologische Auffälligkeiten vor, außerdem im forensischen Bereich bei einem Teil der Probanden eine hohe Belastung mit Delikten und Strafen. Die Klassifikation der vorliegenden Persönlichkeitsstörungen in der Stichprobe erfolgte mit der Typologie K. Schneiders, ICD-9 und DSM-III. Dabei zeigte sich eine gute Übereinstimmung in der globalen Entscheidung, ob eine Psychopathie/Persönlichkeitsstörung vorliegt oder nicht, doch bestanden auf der Ebene der Subtypen große Differenzen, die mit dem methodologischen Niveau sowie den konzeptuellen und terminologischen Unterschieden der Systeme zusammenhängen.

Bei der weiteren Auswertung der Daten wurde versucht, die Vermischung psychopathologischer und soziologischer Aspekte zu vermeiden, die sich als roter Faden durch die Entwicklung der Psychopathielehren zieht. Entgegen den bisher meist globalen Betrachtungsweisen unternahm der eigene Ansatz eine Gliederung des heterogenen Bereiches in die psychopathologischen Besonderheiten abnormer Persönlichkeiten einerseits und ihre dissozialen Verhaltensmuster andererseits. Interessanterweise wurde dieser aus der ideengeschichtlichen Analyse gewonnene Ansatz durch die empirischen Befunde teilweise gestützt.

Die *multivariate statistische Analyse* ließ – vorbehaltlich bestimmter Einschränkungen – in den Ergebnissen folgende Tendenzen erkennen:

1. Die Hypothese, daß es wegen der fließenden Abstufung sowohl der psychopathologischen Auffälligkeiten wie des devianten Sozialverhaltens keine deutlichen Grenz-

linien bzw. Seltenheitspunkte in der untersuchten Stichprobe gibt, hat sich im Rahmen der hier angewandten Verfahren – ein Verteilungsdiagramm mit einem speziell entwickelten Psychopathie- und einem Dissozialitätsscore – bestätigt.

2. Die Eigenschaftsgruppe der „dissozialen Charakterstruktur" erwies sich – in bestimmten Grenzen – als geeignet für die Diskrimination von Untergruppen in der Gesamtstichprobe. In jener Teilgruppe, die durch charakterologische Merkmale zur Dissozialität disponiert erschien, bestand kein statistisch nachweisbarer Einfluß der psychopathologischen Gestörtheit auf die Frequenz dissozialer Verhaltensweisen. In der anderen Untergruppe, die keine dissoziale Charakterstruktur aufwies, fand sich eine leichte positive Korrelation zwischen den psychopathologischen Auffälligkeiten und den dissozialen Verhaltenstendenzen.

3. Die Konzeption einer Differenzierung zwischen einer psychopathologischen Betrachtungsebene für die psychischen Auffälligkeiten und einer soziologischen Betrachtungsebene für die dissozialen Verhaltensweisen zeigte sich als durchführbar. Sie fand eine Entsprechung in der Datenstruktur einer Faktorenanalyse, die über einen Variablensatz aus beiden Bereichen gerechnet wurde und in der vor allem die zur Dissozialität gehörenden konstitutionellen, charakterologischen und verhaltensmäßigen Merkmale einen überzufälligen Zusammenhang zeigen.

Aufgrund der grundsätzlichen Vorüberlegungen und der empirischen Ergebnisse kommt es zu folgendem *Gliederungsvorschlag* für das Feld der neurotisch-psychopathischen Persönlichkeitsstörungen – wie oben definiert – unter den Aspekten von Psychopathie und Dissozialität:

1. *Psychopathische Persönlichkeitsstörungen* liegen bei Menschen vor, die aufgrund psychopathologischer Phänomene leiden oder in ihrer sozialen Kompetenz beeinträchtigt sind, ohne aktiv sozial deviant zu sein. Durch das Gesamt ihrer psychischen Symptome stehen diese Menschen in Nähe zu den psychiatrisch Kranken im engeren Sinne.

2. Ein Teil dieser psychopathischen Persönlichkeiten weist darüber hinaus dauerhaft konfliktträchtige soziale Verhaltensweisen mit aktiver Devianz und Delinquenz auf, die erkennbar mit ihren psychopathologischen Besonderheiten in Beziehung stehen. Wegen des engen Zusammenhanges zwischen der sozialen Devianz und den psychopathischen Auffälligkeiten erscheint die Bezeichnung als *„soziopathische Persönlichkeitsstörungen"* gerechtfertigt.

3. Im heterogenen Bereich der *Dissozialität* bilden aus psychiatrischer Sicht diejenigen Menschen eine identifizierbare Untergruppe, bei denen in Zusammenhang mit der beschriebenen dissozialen Charakterstruktur eine im gesamten Lebenslauf erkennbare Disposition zu devianten und delinquenten Verhaltensweisen besteht. Für diese charakterologisch und biographisch definierbare Gruppe, über die im angloamerikanischen Raum reiches empirisches Material vorliegt, erscheint die Bezeichnung als *„antisoziale Persönlichkeitsstörung"* sinnvoll. Rezidivierende soziale Devianz und Delinquenz allein, wie sie z. B. bei chronischen Rückfalltätern oder Berufskriminellen vorliegt, reicht m. E. nicht aus, um von einer Persönlichkeitsstörung zu sprechen.

Bei der vorgeschlagenen Gliederung des Feldes der Persönlichkeitsstörungen in die drei Bereiche der *Psychopathie, Soziopathie* und *Dissozialität* gelten zwei Einschränkungen: Erstens sind ausdrücklich alle Fälle auszuschließen, deren psychopathologische Auffälligkeiten Folge einer psychiatrischen Krankheit im engeren Sinne darstellen. Zweitens bestand die terminologische Schwierigkeit des angloamerikanischen Sprachgebrauches, der Psychopathie und Soziopathie synonym verwendet und beide Begriffe auf die hartnäckig kriminelle, antisoziale Persönlichkeitsstörung einengt. Diese angloamerikanische Bedeutung ist nicht gemeint, wenn hier von Psychopathie und Soziopathie gesprochen wird.

Im *klinisch-psychiatrischen Teil* erfolgte eine Deskription des Feldes der Persönlichkeitsstörungen sowie eine Interpretation der phänomenologischen Ebene durch pathocharakterologische und strukturdynamische Aspekte. Die Beobachtungen an unseren Probanden ließen drei Grundbereiche der Persönlichkeit erkennen, die im Zusammenwirken mit Biographie, Milieu und Situation von entscheidender Bedeutung für die Auswirkungen von Persönlichkeitsstörungen im Lebensschicksal sind:

1. Die konstitutionelle Temperamentausstattung im Bereich von Emotionalität, Antrieb und Wille als dynamische Eigenschaften;
2. das im Charakter verankerte Wertgefüge mit Vorstellungen, Intentionen, Haltungen und Einstellungen zu Normen als strukturelle Persönlichkeitsseite;
3. Vermögen und Bereitschaft zu Empathie und sozialer Bindung, die als komplexe, spezifisch menschliche und für die Einordnung in die Gesellschaft wesentliche Eigenschaften aus den beiden zuvor genannten Bereichen bestimmt werden.

Die klinische Darstellung nahm eine Untergliederung der Persönlichkeitsstörungen in *sechs umfassendere Formen* vor, die sich aus der Literaturanalyse und den Erfahrungen dieser Studie ergeben haben. Gruppe I umfaßt die antisozialen, Gruppe II die emotional instabilen, Gruppe III die schizoiden, Gruppe IV die subaffektiven, Gruppe V die asthenischen und Gruppe VI die zwanghaften Persönlichkeitsstörungen. Je nach dem Verteilungsmuster der Auffälligkeiten ließen sich die rein psychopathischen Ausprägungen dieser Typen von den soziopathischen Formen unterscheiden und in ihren typischen Merkmalen charakterisieren.

Für das *forensisch-psychiatrische Problem* der Schuldfähigkeitsuntersuchung bei neurotisch-psychopathischen Persönlichkeitsabweichungen und Triebstörungen konnte auf die konzeptionellen Überlegungen, die klassifikatorischen Ergebnisse und die klinische Interpretation zurückgegriffen werden. Zum Vergleich der Erlebnisweisen und Verhaltensmuster bei Persönlichkeitsstörungen mit den Symptomen bei anderen geistig-seelischen Störungen wird die Orientierung an einem *psychopathologischen Referenzsystem* vorgeschlagen, um die bei Persönlichkeitsstörungen besonders umstrittene forensische Einschätzung möglichst fest in der klinischen Empirie zu verankern.

Unter Beachtung der zweistufigen Methodik geht es im ersten Untersuchungsschritt um die Zugehörigkeit zur Kategorie der ,,schweren anderen seelischen Abartigkeit", die vorwiegend unter symptomatologisch-diagnostischen Gesichtspunkten zu entscheiden ist. Das Referenzsystem erlaubt einen psychopathologischen Syndromvergleich der Auffälligkeiten bei Persönlichkeitsstörungen mit entsprechenden Erscheinungen bei psychiatrischen Krankheitsbildern und bietet zahlreiche Anknüpfungspunkte für die Schweregradseinschätzung. Aus der forensischen Literatur, aus der psychiatrischen Empirie und aus der von den Ergebnissen dieser Studie gestützten Konzeption wird die Auffassung zur Diskussion gestellt, daß charakterologische Besonderheiten, die gemeinhin als ,,Charaktermängel'' apostrophiert werden und hier in das Konstrukt der ,,dissozialen Charakterstruktur'' gefaßt sind, beim Fehlen anderer psychopathologischer Auffälligkeiten nicht zum Kreis derjenigen seelischen Störungen gehören, die zu einer relevanten Einschränkung der Schuldfähigkeit führen.

Der zweite Einschätzungsschritt – die Auswirkungen auf die Einsichts- und Steuerungsfähigkeit, sofern eine ,,schwere andere seelische Abartigkeit'' vorliegt – geschieht ebenfalls unter enger, durch das psychopathologische Referenzsystem vermittelter Anlehnung an die klinische Empirie. Darüber hinaus wurden für die besonderen Gesichtspunkte bei neurotisch-psychopathischen Abweichungen und Triebstörungen aus dem Schrifttum und den Erfahrungen an unseren 144 Probanden zwei Merkmalskataloge zusammengestellt, in denen die *für* und *gegen* eine erhebliche Beeinträchtigung der Einsichts- und Steuerungsfähigkeit sprechenden Gesichtspunkte genannt sind. Sie besitzen jedoch lediglich indizielle Bedeutung im Sinne von Anhaltspunkten für die Gewichtung im Einzelfall. Keineswegs lassen sich beim gegenwärtigen Kenntnisstand feste Beurteilungsregeln für die forensische Begutachtung aufstellen; dies gilt vor allem bei der ,,schweren anderen seelischen Abartigkeit'' und der ,,tiefgreifenden Bewußtseinsstörung'', die in besonderer Weise einen klinisch wie forensisch erfahrenen Sachverständigen erfordern.

Die Persönlichkeitsstörungen bleiben eine Herausforderung für die Psychiatrie. Dies betrifft sowohl theoretische und psychopathologische Überlegungen als auch die Gewinnung von Handlungsanweisungen auf medizinischem, sozialem und therapeutischem Gebiet im Umgang mit neurotisch-psychopathischen Persönlichkeiten. Ein Anliegen dieser Arbeit war die Lösung des Psychopathiebegriffes von der bisher nahezu obligaten, oft fehlerhaften Verknüpfung mit Dissozialität, aber auch eine Befreiung des Dissozialitätsbegriffes von der ähnlich obligaten, fehlerhaften Assoziation psychischer Abnormität bzw. Krankheit. Es bleibt zu prüfen, ob die Aufteilung des Feldes in die Bereiche von Psychopathie, Soziopathie und Dissozialität einen Beitrag zur konzeptionellen Klärung leisten kann.

Literatur

Abraham K (1924) Versuch einer Entwicklungsgeschichte der Libido auf Grund der Psychoanalyse seelischer Störungen. In. J. Cremerius (Hrsg) Abraham. Psychoanalytische Studien zur Charakterbildung. Conditio humana. Fischer, Frankfurt, S 113–183 (1969)

Aichhorn A (1925) Verwahrloste Jugend. Internationaler Psychoanalytischer Verlag, Leipzig Wien Zürich

Akiskal HS (1981) Subaffective disorders: Dysthymic, cyclothymic and bipolar II disorders in the borderline realm. Psychiatry Clin North Am 4:25–46

Akiskal HS (1983) Dysthymic disorder: Psychopathology of proposed chronic depressive subtypes. Am J Psychiatry 140:11–20

Akiskal HS; Hirschfeld RMA, Yerevanian BI (1983) The relationship of personality to affective disorders. Arch Gen Psychiatry 40:801–810

Alexander F (1928) Der neurotische Charakter. Seine Stellung in der Psychopathologie und in der Literatur. Int Z Psychoanal 14:26–44

Allport GW (1937) Personality. Henry Holt, New York

American Psychiatric Association (1980) Diagnostic and statistical manual of mental disorders, 3rd edn. (DSM-III). American Psychiatric Association, Washington DC. Deutsch: Diagnostisches und statistisches Manual psychischer Störungen (DSM-III). Deutsche Bearbeitung und Einführung von Koehler K., Saß H. Beltz, Weinheim Basel (1984)

American Psychiatric Association (1985) DSM-III R in development, working draft. APA Press, New York

Andrews G, Kiloh Lg, Kehoe L (1978) Asthenic personality, myth or reality. Aust N Z J Psychiatry 12:95–98

Baer R (1980) Psychopathische und pseudopsychopathische Persönlichkeiten. In: Peters Uh (Hrsg) Psychologie des XX. Jahrhunderts, Bd. X. Kindler, Zürich, S 818–827

Baeyer W von (1935) Zur Genealogie psychopathischer Schwindler und Lügner. Thieme, Leipzig

Baeyer W von (1959) Neurose, Psychotherapie und Gesetzgebung. In: Frankl V, Gebsattel Ve von, Schultz Jh (Hrsg) Handbuch der Neurosenlehre. Urban & Schwarzenberg, München, S 627–690

Baeyer W von (1967) Zur Frage der strafrechtlichen Zurechnungsfähigkeit von Psychopathen. Nervenarzt 38:185–192

Benkert O, Maier W, Holsboer F (1985) Multiaxial classification of male sexual dysfunction. Br J Psychiatry 147:628–632

Berner P (1965) Das paranoische Syndrom. Springer, Berlin, Heidelberg, New York

Berner P (1982) Psychiatrische Systematik, 3. Aufl. Huber, Bern, Stuttgart, Wien

Berner W, Karlick-Bolten E (1985) DSM-III – Persönlichkeitsdiagnostik bei einer Gruppe chronischer Straftäter. Wien Klin Wochenschr. 97:555–561

Berze J (1897) Über moralische Defektzustände. Jb Psychiat Neurol 15:62–115

Berze J (1908) Über die sog. moral insanity und ihre forensische Bedeutung. Groß Arch Krimanthropol Krimstat 30:123–151

Binder H (1960) Die psychopathischen Dauerzustände und die abnormen seelischen Reaktionen und Entwicklungen. In: Kisker KP, Meyer JE, Müller M, Strömgren E (Hrsg) Psychiatrie der Gegenwart, Bd 2. Springer, Berlin Heidelberg New York, S 180–202

Binder W (1967) Zum heutigen Stand des Psychopathieproblems. Schweiz Arch Neurol Psychiatry 100:457–474

Birnbaum K (1909) Über psychopathische Persönlichkeiten. Eine psychopathologische Studie. In: Loewenfeld L (Hrsg) Grenzfragen des Nerven- und Seelenlebens, Heft 64. C.F. Bergmann, Wiesbaden

Birnbaum K (1919) Der Aufbau der Psychose. Ein klinischer Versuch. Allg Z Psychiat 75:455–502

Birnbaum K (1926) Die psychopathischen Verbrecher, 2. Aufl. Thieme, Leipzig, (1. Aufl. 1914)

Blackburn R (1975) An empirical classification of psychopathic personality. Br J Psychiatry 127:456–460

Blackburn R (1978) Psychopathy, arousal, and the need for stimulation. In: Hare RD; Schalling D (eds) Psychopathic behaviour: Approaches to research. Wiley, Chichester New York Brisbane, Toronto, pp 157–164

Blackburn R (1980) Personality and the criminal psychopath: A logical analysis and some empirical data. In: Facoltà di Giurisprudenza, Universitata di Messina (Hrsg) Lo psicopatico delinquente. Giuffre, Milan, pp 37–68

Blackburn R (1983) Psychopathy, delinquency and crime. In: Gale A, Edwards J (eds) Physiological correlates of human behaviour. Academic Press, London, pp 187–205

Blashfield R, Sprock J, Pinkston K, Hodgin J (1985) Exemplar prototypes of personality disorder diagnoses. Compr Psychiatry 26:11–21

Bleuler E (1896) Der geborene Verbrecher. Eine kritische Studie. Lehmann, München

Böker W, Häfner H (1973) Gewalttaten Geistesgestörter. Springer, Berlin Heidelberg New York

Bohmann M (1978) Some genetic aspects of alcoholism and criminality. Arch Gen Psychiatry 35:269–276

Bowlby J (1951) Maternal care and mental health. World Health Organisation, Geneva

Bresser PH (1978) Probleme bei der Schuldfähigkeits- und Schuldbeurteilung. NJW 31:1188–1192

Bürger-Prinz H (1950) Endzustände in der Entwicklung hyperthymer Persönlichkeiten. Nervenarzt 21:476–480

Buss D, Craik K (1984) Acts, dispositions, and personality. Prog Exp Pers Res 13:241–301

Cadoret RJ (1978) Psychopathology in adopted-away offspring of biologic parents with antisocial behavior. Arch Gen Psychiatry 35:176–184

Cadoret RJ, O'Gorman THW, Troughton E, Heywood E (1985) Alcoholism and antisocial personality: Interrelationships, genetic and environmental factors. Arch Gen Psychiatry 42:161–167

Cattell RB (1973) Die empirische Erforschung der Persönlichkeit. Beltz, Weinheim Basel, 1. Aufl.: The scientific analysis of personality. Penguin, Harmondsworth (1965)

Chodoff P (1982) Hysteria and women. Am J Psychiatry 139:545–551

Cleckley H (1976) The mask of sanity: An attempt to clarify some issues about the socalled psychopathic personality, 5th edn. Mosby, St. Louis (1th edn 1941)

Cloninger CR, Guze SB (1970) Psychiatric illness and female criminality: The role of sociopathy and hysteria in the antisocial women. Am J Psychiatry 127:303–311

Cloninger RC, Reich TH, Guze SB (1978) Geneticenvironmental interactions in antisocial behaviour. In. Hare Rd, Schalling D (edn). Psychopathic behaviour: Approaches to research. Wiley, Chichester Brisbane New York Toronto, pp 225–231

Cloninger Rc, Bohmann M, Sigvardsson S (1981) Inheritance of alcohol abuse: Cross-fostering analysis of adopted men. Arch Gen Psychiatry 38: 861–868

Corboz R (1979) Die Bedeutung des psychoorganischen Syndroms für die Delikte des Kindes und des Jugendlichen. In: Haesler WT (Hrsg) Die Beziehungen des infantilen psychoorganischen Syndroms zur Kriminalität. Ruegger, Diessenhofen, S 17–31

Cornel H (1985) Rehabilitationshilfen für Delinquenten. Monatsschr Kriminol 68:88–103

Craft M (1966) The meanings of the term „Psychopath". In: Craft M (ed) Psychopathic disorders and their assessment. Permagon, Oxford, pp 1–31

Crowe R (1974) An adoption study of antisocial personality. Arch Gen Psychiatry 31:785–791

Crowe R (1975) Adoption studies of antisocial personality. Biol Psychiatry 10:353–371

Davies W, Feldman PH (1981) The diagnosis of psychopathy by forensic specialists. Br J Psychiatry 138:329–331

Debray Q (1981) Le psychopathe. Presses Universitaires, Paris

Delmas F (1943) Les constitutions psychopathiques. Ann Méd Psych 101:219–232

Diebold K (1969) Zum Problem der Zusammenhänge von Anlage und Umwelt in der Psychiatrie. Nervenarzt 40:401–413

Dietrich H (1968) Manie, Monomanie, Soziopathie und Verbrechen. Enke, Stuttgart

Dilling H, Weyerer S, Castell R (1984) Psychische Erkrankungen in der Bevölkerung. Enke, Stuttgart

Dührssen A (1949) Psychopathie und Neurose. Psyche 2:380–400

Dührssen A (1974) Heimkinder und Pflegekinder in ihrer Entwicklung, 5. Aufl. Vandenhoeck & Ruprecht, Göttingen

Dupré E (1925) La doctrine des constitutions. In: Pathologie de l'imagination et de l'émotivité. Payot, Paris

Durkheim É (1897) Le suicide. Presses Universitaires, Paris

Elliott FA (1978) Neurological aspects of antisocial behavior. In: Reid WH (ed) The psychopath. A comprehensive study of antisocial disorders and behaviors. Brunner/Mazel, New York, pp 146–189

Ernst K, (1959) Die Prognose der Neurosen. Verlaufsformen und Ausgänge neurotischer Störungen und ihre Beziehungen zur Prognostik endogener Psychosen. Springer, Berlin Göttingen Heidelberg

Ernst K, Ernst C (1965) 70 zwanzigjährige Katamnesen hospitalisierter neurotischer Patientinnen. Schweiz Arch Neurol Psychiatry 95:359–415

Esquirol E (1839) Des maladies mentales considérées sous les rapports médical, hygiénique et médico-legal. Baillière, Paris

Ewald G (1924) Temperament und Charakter, Springer, Berlin

Eysenck HJ (1952) The scientific study of personality. Routledge & Kegan Paul, London

Eysenck HJ (1977) Crime and personality, 2. Aufl. Routledge & Paul, London Henley

Eysenck HJ (1980) Psychopathie. In: Baumann U, Berbalck H, Seidenstücker G (Hrsg) Klinische Psychologie – Trends in Forschung und Praxis, Bd 3. Huber, Bern S 323–360

Eysenck HJ, Eysenck SBG (1978) Psychopathy, personality and genetics. In: Hare RD, Schalling D (eds) Psychopathic behaviour: Approaches to research. Wiley, Chichester New York Brisbane Toronto, pp 197–223

Fagan TJ, Lira FT (1980) The primary and secondary psychopathic personality: Differences in frequency and severity of antisocial behaviours. J Abnorm Soc Psychol 89:493–496

Fenichel O (1945) The psychoanalytic theory of neuroses. Norton, New York

Feuchtersleben E von (1845) Lehrbuch der ärztlichen Seelenkunde. Gerold, Wien

Forel A (1890) Übergangsformen zwischen Geistesstörung und geistiger Gesundheit. Korrespondenzbl Schweiz Ärzte 20:233–244

Fowles DC (1980) The three arousal model: Implications of Gray's two-factor learning theory for heart rate, electrodermal activity, and psychopathy. Psychophysiology 17:87–104

Freud S (1908) Charakter und Analerotik. GW VII. Fischer, Frankfurt, S 203–209

Freud S (1915) Der Verbrecher aus Schuldbewußtsein. In: Einige Charaktertypen aus der psychoanalytischen Arbeit. GW X. Fischer, Frankfurt, S 364–391

Friemert K (1983) Die schwerwiegend abnorme Entwicklung der Persönlichkeit mit Krankheitswert – Erste Ergebnisse einer katamnestischen Erhebung. Psychiatr Neurol Med Psychol 357: 425–432

Fulker DW, Eysenck SBG, Zuckerman M (1980) A genetic and environmental analysis of sensation seeking. J Res Pers 14:241–261

Gibbens TNC, Silberman N (1970) Alcoholism among prisoners. Psychol Med 1:73–78

Gillies H (1976) Homicide in the west of Scotland. Br J Psychiatry 128:105–127

Glatzel J (1977) Das psychisch Abnorme. Kritische Ansätze zu einer Psychopathologie. Urban & Schwarzenberg, München Wien Baltimore

Glaus A (1951) Zur Prognose und Behandlung der unsozialen Psychopathie. Schweiz Med Wochenschr 81:722–726

Glueck S, Glueck E (1957) Unraveling iuvenile delinquency, 3. Aufl. Harvard University Press, Cambridge/Mass.

Glueck S, Glueck E (1959) Predicting delinquency and crime. Harvard University Press, Cambridge/Mass.

Glueck S, Glueck E (1963) Jugendliche Rechtsbrecher. Wege zur Vorbereitung. Enke, Stuttgart

Göppinger H (1980) Kriminologie. 4. neubearb u. erg. Aufl. Beck, München

Göppinger H (1983) Der Täter in seinen sozialen Bezügen. Springer, Berlin Heidelberg New York Tokyo

Goodwin DW, Guze SB (1979) Psychiatric diagnosis. Oxford University Press, New York Oxford

Gorenstein EE, Newman JP (1980) Disinhibitory psychopathology: A new perspective and a model for research. Psychol Rev 87:301–315

Goudsmit W (1962/63) Über Abwehrmechanismen bei sogenannten Psychopathen. Psyche 16:512–520

Grande, THP, Wolf AW, Schupert DSP, Patterson MB, Brocco K (1984) Associations among alcoholism, drug abuse and antisocial personality: A review of literature. Psychol Rep 55:455–474

Gray KC, Hutchinson HC (1964) The psychopathic personality: A survey of Canadian psychiatrists' oponions. Can Psychiatr Ass J 9:452–461

Griesinger W (1871) Die Pathologie und Therapie der psychischen Krankheiten, 3. Aufl. Wreden, Braunschweig, (1. Aufl. Krabbe, Stuttgart 1845)

Gruhle HW (1912) Die Ursachen jugendlicher Verwahrlosung und Kriminalität. Springer, Berlin

Gruhle HW (1956) Psychopathie. In: Weygandt W (Hrsg) Lehrbuch der Nerven- und Geisteskrankheiten, 2. Aufl. Marhold, Halle, S 664–686

Guelfi J (1985) Psychiatrie d l'adulte. Collection Ellipse, Ed Marqueting, Paris

Gunderson JG (1983) DSM-III diagnoses of personality disorders. In: Frosch JP (ed) Current perspectives on personality disorders. American Psychiatric Press, Washington DC, pp 20–39

Gunderson JG, Elliott GR (1985) The interface between borderline personality disorder and affective disorder. Am J Psychiatry 142:277–288

Gunn J (1983) Sociopathic (psychopathic) personality in the adult. In: Russel GFM, Hersov LA (eds) Handbook of Psychiatry. Vol 4: The neuroses and personality disorders. Cambridge Univ. Press, Cambridge pp 401–410

Guze SB (1976) Criminality and psychiatric disorders. Oxford University Press, New York London Toronto

Haddenbrock S (1967) Zur Frage der Verantwortungsfähigkeit auch „schwerer" Psychopathen. Diskussionsbemerkung zu einem Aufsatz von W von Baeyer. Nervenarzt 38:466–468

Häfner H (1961) Psychopathen. Daseinsanalytische Untersuchungen zur Struktur und Verlaufsgestalt von Psychopathien. Springer, Berlin Göttingen Heidelberg

Hare RD (1970) Psychopathy: Theory and research. Wiley, New York

Hare RD (1980) A research scale for the assessment of psychopathy in criminal populations. Person Ind Diff 1:111–119

Hare RD, Cox DN (1978) Psychophysiological research and psychopathy. In: Reid WH (ed) The psychopath. A comprehensive study of antisocial disorders and behavior. Brunner/Mazel, New York, pp 209–222

Hare RD (1985) Comparison of procedures for the assessment of psychopathy. J Cons Clin Psychol 53:7–16

Hare RD (1983) Diagnosis of antisocial personality disorder in two prison populations. Am J Psychiatry 140:887–890

Hare RD, Cox DN (1980) Clinical and empirical conceptions of psychopathy, and the selection of subjects for research. In: Hare RD, Schalling D (eds) Psychopathic Behaviour: Approaches to research. Wiley, Chichester New York Toronto Brisbane, pp 1–48

Hare RD, Schalling D (eds) (1978) Psychopathic behaviour: Approaches to research. Wiley, Chichester New York Brisbane Toronto

Hare RD, McPershon LM (1984) Violent and aggressive behaviour by criminal psychopaths. Int J Law Psychiatry 7:35–50

Hartmann K (1977) Theoretische und empirische Beiträge zur Verwahrlosungsforschung. Springer, Berlin Heidelberg New York

Hellbrügge TH (1981) ,,Soziose" – ein ethopathologischer Begriff einer sozialen Kinderkrankheit im Kindesalter. Acta Paedopsychiatr (Basel) 472:99–107

Henderson D (1939) Psychopathic states. Norton, New York

Herrmann T (1984) Lehrbuch der empirischen Persönlichkeitsforschung. Hogrefe, Göttingen Toronto Zürich

Hill D, Watterson D (1942) Electroencephalographic studies of psychopathic personalities. J Neurol Psychiatry 5:47–65

Hill D (1952) EEG in episodic psychotic and psychopathic behaviour: A classification of data. Electroenceph Clin Neurophysiol 4:419–442

Hoffmann ML (1979) Eine Theorie der Moralentwicklung im Jugendalter. In: Montada L (Hrsg) Brennpunkte der Entwicklungspsychologie. Kohlhammer, Stuttgart, S 252–266

Hoffmann SO (1979) Charakter und Neurose. Suhrkamp, Frankfurt

Hoffmann SO (1986) Psychoneurosen und Chrakterneurosen. In: Kisker KP, Lauter H, Meyer JE, Müller C, Strömgren E (Hrsg) Psychiatrie der Gegenwart, Bd 1, 3. Aufl. Springer, Berlin Heidelberg New York Tokyo, S 29–62

Homburger A (1912) Lebensschicksale geisteskranker Strafgefangener. Springer, Berlin

Homburger A (1929) Versuch einer Typologie der psychopathischen Konstitution. Nervenarzt 2:134–136

Huber G (1964) Neuroradiologie und Psychiatrie. In: Gruhle HW; Jung R; Mayer-Gross W (Hrsg) Psychiatrie der Gegenwart, Bd I/1B. Springer, Berlin Göttingen Heidelberg New York, S 253–290

Huber G (1966) Reine Defektsyndrome und Basisstadien endogener Psychosen. Fortschr Neurol Psychiat 34:409–426

Hustinx A (1976) Soziotherapie für Delinquenten. Möglichkeiten und Grenzen. Psyche 30:571–578

Hutchings B, Mednick SA (1974) Registered criminality in the adoptive and biological parents of registered male adoptees. In: Mednick SA (ed) Genetics, environment and psychopathology. North Holland Publishing, Amsterdam, pp 215–227

Janzarik W (1959) Dynamische Grundkonstellationen in endogenen Psychosen. Springer, Berlin Göttingen Heidelberg

Janzarik W (1974) Probleme der strukturell-dynamischen Kohärenz in der Zyklothymieforschung. Nervenarzt 45:628–638

Janzarik W (1980) Strukturdynamik. In: Peters UH (Hrsg) Die Psychologie des XX. Jahrhunderts, Bd X (Psychiatrie). Kindler, Zürich, S 109–124

Janzarik W (1981) Situation, Struktur, Reaktion und Psychose. Nervenarzt 52:396–400

Janzarik W (1985) Klinische und forensische Konsquenzen des strukturdynamischen Ansatzes. In: Janzarik W (Hrsg) Psychopathologie und Praxis. Enke, Stuttgart, S 79–87

Jaspers K (1959) Allgemeine Psychopathologie, 7. Aufl. Springer, Berlin Heidelberg New York (1. Aufl. Springer, Berlin 1913)

Jung CG (1921) Psychologische Typen. Rascher, Zürich

Jung R (1964) Neurophysiologie und Psychiatrie. In: Gruhle HW, Jung R, Mayer-Gross W, Müller M (Hrsg) Psychiatrie der Gegenwart, Bd I/1A. Springer, Berlin Heidelberg New York, S 325–928

Kahn E (1928) Die psychopathischen Persönlichkeiten. In: Bumke O (Hrsg) Handbuch der Geisteskrankheiten. Spezieller Teil I, Bd V. Springer, Berlin, S 227–487

Kahn E (1949) Betrachtungen zum Problem der Psychopathie. Monatsschr Psychiatr Neurol 118:242–251

Kallwass W (1969) Der Psychopath. Springer, Berlin Heidelberg New York

Karpman B (1941) On the need of separating psychopathy into two distinct clinical types: The symptomatic and the idiopathic. J Crim Psychopathol 2:112–137

Katschnig H, Steinert H (1973) Über die soziale Konstruktion der Psychopathie. In: Strotzka H (Hrsg) Neurose, Charakter, soziale Umwelt. Kindler, München, S 104–118

Kendell RE (1978) Die Diagnose in der Psychiatrie. Enke, Stuttgart

Kendler KS, Gruenberg AM (1982) Genetic relationship between paranoid personality disorder and the „schizophrenic spectrum" disorders. Am J Psychiatry 139:1185–1186

Kendler KS, Gruenberg AM, Strauss JS (1981) An independent analysis of the Copenhagen sample of the Danish adoption study of schizophrenia, II: The relationship between schizotypal personality disorder and the „schizophrenic spectrum" disorders. Arch Gen Psychiatry 38:982–984

Kendler KS, Masterson CC, Ungaro R, Davis KL (1984) A family history study of schizophrenia-related personality-disorders. Am J Psychiatry 141:424–427

Kernberg O (1984) Severe personality disorders. Yale University Press, New Haven London

Kety SS, Rosenthal D, Wender PH, Schulsinger F (1971) Mental illness in the biological and adoptive families of adopted schizophrenics. Am J Psychiatry 128:302–306

Keyserlingk H von (1951) Psychopathische Persönlichkeiten, ihre Kriminalität und ihre Stellung vor dem Gesetz. Psychiatr Neurol Med Psychol 3:180–190

Klages L (1928) Bemerkungen zur sogenannten Psychopathie. Nervenarzt 1:201–206

Kleining G, Moore H (1968) Soziale Selbsteinstufung. Ein Instrument zur Messung sozialer Schichten. Kölner Z Soziol Sozialpsychol 20:502–552

Kleinpeter U (1979) Stirnhirnsyndrom und Kriminalität. In: Haesler W (Hrsg) Die Beziehungen des infantilen psychoorganischen Syndroms zur Kriminalität. Rüegger, Diessenhofen, S 59–70

Koch JLA (1889) Kurzgefaßter Leitfaden der Psychiatrie, 2. Aufl. Verlag d. Dorn'schen Buchhandlung, Ravensburg

Koch JLA (1891–1893) Die psychopathischen Minderwertigkeiten. Maier, Ravensburg

Koehler K, Saß H (1984) Affective psychopathology in Huntington's disease: The Johns Hopkins hypothesis and German psychiatry. Psychol Med 14: 733–737

Koehler K, Saß H (1985) Pathoaffektivität, Basissymptome und das Borderline-Problem. In: Huber G (Hrsg) Basisstadien endogener Psychosen und das Borderline-Problem. Schattauer, Stuttgart New York, S 9–27

Kraepelin E (1903–1904, 1909–1915) Psychiatrie. Ein Lehrbuch für Studirende und Ärzte, 7. Aufl., Aufl. Barth, Leipzig

Kranz H (1936) Lebensschicksale krimineller Zwillinge. Springer, Berlin

Kranz H (1959) Abgrenzung gegenüber Psychopathie und Neurose. In: Frankl VE, Gebsattel VE von, Schultz JH (Hrsg) Handbuch der Neurosenlehre und Psychotherapie, Bd 1. Urban & Schwarzenberg, München Berlin, S 263–296

Kraus A (1977) Sozialverhalten und Psychose Manisch-Depressiver. Enke, Stuttgart

Kretschmer E (1919) Gedanken über die Fortentwicklung der psychiatrischen Systematik. Z Ges Neurol Psychiatry 48:370–377

Kretschmer E (1921) Körperbau und Charakter. Springer, Berlin

Kronfeld A (1916) Über die logische Stellung der Kriminologie zur Psychopathologie. Mit besonderer Berücksichtigung des sog. moralischen Schwachsinns. All Z Psychiatry 72:1–62

Krümpelmann J (1976) Die Neugestaltung der Vorschriften über die Schuldfähigkeit durch das zweite Strafrechtsreformgesetz vom 4. Juli 1969. Z StW 88:6–39

Lange J (1929) Verbrechen als Schicksal. Studien an kriminellen Zwillingen. Thieme, Leipzig

Lauter H (1973) Organische Persönlichkeitsveränderungen. In: Müller C (Hrsg) Lexikon der Psychiatrie. Springer, Berlin Heidelberg New York, S 380–382

Lempp R (1978) Frühkindliche Hirnschädigung und Neurose, 3. Aufl. Huber, Bern

Lenckner T (1972) Strafe, Schuld und Schuldfähigkeit. In: Göppinger H, Witter H (Hrsg) Handbuch der forensischen Psychiatrie. Springer, Berlin Heidelberg New York, S 3–286

Leonhard K (1976) Akzentuierte Persönlichkeiten. 2. überarb. Aufl. Fischer, Stuttgart, New York

Leuner H (1962) Die experimentelle Psychose. Ihre Pharmakologie, Phänomenologie und Dynamik in Beziehung zur Person. Springer, Berlin Göttingen Heidelberg

Lewis A (1974) Psychopathic personality: A most elusive category. Psychol Med 4:133–140

Lewis CE (1984) Alcoholism, antisocial personality, narcotic addiction. An integrative approach. Psychiatr Dev 2(3):223–235

Lewis CE, Rice J, Helzer JE (1984) Diagnostic interaction. Alcoholism and antisocial personality. J Nerv Ment Dis 171:105–113

Lion R (Hrsg) (1981) Personality disorders: Diagnosis and management, 2nd edn Williams & Wilkins, Baltimore London

Livesley WJ (1985a) The classification of personality disorder. I. The choice of category concept. Can J Psychiatr 30:353–358

Livesley WJ (1985b) The classification of personality disorder. II. The problem of diagnostic criteria. Can J Psychiatr 30:359–362

Livesley WJ, West M, Tanney A (1985) Historical comment on DSM III schizoid and avoidant personality disorder. Am J Psychiatry 142:1344–1347

Lombroso C (1876) L'uomo delinquente. Hoepli, Mailand

Loranger AW, Susman VL, Oldham JM, Russakoff LM (1985) Fragebogen für Persönlichkeitsstörungen (PDE): Ein strukturiertes Interview für DSM-III-R und ICD-9 Persönlichkeitsstörungen. WHO/Adamho Pilot Version, 15.3.1985. New York Hospital Cornell Medical Center, Westchester Division, White Plain, New York. Deutsche Übersetzung: Zaudig M, Cranach M von, Bezirkskrankenhaus Kaufbeuren

Luthe R (1977) Aktuelle Positionen in der forensischen Psychiatrie. Fortschr Neurol Psychiatry 45:635–648

Luthe R (1982) Das strukturale System der Psychopathologie. Springer, Berlin Heidelberg New York

Luthe R (1985) Die strukturale Psychopathologie in der Praxis der Gerichtspsychiatrie. Springer, Berlin Heidelberg New York Tokyo

Lykken DT (1957) A study of anxiety in sociopathic personality. J Abnor Soc Psychol 55:6–10

Maddocks PD (1970) A five-year follow-up of untreated psychopaths. Bri J Psychiatry 116:511–516

Magnan M, Legrain M (1895) Les dégénérés (état mental et syndromes épisodiques). Rueff, Paris

Maisch H (1983) Diagnostische Urteilsbildung zur Einschätzung von Schweregraden und ihrer Auswirkungen für forensische Zwecke: Grundlagenprobleme, Suchrichtungen, Annäherungsstrategien. Monatssch Kriminol 66: 343–354

Mann AH, Jenkins R, Cutting, JC, Cowen PJ (1981) The development and use of a standardized assessment of abnormal personality. Psychol Med 11:839–847

Maudsley H (1874) Responsibility in mental disease. King, London

McCord WM (1982) The psychopath and milieu therapy. A longitudinal study. Academic Press, New York London

McCord W, McCord J, Zola IK (1962) The origins of crime: A new evaluation of the Cambridge-Somerville youth study, 2nd edn. Columbia Press, New York London

McCord W, McCord J (1964) The psychopath. An essay on the criminal mind, 2nd edn. Van Norstrand, Princeton Toronto London New York

McHugh PR, Slavney PR (1983) The perspectives of psychiatry. The Johns Hopkins University Press, New York London. Deutsch: Die Perspektiven der Psychiatrie. Deutsche Bearbeitung und Einführung von K Koehler u. H Saß. Springer, Berlin Heidelberg New York Tokyo (1986)

Mednick SA, Hutchings B (1978) Genetic and psychophysiological factors in asocial behaviour. In: Hare Rd, Schalling D (eds) Psychopathic behaviour: Approaches to research. Wiley, New York, pp 240–253

Mednick SA, Gabrielli WF, Hutchings B (1984) Genetic influences in criminal convictions: Evidence from an adoption cohort. Science 224:891–894

Mellsop GW, Varghese F, Joshua S, Hicks A (1982) The reliability of axis II of DSM-III. Am J Psychiatry 139:1360-1361

Mester H, Tölle R (1980) Neurosen. Springer, Berlin Heidelberg New York

Meyer A (1903) An attempt at analysis of the neurotic constitution. Am J Psychol 14:354–367

Meyer JE (1972) Psychopathie – Neurose. In: Kisker KP, Meyer JE, Müller M (Hrsg) Psychiatrie der Gegenwart, Bd II, Teil 1. Springer, Berlin Heidelberg New York, S 343–350

Millon T (1969) Modern psychopathology: A biosocial approach to maladaptive learning and functioning. Saunders, Philadelphia

Millon T (1981) Disorders of personality: DSM-III, Axis II. Wiley, New York

Modestin J, Albrecht J, Tschaggelar W, Hoffmann H (1983) Diagnosing Borderline. A contribution to the question of its conceptual validity. Arch Psychiatr Nervenkr 233:359–370

Möller HJ, Pirée S, Zerssen D von (1978) Psychiatrische Klassifikation. Nervenarzt 49:445–455

Monroe RD (1978) The medical model in psychopathy and dyscontrol syndromes. In: Reid Wh (ed) The psychopath. A comprehensive study of antisocial disorders and behaviours. Brunner/Mazel, New York, pp 190–208

Morel BA (1857) Traité des dégénérescences physiques, intellectuelles et morales de l'espèce humaine et des causes qui produisent ces variétés maladives. Baillière, Paris London New York Madrid

Moser T (1971) Repressive Kriminalpsychiatrie. Vom Elend einer Wissenschaft. Streitschrift. Suhrkamp, Frankfurt (Taschenbuch)

Müller C (1981) Psychische Erkrankungen und ihr Verlauf sowie ihre Beeinflussung durch das Alter. Huber, Bern Stuttgart Wien

Mundt C (1981) Eigentumsdelikte bei endogen Depressiven. Fortschr Neurol Psychiatry 49:214–219

Mundt C (1985) Der tiefenpsychologische Ansatz in der forensischen Beurteilung der Schuldfähigkeit. In: Janzarik W (Hrsg) Psychopathologie und Praxis. Enke, Stuttgart, S 124–133

Nylander I (1979) A 20-year prospective follow-up study of 2164 cases at the child guidance clinics in Stockholm. Acta Paediat Scand 68 (Suppl 276): 1–45

Parin P (1961) Die Abwehrmechanismen der Psychopathen. Psyche 15:322–329

Parnas J, Schulsinger F, Schulsinger H, Mednick SA, Teasdale TW (1982) Behavioural precursors of schizophrenia spectrum: A prospective study. Arch Gen Psychiatry 39:658–664

Partridge GE (1930) Current conceptions of psychopathic personality. Am J Psychiatry 10:53–99

Peters UH (1969) Das pseudopsychopathische Affektsyndrom beim Temporallappenepileptiker. Nervenarzt 40:75–82

Peters UH (1983) The pseudopsychopathic personality and the limbic system. Neurosci Biobehav Rev 7:409–411

Peters UH (1984) Wörterbuch der Psychiatrie und medizinischen Psychologie, 3. Aufl. Urban & Schwarzenberg, München Wien Baltimore

Petrilowitsch N (1966) Abnorme Persönlichkeiten. 3. erw. Aufl. Karger, Basel New York

Petrilowitsch N (1972) Psychopathien. In: Kisker KP, Meyer JE, Müller M, Strömgren E (Hrsg) Psychiatrie der Gegenwart. Springer, Berlin Heidelberg New York, pp 477–498

Petrilowitsch N, Baer R (1967) Psychopathie 1945–1966. Fortschr Neurol Psychiatry 35:557–649

Pichot P (1978) Psychopathic behaviour: A historical overview. In: Hare RD, Schalling D (eds) Psychopathic behaviour: Approaches to research. Wiley, Chichester New York Brisbane Toronto, pp 55–70

Pinel P (1809) Traité médico – philosophique sur l'aliénation mentale. 2. edn. Brosson, Paris

Pfohl B, Coryell W, Zimmerman M, Stangl D (1986) DSM-III personality disorders: Diagnostic overlap and internal consistency of individual DSM-III criteria. Compr Psychiatry 27:21–34

Plutchik R, Platzman SR (1977) Personality connotations of psychiatric diagnoses: Implications for a similarity model. J Nerv Ment Dis 165:418–422

Pope HG, Lipinski JF (1978) Diagnosis in schizophrenia and manic-depressive illness. Arch Gen Psychiatry 35:811–828

Pope HG, Jonas JM, Hudson JJ, Cohen BM, Gunderson JG (1983) The validity of DSM-III Borderline personality disorder. Arch gen Psychiatry 40:23–30

Presly AS, Walton HJ (1973) Dimensions of abnormal personality. Br J Psychiatry 122:269–276

Prichard JC (1835) A treatise on insanity and other disorders affecting the mind. Sherwood, Gilbert & Piper, London

Quay HC (1965) Psychopathic personality as pathological stimulation-seeking. Am J Psychiatry 122:180–183

Raine A, Venables PH (1984) Electrodermal nonresponding, antisocial behaviour, and schizoid tendencies in adolescents. Psychophysiology 24:424–433

Rasch W (1982) Angst vor der Abartigkeit. N Z St 2:177–224

Rasch W, Volbert R (1985) Ist der Damm gebrochen? Zur Entwicklung der Anwendung der §§ 20, 21 StGB seit dem 1.1.1975. Monatsschr Kriminol 68:137–148

Rauchfleisch, M (1981) Dissozial. Vandenhoeck & Rupprecht, Göttingen

Reich J (1985) Measurement of DSM-III, Axis II. Compr Psychiatry 26:352–363

Reich W (1925) Der triebhafte Charakter. In: Frühe Schriften I. Kiepenheuer & Witsch, Köln (1977), S 246–340

Reid WH (ed) (1978) The psychopath. A comprehensive study of antisocial disorders and behaviours. Brunner/Mazel, New York

Reimer CH, Burzig G (1980) Klassifikation psychischer Störungen aus psychoanalytischer Sicht. Nervenarzt 49:261–267

Reiss E (1910) Konstitutionelle Verstimmung und manisch-depressives Irresein. Z Ges Neurol Psychiatr. Orig 40:347–628

Robins LN (1966) Deviant children grown up: A sociological and psychiatric study of sociopathic personality. Williams & Wilkins, Baltimore

Robins LN (1978) Study of childhood predictors of adult antisocial behaviour: Replication from longitudinal studies. Psychol Med 8: 811–816

Robins LN (1979) Longitudinal methods in the study of normal and pathological development. In: Kisker KP, Meyer JE, Müller M, Strömgren E (Hrsg) Psychiatrie der Gegenwart, Bd I/1, 2. Aufl. Springer, Berlin Heidelberg New York, S 627–684

Rush B (1812) Medical inquiries and observations upon the diseases of the mind. Kimber & Richardson, Philadelphia (Hafner Press, New York, 1962)

Saß H (1983a) Die „tiefgreifende Bewußtseinsstörung" gemäß den §§ 20, 21 StGB – eine problematische Kategorie aus forensisch-psychiatrischer Sicht. Forensia 4:3–23

Saß H (1983b) Affektdelikte. Nervenarzt 54:557–572

Saß H (1985a) Handelt es sich bei der Beurteilung von Affektdelikten um ein psychopathologisches Problem? Fortschr Neurol Psychiatry 53:55–62

Saß H (1985b) Der Beitrag der Psychopathologie zur forensischen Psychiatrie. Vom somatologischen Krankheitskonzept zur psychopathologischen Beurteilungsnorm. In: Janzarik W (Hrsg) Psychopathologie und Praxis. Enke, Stuttgart, S 134–143

Saß H (1985c) Ein psychopathologisches Referenzsystem für die Beurteilung der Schuldfähigkeit. Forensia 6:33–43

Saß H (1986) Zur Klassifikation der Persönlichkeitsstörungen. Nervenarzt 56:193–203

Saß H, Koehler K (1982a) Borderline-Syndrome, Neurosen und Persönlichkeitsstörungen – eine Vergleichsstudie anhand forschungsorientierter Kriterien für eine Borderline-Schizophrenie. Nervenarzt 53: 519–523

Saß H, Koehler K (1982b) Diagnostische Kriterien für die Borderline-Schizophrenie auf der Basis des SSDBS: ein Vergleich zwischen Borderline-Syndromen, Schizophrenien und affektiven Erkrankungen. Arch Psychiatr Nervenkr 232:53–62

Saß H, Koehler K (1983a) Wie stabil sind Borderline-Diagnosen? Psychiatr Neurol Med Psychol 35:666–675

Saß H, Koehler K (1983b) Borderline-Syndrome: Grenzgebiet oder Niemandsland? Zur klinisch-psychiatrischen Relevanz von Borderline-Diagnosen. Nervenarzt 53:519–523

Saß H, Koehler K (1985) Persönlichkeitsstörungen und Basissymptome. In: Huber G (Hrsg) Basisstadien endogener Psychosen und das Borderline-Problem. Schattauer, Stuttgart New York, S 195–209

Satterfield JH (1978) The hyperactive child syndrome: A precursor of adult psychopathy? In: Hare RD; Schalling D (eds) Psychopathic behaviour: Approaches to research. Wiley, Chichester New York Birsbane Toronto, pp 329–346

Schachter S, Latané B (1964) Crime, cognition and the autonomic nervous system. In: Lewine D (ed) Nebraska symposion on motivation. University of Lincoln Press, Nevada, pp 271–274

Schepank H (1974) Erb- und Umweltfaktoren bei Neurosen. Tiefenpsychologische Untersuchungen an 50 Zwillingspaaren. Springer, Berlin Heidelberg New York

Schmauk FJ (1970) Punishment, arousal, and avoidance learning in sociopaths. J Abnorm Psychol 76:325–335

Schmiedeberg S (1959) The borderline patient. In: Arieti S (ed) American handbook of psychiatry. Basic Books, New York, pp 398–416

Schneider K (1921) Studien über Persönlichkeit und Schicksal eingeschriebener Prostituierter. Springer, Berlin

Schneider K (1929) Typenbildung in der Kriminalstatistik. Monatsschr. Kriminol 20:332–337

Schneider K (1938) Über Psychopathen und ihre kriminalbiologische Bedeutung. Monatsschr Kriminol 29:353–367

Schneider K (1948) Die Beurteilung der Zurechnungsfähigkeit. Thieme, Stuttgart

Schneider K (1950) Die psychopathischen Persönlichkeiten, 9. Aufl. Deuticke, Wien (1. Aufl. 1923, Thieme, Leipzig)

Schneider K (1958) ,,Der Psychopath" in heutiger Sicht. Fortschr Neurol 26:1–6

Schneider K (1967) Klinische Psychopathologie. 8. erg. Aufl. Thieme, Stuttgart

Schorsch E (1971) Sexualstraftäter. Enke, Stuttgart

Schorsch E, Becker N (1977) Angst, Lust, Zerstörung. Sadismus als soziales und kriminelles Handeln. Rowohlt, Reinbek

Schorsch E, Galedary G A, Haag A, Hauch M, Lohse H (1985) Perversion als Straftat, Dynamik und Psychotherapie. Springer, Berlin Heidelberg New York Tokyo

Schuckit MA (1983) Alcoholism and sociopathy: Diagnostic confusion. Q J Stud Alcohol 34:157–164

Schulsinger F (1972) Psychopathy, heredity and environment. Int J Mental Health I:190–206

Schultz JH (1928) Die konstitutionelle Nervosität. In: Bumke O (Hrsg) Handbuch der Geisteskrankheit, Bd V. Springer, Berlin, S 28–111

Schultz-Hencke H (1950) Bemerkungen zum Problem des Psychopathie. Psychol Rundschau 1/2:148–155

Sheldon WH, Stevens SS (1942) The varieties of temperament: A psychology of constitutional differences. Harper & Row, New York, London

Sigusch V (1972) Ergebnisse zur Sexualmedizin. Wissenschaftsverlag, Köln

Sjöbring H (1973) Personality structure and development. Acta Psychiatr Scand [Suppl] 244:113–157

Spalt L (1980) Hysteria and antisocial personality: A single disorder? J Nerv Ment Dis 168:465–464

Specht G (1905) Chronische Manie und Paranoia. Zbl Nervenheilkd Psychiat 28:590–597

Spitz RA (1946) Anaclitic depression. Psychoanal Stud Child 2:313–342

Spitzer RL, Endicott J, Robins E (1975) Reliability of clinical criteria for psychiatric diagnoses. Am J Psychiatry 132:1187–1192

Spitzer RL, Forman JBW, Nee J (1979a) DSM-III-field trials: II. Initial interrater diagnostic reliability. Am J Psychiatry 136:815–817

Spitzer RL, Endicott J (1979b) Crossing the border into borderline personality and borderline schizophrenia. Arch Gen Psychiatry 36:17–24

Spitzer RL, Williams JB (1985) Structured clinical interview for DSM-III, patient version. Biometrics Research Department, New York State Psychiatric Institute, New York

Standage KF (1979) The use of Schneider's typology for the diagnosis of personality disorders. An examination of reliability. Br J Psychiatry 135:238–242

Stangl D, Pfohl B, Zimmermann M, Bowers W, Corenthal C (1985) A structured interview for the DSM-III personality disorders. Arch Gen Psychiatry 42:591–596

136

Stemmer-Lück M (1980) Die Behandlungsindikation bei Straffälligen. Schwarz, Göttingen

Stumpfl F (1935) Erbanlage und Verbrechen. Charakterologische und psychiatrische Sippenuntersuchung. Springer, Berlin

Stumpfl F (1936) Die Ursprünge des Verbrechens. Dargestellt am Leben von Zwillingen. Thieme, Leipzig

Surwillo WH (1980) The electroencephalogram and childhood aggression. Aggress Behav 6:9–18

Syndulko K (1978) Electrocortical investigations of soziopathy. In: Hare RD, Schalling D (eds) Psychopathic behaviour: Approaches to research. Wiley, Chichester New York Brisbane Toronto, pp 145–156

Tellenbach H (1983) Melancholie, 4. Aufl. Springer, Berlin Heidelberg New York

Theophrastus (1947) Charaktere (Übersetzt von W. Prankl). Verlag der Ringbuchhandlung, Wien

Thomae H (1952) Die biographische Methode in den anthropologischen Wissenschaften. Stud Generale 5:163–177

Thomae H (1977) Fallstudie und Längsschnittuntersuchung. In: Strube G (Hrsg) Binet und die Folgen. Bd V. Psychologie des XX. Jahrhunderts. Kindler, Zürich, S 213–235

Titscher E, Strotzka H (1985) Ist der Neurosebegriff sinnvoll und notwendig? Psychother Med Psychol 35: 71–74

Tölle R (1966) Katamnestische Untersuchungen zur Biographie abnormer Persönlichkeiten. Springer, Berlin Heidelberg New York

Tölle R (1980a) Persönlichkeitsstörungen (sogenannte Psychopathien) – biographisch gesehen. In. Schimmelpenning GW (Hrsg) Psychiatrische Verlaufsforschung. Methoden und Ergebnisse. Huber, Bern Stuttgart Wien, S 221–229

Tölle R (1980b) Gibt es Psychopathen? Persönlichkeitsstörungen in Klinik und Praxis. Dtsch Ärztebl 25: 1629–1632

Tölle R (1986) Persönlichkeitsstörungen. In. Kisker KP, Lauter H, Meyer JE, Müller C, Strömgren E (Hrsg) Psychiatrie der Gegenwart, Bd 1, 3. Aufl. Springer, Berlin Heidelberg New York Tokyo, S 151–188

Toman W (1983) Der psychoanalytische Ansatz zur Delinquenzerklärung und Therapie. In: Lösel F (Hrsg) Kriminalpsychologie. Beltz, Weinheim Basel, S 41–51

Tyrer P, Alexander J (1979) Classification of personality disorder. Br J Psychiatry 135:163–167

Tyrer P, Alexander M, Cicchetti D, Cohen M, Remington M (1979) Reliability of a schedule for rating personality disorders. Br J Psychiatry 135:168–174

Undeutsch U (1974) Schuldfähigkeit unter psychologischem Aspekt. In: Eisen G (Hrsg) Handwörterbuch der Rechtsmedizin. Enke, Stuttgart, S 91–115

Vaillant GE, Perry JC (1980) Personality disorders. In: Kaplan H, Freedman AF, Sadock BJ (eds) Comprehensive textbook of psychiatry, Vol III/2. Williams & Wilkins, Baltimore London, pp 1562–1590

Vaillant GE, Drake RE (1985) Maturity of ego defenses in relation to DSM-III Axis II personality disorder. Arch Gen Psychiatry 42:597–601

Valkenburg C van, Akiskal HS, Puzantian V (1983) Depression spectrum disease or spectrum disorder? A clinical study of major depressives with familial alcoholism or sociopathy. Compr Psychiatry 24:589–595

Venzlaff U (1977) Praktische Probleme nach dem 2. Strafrechtsreformgesetz. Nervenarzt 48:253–258

Walker N (1968) Crime and insanity in England. Vol 1: The historical perspective. University Press, Edinburgh

Walker N, McCabe M (1973) Crime and insanity in England. Vol 2: New solutions and new problems. University Press, Edinburgh

Walton HJ, Foulds GA, Littmann SK, Presly AS (1970) Abnormal personality. Br J Psychiatry 116:497–510

Walton HJ, Presly AS (1973) Use of a category system in the diagnosis of abnormal personality. Br J Psychiatry 122:259–268

Weiss JA, Davis D, Hedlund JL, Cho DW (1983) The dysphoric psychopath: A comparison of 524 cases of antisocial personality disorder with matched controls. Compr Psychiatry 24:355–369

Weitbrecht HJ (1972) Zum Problem der Psychopathie und Pseudopsychopathie. In: Peters UH, Janzarik W (Hrsg) Pathocharakterologie. In Memoriam Nikolaus Petrilowitsch. Steiner, Wiesbaden, S 21–34

Werlinder H (1978) Psychopathy: A history of the concept. Analysis of the origin and development of a family of concepts in psychopathology. Almquist & Wiksell, Stockholm

West DJ, Farrington DP (1973) Who becomes delinquent? Second report of the Cambridge study in delinquent development. Heinemann, London

Widiger THA, Frances A (1985) The DSM-III personality disorders. Perspectives from psychology. Arch Gen Psychiatry 42:615–623

Widom CSA (1977) A methodology for studying non-institutionalized psychopaths. J Cons Clin Psychol 54: 674–683

Wilmanns K (1927) Die sogenannte verminderte Zurechnungsfähigkeit. Springer, Berlin

Winokur G (1972) Depressive spectrum disease: Description and family study. Compr Psychiatry 13:3–8

Winokur G, Reich T, Rimmer J, Pitts FN (1970) Alcoholism: III. Diagnosis and familial psychiatric illness in 259 alcoholic probands. Arch Gen Psychiatry 27:104–111

Witter, H (1972) Die Beurteilung Erwachsener im Strafrecht. In: Göppinger H, Witter H (Hrsg) Handbuch der forensischen Psychiatrie. Springer, Berlin Heidelberg New York, S 966–1094

Witter H (1983) Richtige oder falsche psychiatrische Gutachten. Monatsschr Kriminol 66:253–266

Woody GE, McLellan TH, Luborsky L, O'Brian CHP (1985) Sociopathy and psychotherapy outcome. Arch Gen Psychiatry 42:1081–1086

Wootton B (1959) Social science and social pathology. Allen & Unwin, London

Wyrsch J (1943) Über moralischen Defekt. Monatsschr Psychiatr Neurol 107:226–248

Zerbin-Rüdin E (1980) Psychiatrische Genetik. In: Kisker KP, Meyer JE, Müller M, Strömgren E (Hrsg) Psychiatrie der Gegenwart, Bd I/2. Springer, Berlin Heidelberg, New York, S 545–618

Zerbin-Rüdin E (1985a) Kriminalität und Alkoholismus – genetische Aspekte. Forensia 6:55–70

Zerbin-Rüdin E (1985b) Vererbung und Umwelt bei der Entstehung psychischer Störungen. Wissenschaftl. Buchgesellschaft, Darmstadt

Zerssen D von (1966) Körperbau, Psychose und Persönlichkeit. Nervenarzt 37:52–59

Zerssen D von (1973) Typus. In: Müller C (Hrsg) Lexikon der Psychiatrie. Springer, Berlin Heidelberg New York, S 540–542

Ziehen, TH (1905, 1907, 1908, 1912) Zur Lehre von den psychopathischen Konstitutionen. Charité-Annalen 29, 31, 32, 36

Zuckerman M (1975) Manual and research report for the Sensation Seeking Scale. Department of Psychology, University of Delaware

Namenregister

Abraham K.   101
Aichhorn A.   33
Akiskal H. S.   2, 19, 25
Alexander F.   8, 10, 19, 32, 103
Allport G. W.   2
Andrews G.   26, 103
American Psychiatric Association   5, 16, 20, 22, 86, 91

Baer R.   4, 112
von Baeyer W.   15, 36, 101, 108, 109, 111, 115, 118
Benkert O.   117
Berner P.   47, 64, 65, 86–88, 93, 96, 103
Berze J.   86, 88, 107
Binder H.   1, 4, 15, 105
Birnbaum K.   11, 36, 86
Blackburn R.   19, 27, 31
Blashfield R.   18
Bleuler E.   26, 36, 94, 99, 107, 111
Böker W.   101
Bohmann M.   28
Bowlby J.   32
Bresser P. H.   108
Bürger-Prinz H.   101
Buss D.   22

Cadoret R. J.   28
Cattell R. B.   17
Chodorff P.   28
Chorboz R. J.   29
Cleckley H.   1, 8, 9, 20, 39, 45, 90, 93
Cloninger R. C.   28, 29
Cornel H.   33
Craft M. J.   7
Crowe R.   28

Davies W.   14
Debray Q.   4, 20
Delmas F.   4, 6
Diebold K.   15, 28
Dietrich H.   92
Dilling H.   1, 64
Dührssen A.   15, 32
Dupré E.   6
Durkheim E.   48

Elliott F. A.   23, 30
Ernst K.   19
Esquirol E.   6, 7, 11
Ewald G.   12, 87
Eysenck H. J.   15, 17, 28, 31

Fagan T. J.   81
Fenichel O.   32
Feuchtersleben F. von   10
Forel A.   10
Fowles D. C.   31
Freud S.   8, 32
Friemert K.   108
Fulker D. W.   31

Gibbens T. N. C.   54
Gillies H.   53
Glatzel J.   18
Glaus A.   106
Glueck S.   9, 32, 68, 106
Göppinger H.   39, 43, 45–51, 53–56, 68, 72, 77, 102
Goodwin D. W.   50
Gorenstein E. E.   30
Goudsmith W.   33
Grande T. H. P.   54
Gray K. C.   14
Griesinger W.   5
Gruhle H. W.   11, 12, 36
Guelfi J.   21
Gunderson J. G.   23, 24, 27, 103
Gunn J.   9, 20
Guze S. B.   28, 29, 47, 48, 54

Haddenbrock S.   111
Häfner H.   15, 85, 109
Hare R. D.   1, 8, 20, 22, 27, 31, 40, 45, 46, 69, 91
Hartmann K.   32, 47, 49, 50, 68, 94
Hellbrügge T. H.   33
Henderson D.   4, 7
Herrmann T.   45
Hill D.   30
Hoffmann M. I.   89
Hoffmann S. O.   15, 19, 32, 88

Sachverzeichnis

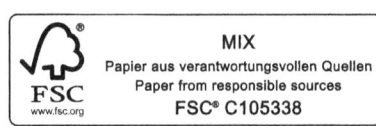